翁维良

临证实录

李秋艳　高　蕊◎主编

翁维良◎主审

U0213890

北京科学技术出版社

图书在版编目（CIP）数据

翁维良临证实录 / 李秋艳，高蕊主编. —北京：北京科学技术出版社，2018.7

ISBN 978-7-5304-9325-0

Ⅰ. ①翁… Ⅱ. ①李… ②高… Ⅲ. ①中医临床 – 经验 – 中国 – 现代 Ⅳ. ①R249.7

中国版本图书馆CIP数据核字（2017）第251958号

翁维良临证实录

主　　编：李秋艳　高　蕊
策划编辑：杨佳佳　朱会兰
责任编辑：夏　乐
责任校对：贾　荣
责任印制：李　茗
出 版 人：曾庆宇
出版发行：北京科学技术出版社
社　　址：北京西直门南大街16号
邮政编码：100035
电话传真：0086-10-66135495（总编室）
　　　　　0086-10-66113227（发行部）　　　　　0086-10-66161952（发行部传真）
电子信箱：bjkj@bjkjpress.com
网　　址：www.bkydw.cn
经　　销：新华书店
印　　刷：保定市中画美凯印刷有限公司
开　　本：710mm × 1000mm　1/16
字　　数：315千字
印　　张：23.5
版　　次：2018年7月第1版
印　　次：2018年7月第1次印刷
ISBN 978-7-5304-9325-0/ R·2427

定　价：69.00元

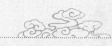

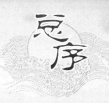

总序

中医药学术学术博大精深，具有传承性和延续性的特点。继承和整理老中医的宝贵经验，是发扬中医药学术的重要方面，也是培养中青年名医的重要措施。中国中医科学院西苑医院始建于一九五五年十二月，是新中国成立后由中央政府建设的第一所大型中医院。经过近六十年的发展，现已成为一所中医特色突出，诊疗优势明显，科研与学术积淀厚重，在国内外具有广泛影响力的三级甲等中医医院。建院初期，三十多位来自全国各地的著名中医专家如岳美中、时逸人、黄竹斋等云集西苑医院，首届西学中班和中学西人才留院工作，为医院的建设与发展奠定了坚实的基础，也开启了西苑医院注重科研与学术，着力临床与传承的风尚。现今医院仍有一大批学验俱丰的名老专家，如陈可冀院士、李连达院士以及周霭祥教授、许建中教授、翁维良教授等，他们虽然年过古稀甚至年届耄耋，却依然活跃于临床及科研一线，为广大患者的康复以及中医药事业的发展继续耕耘奉献。他们名冠京城，誉满华夏，成为精研中医经典、重视临床实践的典范，其独树一帜的医学理论和诊疗经验极大地促进了中医药临床及学术的发展。

自二〇〇六年四月担任中国中医科学院西苑医院院长以来，我常以医院拥有这么一大批国内外知名老专家而感到自豪，他们高尚的医德医风、精湛的诊疗技术和独到的诊疗经验令我钦佩，近十年来，他们所提出的许多建设性意见，为西苑医院学科发展和人才梯队建设起到了不可估量的作用。然而，随着时间的流逝，部分老专家由于身体原因逐渐退出临床一线，甚至远离我们而去，他们许多宝贵的临证经验和学术思想还未被系统整理，这对于医院的学术传承工作是个很大的遗憾。在西苑医院建院六十周年之际，为进一步继承整理、深入挖掘和抢救中国中医科学院西苑医院名老中医药专家的学术思想、临床诊疗经验和技术专长，我们与北京科学技术出版社合作，遴选了十八位学术造诣精湛、实践经验丰富的中医药专家，启动了「杏林春雨集：中国中医科学院西苑医院名家学术经验荟萃」丛书的编撰工作。希望通过系统收集和整理我院著名中医药专家的医论、医案、医话、手稿、信柬、笔记等第一手材料，梳理学术脉络，凝练学术特色，展示学术成果，推广临床经验，为我院中医药学术传承工作的进一步发展提供推动力，也为当下中青年医师临证诊疗和理论学习提供参考和借鉴。相信该丛书的编撰出版，一定会受到广泛的欢迎，成为一部功在当代、利在后人的传承佳作，在中医药伟大宝库中发挥它应有的重要作用。

在丛书出版之际，我代表医院领导班子向为此书出版付出辛勤劳动的各位老专家表示深深的敬意！对其传承人做出的努力工作表示由衷的感谢！

中国中医科学院西苑医院院长　唐旭东

二〇一五年五月

前言

翁维良老师从事中医、中西医结合临床工作五十多年，在心血管病的中医临床诊疗中，继承并发扬了郭士魁名老中医活血化瘀的学术思想。翁老主要的学术思想包括『以通为补』、通补兼施，他擅用活血化瘀法治疗心血管疾病，如不稳定型心绞痛、介入后再狭窄、老年冠心病、病态窦房结综合征、心房颤动、扩张型心肌病、心力衰竭等。在长期的临床实践中，他不断创新，形成了自身鲜明的学术特色，总结出一系列独具特色的宝贵经验：如化瘀不单活血，当知常达变，提出『活血化瘀十二法』；将活血化瘀法的应用范围由心血管病推广到脑血管病再到各类疑难杂病。本书的内容来源于国家中医药管理局全国名老中医药专家传承工作室项目、中国中医科学院『名医名家传承项目』、北京中医药薪火传承『3+3』工程建设及国家中医药管理局名老中医师承等课题。

本书系统总结了翁老的学术思想和临证经验，分别从医家小传、临证验案验方、医论医话等几个方面来进行论述。书中记载了翁老部分临证医案，内容包括诊疗过程、病案分析、方剂选用、药物加减及治疗效果，真实地反映了翁老的学术思想及治疗疾病的特点、经验。翁老医风淳朴，处方用药强调辨证施治、突出主证主病、兼顾次证次病。他常说，『用药如用兵』，处方用药要有君、臣、佐、使，全面考虑。翁老擅以专方治专病，在前人的基础上，总结出了治疗心血管疾病的冠心3号方、冠心4号方、冠心5号方、冠心6号方、心衰1号方，治疗高血压病的葛根天麻汤，治疗心律失常的四参汤，以及安心方、解郁活血汤等一系列专方。为避免整理者的主观臆测，本书每篇医案、医论、医话都经过翁老亲自批改，力求真实地呈现他的学术思想、辨证思路及用药特点。

值此中国中医科学院西苑医院建院六十周年之际，希望通过整理翁老数十载的宝贵经验，向翁老为医学事业鞠躬尽瘁的精神致敬，向我院六十岁生日献礼！并希望通过此书的出版，能使读者有所收获。由于本书完稿时间紧迫，整理者难免会有疏漏之处，敬请各位同仁指正。

李秋艳　高蕊

二〇一五年六月

目录

上篇 医家小传

翁维良，汉族，男，首都国医名师，中国中医科学院首席研究员，科学技术委员会委员，主任医师，博士生导师，博士后合作导师，第二批、第四批全国名老中医药专家学术经验继承工作指导老师，享受国务院特殊津贴专家，国家食品药品监督管理总局新药审评专家，中华中医药学会中药临床药理分会副主任委员，世界中医药学会联合会中药上市后再评价专业委员会会长，北京疑难病学会名誉会长，中国医药信息学会心功能学会常委；曾任中国中医科学院西苑医院副院长，临床药理基地主任，心血管研究室主任。

翁维良为著名中医学家，从事临床工作50余年，积累了丰富的经验，擅长治疗冠心病、冠脉介入术后再狭窄、期前收缩、心房颤动、缓慢性心律失常、高血压病、心肌炎、心肌病等。尤其在心脑血管病和内科杂病的中医诊疗中，他以活血化瘀法整体辨证治疗，总结出"活血化瘀十二法"，对预防血管再阻塞、保护心功能和改善心肌组织血液灌注方面，有明显的作用；临证注重气血辨证，因时、因地、因人制宜；主张病证结合，中西合参；注重用药安全，充分利用现代药理研究成果；传承与创新并重，提倡在科研中发展中医；在血瘀证和活血化瘀、中药现代药理及药物不良反应等研究方面取得了很大成绩，形成了自身鲜明的学术特色。

翁维良数十年如一日，兢兢业业，刻苦勤奋，至今仍坚持在临床与科研的第一线。他凭借丰富的临床经验与科研经历，在临床和科研领域取得了丰硕的成果，2013年被评选为首都国医名师，2014年获中华中医药学会中医药学术发展成就奖；主持或参加国家级自然科学基金、国家科技攻关、卫生部、国家中医药管理局、中国中医科学院等各级科研课题40余项，发表文章100余篇，出版专著20余部；获国家科技进步一等奖1项、二等奖3项及省部级、中华中医药学会、中国中医科学院等科研成果奖30余项；获中国中医科学院突出贡献奖，金质奖章。

从医之路

　　翁维良1937年3月出生于浙江宁波，同年底搬至上海。1955年他毕业于上海市市南中学，考入上海第一医学院医疗系，1960年被统一分配到卫生部中医研究院工作。1960～1962年他响应国家"西医学习中医"的号召，参加卫生部第二届西学中班，在北京中医学院学习中医。西学中班结业后，翁维良被分配至中国中医研究院内外科研究所工作，拜当时著名的经方派大师岳美中老中医为师。1962年11月中国中医研究院院所大调整，翁维良随郭士魁、陈可冀、钱振淮等被派遣至西苑医院，参与心血管病研究室及病房与门诊的筹建工作。当时翁维良为其中最年轻的住院医师，先后拜赵锡武、郭士魁老中医为师。

　　翁维良作为年轻的住院医生，始终抱着勤奋的工作态度，严格执行当时推行的24小时住院医师负责制，随叫随到。由于当时提倡应用中医，所以从那时起翁维良便逐渐在临证过程中养成了"能中不西，先中后西"的诊疗习惯。1969～1971年中国中医研究院拟将西苑医院迁到山西稷山县筹建成立农村疾病研究所，便派翁维良到该所的农村医疗队工作。他边开展巡回医疗，边进行慢性支气管炎的防治与科研工作。当时农村地区医疗条件艰苦、药物缺乏，翁维良与同事只能运用针灸、草药等纯中医中药进行治疗，获得了当地百姓的认可。

　　多年的跟师学习与工作经历，不仅为他积累了丰富的临床实践经验，而且也为其良好科研习惯的养成奠定了基础。作为中国中医科学院的附属医院之一，西苑医院强调临床与科研并重，心血管研究室的医师既是临床医生，又是科研人员。翁维良及其同事在临床工作中经常需要轮流到科研的第一线，包括当时在清华大学、北京大学、中国人民大学设立的科研门诊，以及与北医三院协作的每周一次的联合大查房和合作科研项目。当时信息技术尚不发达，没有电脑，查阅文献资料需要一本本地翻找，费时费力；统计只能使用手摇计算机完成，烦琐复杂，工作量大，但是研究室里学术气氛浓厚，每个人的工作积极性都很高。研究室每周都召开临床与科研会议，讨论临床与科研进展及遇到的问题，探讨解决问题的方法及下一步的工作计划，科研态度都十分认真严谨。正是凭借着这种不断的坚持与积累，翁维良才养成了良好的临床和科研习惯，并打下了坚实的基础。正如他所说，科研和其他任何工作一样，永远没有终结。

学术思想

翁维良从事中医、中西医结合临床工作55年，在心血管病和内科杂病的中医诊疗中，继承了郭士魁老中医"以通为补"的学术思想，擅用活血化瘀法治疗心血管疑难病，如不稳定型心绞痛、介入后再狭窄、老年冠心病、病态窦房结综合征、心房颤动、心肌病、心力衰竭等。他自创四参汤、冠心3号方、冠心4号方、葛根天麻汤、安心方等系列方，取得了明显的临床疗效。在长期的心血管病临床实践中，他形成了自身鲜明的学术特色，尤擅长血瘀证的辨证论治。翁维良的学术思想主要体现在以下几个方面。

（1）他认为"百病多瘀""老年多瘀""久病多瘀""怪病多瘀"。若临床遇到各种疑难杂病、老年病、久病、怪病等，他均擅从血瘀论治。

（2）他认为心血管系统疾病病位在心，"心主一身之血脉"，心脉瘀阻不通，即出现胸痛等表现；强调活血通脉是治疗心血管系统疾病的基本治法。

（3）他主张化瘀不单活血，当知常达变。在辨证论治基础上，他总结出"活血化瘀十二法"，用于临床疑难杂证的诊疗。

（4）临床诊治中他强调"用药如用兵"，主张安全、合理、灵活地选用药物。

（5）他重视天人相应一体观，在遣方用药时尤其重视结合气候、季节特点，因时、因人制宜。

（6）他重视中医调补，擅用膏方治病与冬令调补。

主要成就

除对血瘀证和活血化瘀进行系统深入的研究外，由于工作需要，翁维良还凭借其敏锐的科研思路与勤奋严谨的工作态度，克服多重困难，在许多领域做出了一定的成绩。

（1）重视中药的安全合理应用。翁维良长期参加《中华人民共和国药典》及国家药品不良反应监测中心关于中药安全性评价的工作，如"关木通事件""鱼腥草注射液事件"等的专家咨询，还参加了中药注射剂上市后再评价及合理安全用药在全国范围内的公益性巡回讲座，并出版了《中药不良反应与合理用药》专著。

（2）重视中药新药临床研究工作。翁维良在全国最早设立了中药新药的Ⅰ期临床试验病房，建立了完善的SOP制度，最终得到卫生部、科技部专家的肯定，使西苑医院临床药理基地成为当时科技部重点中药新药临床研究中心之一，并出版了《中药临床药理学》专著。

（3）重视临床研究的方案优化与质量控制。在"十五"国家科技攻关计划、"十一五"国家科技支撑计划"中医防治重大疑难病专项""慢病行业专项""重大传染病专项"等国家重大课题项目中承担方案优化、质量控制与评价等工作。他建立了方案优化方法、质量控制与评价方法，并出版了《中医临床研究实施方案设计与优化》《中医临床研究实施过程质控与管理》《中医临床研究质量控制与评估》等专著。

（4）在抗击传染性非典型肺炎（SARS）期间，翁维良负责"中西医结合治疗SARS临床特别专项"的方案设计，参与全程研究，对研究资料进行严格审核与把关。在"中医、中西医结合治疗SARS国际研讨会"上担任大会主席、主报告人，向世界卫生组织（WHO）17位国际专家汇报并答疑，使我国中西医结合治疗SARS的疗效获得世界卫生组织专家肯定，并以WHO名义出版相关专著，向世界介绍中国治疗SARS的经验。后期他继续参与"中医瘟疫研究及其方法体系的构建"课题研究，荣获国家科技进步二等奖。

（5）重视中医传承工作。为解决目前个体化传承培养模式效率低、不能适应当代中医发展对中医高素质人才需要的问题，翁维良作为负责人之一，参与了"十五""十一五"国家科技支撑计划"名老中医临床经验、学术思想传承研究项目"。建立了名老中医学术思想的传承研究信息服务平台，实现了对研究型传承方法的创新探索。

医脉传承

翁维良治学严谨，富有敬业精神，主张"用心学习工作""业精于勤"，跟随岳美中、赵锡武、郭士魁三位老中医学习长达十多年。翁维良经过不断的努力，博采众长，海纳百川，汲取了前人及三位老师治疗心血管疾病尤其是冠心病的理论和经验，特别是郭士魁老中医"以通为补""活血化瘀"的理论给了他很大的启发。临床上他将活血化瘀用于疑难病的治疗，取得了较好的疗效，出版了《活血化瘀治疗疑难病》等专著，受到了读者欢迎。他通过全国活血化瘀专业委员会每年举办的各种学习班，及时将血瘀证与活血化瘀成果转化应用。他鼓励弟子、硕士、博士及博士后继承创新，重视临床科研并及时总结，发表论文与专著，加快人才培养。他带领以学术传承人为主的团队，编写并出版了《中医活血化瘀治疗疑难病》。

他十分重视名老中医传承工作，承担了"十五"国家科技攻关计划"名老中医学术思想、经验传承研究"及"十一五"国家科技支撑计划"名老中医临床经验、学术思想传承研究"项目，总结提炼了名老中医群体的学术思想、共性规律，研究当代名老中医的学术流派特点。

翁维良医科教并重，多次在国家级的研讨培训班中做重要讲座，先后培养博士后5名、博士12名、硕士10名，是第二批、第四批全国名老中医药专家学术经验继承工作指导老师，带徒4名。参与北京市中医管理局北京中医药薪火传承"3+3"工程项目"翁维良学术继承工作站"课题，获中华中医药学会"全国先进名医工作站"奖、北京市中医管理局北京中医药薪火传承贡献奖。

中篇

临证验案验方

典 型 医 案

益气活血法治疗冠心病支架术后再狭窄

医案 张某，男，63岁。2013年11月6日就诊。

主诉 间断胸闷胸痛3年。

初诊 患者既往有冠心病、陈旧性心肌梗死病史3年余。2年前植入支架3枚，术后无心绞痛发作。2013年自觉时有胸闷发作，无胸痛。北京某医院复查冠脉CTA，发现前降支近端狭窄大于75%。因患者不愿再做支架治疗，故寻求中医治疗。现失眠，焦虑，心情抑郁，情绪不好时，胸闷加重，喜大声喊叫，右侧肢体活动不利，可缓慢独立行走，下肢乏力，纳食可，二便可。舌暗红，苔黄腻，脉缓。

患者有高血压病、高脂血症病史；2次脑梗死病史，遗留右侧肢体活动不利；有饮酒史，无吸烟史。2013年10月25日北京某医院复查其冠脉CTA示：冠状动脉支架术后，冠状动脉呈右优势型，前降支支架近端钙化及非钙化斑块，重度狭窄大于75%，支架远端显影好，第一对角支支架远端显影好，余冠状动脉分支未见狭窄性病变。

辨病辨证分析 患者平素喜饮酒，素体痰湿内蕴，阻滞血液运行，瘀血内阻，痹阻心脉而致胸闷胸痛。久病耗伤气血，气虚无力推动血液运行，加重血瘀，故见胸闷、乏力；气虚心失所养，心神不宁，故失眠。气行则血行，气滞则血瘀，久病不适，肝气不舒，则焦虑、抑郁；气机不畅，亦加重血瘀的情况。舌暗红为瘀血阻滞之象。

中医诊断　胸痹。

西医诊断　冠心病，陈旧性心肌梗死，支架植入术后，高血压病，脑梗死后遗症。

辨证　气虚血瘀。

治法　益气活血。

处方	生黄芪12g	柴　胡10g	银柴胡10g	苏　梗12g
	郁　金15g	香　附12g	五味子10g	酸枣仁20g
	柏子仁15g	三　棱10g	莪　术10g	丹　参15g
	川　芎12g	赤　芍12g	焦三仙各5g	炒神曲15g
	三七粉3g（冲服）			
	水煎，日1剂，分早、晚2次温服。			

二诊（2013年12月12日）　患者自觉体力改善，睡眠仍差，入睡困难，易醒，可缓慢独自行走，纳食可，二便可。舌质暗红，苔黄略腻，脉沉细。

处方	生黄芪15g	柴　胡10g	银柴胡10g	苏　梗12g
	郁　金15g	香　附12g	五味子10g	酸枣仁15g
	三　棱10g	莪　术10g	丹　参15g	川　芎12g
	赤　芍12g	焦三仙各5g	炒神曲15g	白　芍12g
	茯　苓15g	土茯苓15g	川牛膝12g	三七粉6g（冲服）
	水煎，日1剂，分早、晚2次温服。			

三诊（2014年5月25日）　患者症状有所减轻，既往情绪不好时，胸闷加重，喜大声喊叫，目前此症状减轻。睡眠差，近1周剑突下痞满

不适，纳食一般，尿频尿急，1~2 天排便 1 次，舌暗红，苔黄腻，脉滑。血压白天（120~130）/70mmHg，夜间（100~110）/60mmHg。

处方			
生黄芪15g	柴 胡10g	银柴胡12g	苏 梗12g
郁 金12g	香 附12g	五味子10g	酸枣仁15g
三 棱10g	莪 术10g	丹 参12g	川 芎12g
赤 芍15g	炒神曲15g	合欢皮15g	北沙参12g
炒白术12g	佛 手12g	柏子仁12g	珍珠母20g
夏枯草12g	三七粉6g（冲服）		

水煎，日1剂，分早、晚2次温服。

四诊（2014 年 11 月 16 日）　患者数月前行胆囊切除手术，术后停服中药。目前时有胸闷不适，眠差，纳可，时感胃脘部隐痛不适，口齿不清，偶有流涎，二便调。舌尖红，苔黄腻，苔中剥脱，脉缓弦滑。血压控制在（110~130）/（70~80）mmHg。

处方			
酸枣仁20g	柏子仁12g	佛 手12g	陈 皮12g
五味子6g	生黄芪15g	莪 术10g	银柴胡10g
党 参12g	郁 金12g	柴 胡10g	赤 芍12g
北沙参12g	川 芎12g	丹 参15g	三 棱10g
厚 朴10g	夜交藤15g	紫苏叶12g	鸡内金12g
炒神曲15g	茯 苓15g		

水煎，日1剂，分早、晚2次温服。

五诊（2015 年 5 月 24 日）　坚持服药，仅 4 月劳累后出现 1 次胸闷、憋气，之后未再发，精神、体力改善，胃部不适好转，偶流涎，眠差有改善，纳食可，二便可。舌质略紫暗，苔薄白、中心少苔，脉弦。复查冠脉 CTA 示：冠状动脉支架术后，冠状动脉呈右冠优势型，前降支、第一对角支支架远端及远管腔显影好，前降支近中段可见支架，支架前钙化及非钙化斑块，狭窄小于50%，支架通畅，支架远端及以远管腔显影好。

处方			
生黄芪15g	玄 参12g	北沙参12g	柴 胡10g
银柴胡10g	丹 参15g	川 芎12g	红 花12g
赤 芍12g	三 棱10g	莪 术10g	五味子6g
酸枣仁20g	合欢皮20g	柏子仁15g	荷 叶15g
川牛膝15g	三七粉3g（冲服）		

水煎，日1剂，分早、晚2次温服。

按 冠心病严重威胁着人类的生命健康及安全，经皮冠状动脉介入（PCI）是治疗冠心病的有效治疗措施。但是，有一部分患者在PCI术后又出现心绞痛发作情况，此问题一直困扰着临床医生，并影响着接受冠脉支架术治疗患者的远期预后。患者已植入数个支架，不愿意再次接受介入治疗。此时除了应用基础的西药治疗外，还应配合中药治疗，这对于防治冠心病介入术后再狭窄，改善临床症状有良好的作用。

翁老认为，冠心病以血瘀为主要病理基础，或兼夹气虚、气滞、痰凝、热壅或寒凝等，治疗以活血化瘀为主。患者既往有1次心肌梗死、2次脑梗死病史，并植入3枚支架。但术后2年，患者再次复查时发现冠脉前降支血管再次狭窄，患者因此产生了焦虑、抑郁情绪。此时患者肝气不舒，肝郁气滞，久病耗伤气血，气虚无力推动血液运行，加重血瘀，辨证为气虚血瘀、肝郁气滞，以益气活血、疏肝理气为治疗大法。处方以生黄芪益气扶正，柴胡、苏梗疏肝理气，赤芍、银柴胡清热凉血，三七粉、丹参益气活血，香附、川芎、郁金理气活血，三棱、莪术破血活血，五味子、酸枣仁、柏子仁养心血安心神。冠心病患者需要长期服药，其脾胃功能正常，才能正常受纳药物，运化药液，发挥治疗作用，因此翁老常加焦三仙、炒神曲健脾和胃、培补中焦。

二诊时患者自感体力略有好转，但睡眠仍差，考虑其既往有饮酒史，素体痰湿内蕴，痰浊扰动心神，故去柏子仁，加茯苓、土茯苓健脾化湿，白芍柔肝养血安神，并予川牛膝以加强活血之力。

三诊时患者剑突下痞满不适，加炒白术、佛手以健脾行气，消痞满；去焦三仙、茯苓，继续以炒神曲健脾和胃；其睡眠差，情绪时有波动，故加柏子仁养心安神，合欢皮、夏枯草、珍珠母疏肝解郁、清肝泻火、重镇安神。

四诊时因患者停药，症状有所反复，但正气尚可，故加三棱、莪术加强破血活血之力，同时配以党参、生黄芪益气扶正，顾护正气。继以益气活血、疏肝理气、健脾和胃、养心安神为法进行全面调理。

五诊时患者胃部不适好转，纳食可，故去佛手、陈皮、厚朴、鸡内金、炒神曲、茯苓；其舌苔薄白、中心少苔，有津伤之象，故加玄参滋阴生津，荷叶清热生津散瘀；眠差有改善，故予合欢皮活血化瘀、解郁安神，加强安神力量；三七粉、川牛膝、红花共同加强活血化瘀力量。

经过治疗患者冠脉CT血管狭窄情况明显减轻：前降支支架近端钙化及非钙化斑块，由治疗前重度狭窄（大于75%）转变为狭窄小于50%，患者对治疗疾病的信心大大增强，同时也体现出中医药对支架术后再狭窄治疗的良好疗效。

（李　岩）

益气活血法治疗冠心病不稳定型心绞痛

医案　韩某，男，66岁。2014年1月7日就诊。

主诉　阵发性胸闷1个月余。

初诊　患者于2013年10月散步时突发胸闷心悸、头晕欲倒，持续几秒钟后缓解。1个月后，再次出现胸闷发作，程度较前加重，伴有气短、心悸、汗出，持续2~5分钟，休息可缓解，夜间亦偶有发生，后每天均有发作。同年12月于我院心内科就诊，怀疑为冠心病，建议行冠脉CT检查，并予中药、降脂治疗，胸闷症状有所缓解。因眼底出血、肝功能异常，未予冠脉造影与介入治疗，后寻求中药治疗。现活动多时胸闷、气短，伴心悸、汗出，眠差，大便每日1次，略干。舌苔薄黄，质紫红，脉弦。

发现血压升高2个月余，血压最高148/78mmHg。有关节炎、眼底出血病史。2013年12月23日冠脉CT示：左冠主支斑块，管腔中度狭窄；左冠前降支近段块状钙化，管腔中、重度狭窄；左冠中间支近段、左旋支多发钙化，管腔轻度狭窄。肝功能：谷丙转氨酶（ALT）84.8U/L，谷草转氨酶（AST）44.4U/L。

辨病辨证分析　患者为老年男性，年过半百，脏腑功能减退，气虚则无以行血，血行不畅，停滞为瘀，瘀阻心胸，故见胸闷、气短；虚不耐劳，故遇劳则甚；心气不足，鼓动无力，故动则心悸；心神失养，神不内守，则眠差；气虚卫外不固可见汗出。诸证参之，辨证属气虚血瘀。

中医诊断　胸痹。

西医诊断　冠心病，不稳定型心绞痛，高血压病。

辨证　气虚血瘀。

治法　益气活血。

处方			
生黄芪12g	北沙参12g	黄　芩12g	生　地15g
决明子12g	葛　根15g	天　麻10g	丹　参15g
赤　芍12g	川　芎12g	郁　金12g	三七粉3g（冲服）
三　棱10g	莪　术10g	川牛膝12g	红　花12g

90剂，水煎，日1剂，分早、晚2次温服。

二诊（2014年4月3日）　自诉服药1个月后，胸闷症状明显改善，发作时间间隔延长，每周发作2~3次。继续服用，胸闷症状逐渐改善。

服药 3 个月后来诊，患者精神体力可，诉仅在走路急时有胸闷、气短症状，休息可缓解，伴有咳嗽、头涨，大便正常。舌质由紫红变为暗红，苔黄，脉弦。

处方			
生黄芪15g	北沙参12g	郁　金12g	丹　参15g
川　芎12g	赤　芍12g	红　花12g	三　棱10g
莪　术10g	川牛膝12g	天　麻10g	葛　根15g
桔　梗12g	黄　芩12g	薤　白15g	菊　花12g
90剂，水煎，日1剂，分早、晚2次温服。			

患者气虚血瘀症状有所改善，去掉三七粉，稍减弱补气活血之力，加薤白通心阳，助心血运行。苔黄，内热症状显著，佐以菊花清内热，并能清肝止头痛。

三诊（2014 年 7 月 18 日）　服药 3 个月后，诉偶有胸闷憋气，一般活动无明显不适，血压自测 130/70mmHg，头涨，纳眠可，二便调。苔薄黄，质暗红，脉弦。

处方			
生黄芪12g	丹　参15g	川　芎12g	红　花12g
三　棱10g	莪　术10g	郁　金12g	地　龙12g
延胡索12g	川牛膝12g	天　麻10g	藿　香12g
佩　兰12g	荷　叶15g	薄　荷3g（后下）	
60剂，水煎，日1剂，分早、晚2次温服。			

翁老用药时，注重"三因制宜"。夏暑季节，易感暑湿，予藿香、佩兰、荷叶、薄荷芳香化湿，避免感受暑湿之邪气，使病情加重或反复。

四诊（2014 年 12 月 21 日）　诉自 8 月以来，未再发作胸闷憋气。平素无明显不适，纳食欠佳，胃脘部喜温喜按，眠可。舌质暗红，苔腻，脉弦。2014 年 12 月 18 日复查冠脉 CT 示：右冠前降支（LAD）近段、中间支近中段多发钙化及斑块形成，管腔轻度狭窄；左冠主支（LMA）斑块形成，管腔轻度狭窄；考虑前降支近中段局部心肌桥形成；左旋支

（LCX）及其钝缘支未见狭窄及充盈缺损。肝功能： ALT 7.1U/L，AST 13.6U/L。

处方				
	生黄芪15g	北沙参15g	地　龙15g	三　棱10g
	莪　术10g	丹　参15g	川　芎12g	红　花12g
	赤　芍12g	高良姜6g	炒神曲15g	黄　芩12g
	桂　枝12g	菊　花12g	桑　叶12g	川牛膝15g
	60剂，水煎，日1剂，分早、晚2次温服。			

患者病情平稳，症状改善明显，在原方基础上，加高良姜暖胃、炒神曲健脾消食。

按 本例患者心绞痛症状典型，诊断明确。因有眼底出血、肝功能异常，未行介入治疗，转为中药治疗。服药1个月后，胸闷发作频率明显减少，由每天发作减少到每周发作2~3次；发作程度明显减轻，不伴有心悸、汗出、头晕。服药半年后，活动后胸闷症状完全消失。服药1年后复查冠脉CT示：左冠主支管腔狭窄由中度变为轻度，左冠前降支近段由中、重度转为轻度，左旋支轻度狭窄情况在后来的检查中未见。

翁老认为，造成胸痹的最根本原因是各种因素所致的瘀血阻滞心脉，即"不通则痛"，与血瘀证的现代机制研究和冠心病的发病机制相吻合。故在治疗时以活血化瘀通脉为法，以冠心4号方为主进行组方，同时配合三棱、莪术、三七、牛膝、地龙等加强活血之力。在诊疗过程中，翁老亦注重机体阴阳、寒热、虚实的平衡，常根据症状变化，灵活加减运用。如本例患者气虚之象显著，故以生黄芪、三七、北沙参补气以助血运；肝肾渐虚，阴虚不能制阳，表现有肝阳上亢之象，故予天麻钩藤饮加减，以平肝潜阳、清肝明目，助血压稳定；冬季阳气不足，予薤白、桂枝温通助心阳，高良姜暖胃以助运化；夏季暑湿较重，予藿香、佩兰、荷叶祛暑化湿，以免气机受阻，加重血脉瘀阻；在益气活血的基础上，酌加郁金、桔梗、延胡索以行气理气，从而避免补益之力太过而气机不畅，又利于瘀血消散。总之，通过活血化瘀药物的配伍应用，能够疏通气血、调整阴阳、平衡气血，最终达到消除瘀血的目的。

（程苗苗）

益气活血利水法治疗冠心病合并糖尿病

医案 李某，女，49岁。2014年4月17日就诊。

主诉 间断胸痛伴面部、手足肿胀2年，加重15天。

初诊 患者自2012年7月起因"活动后咽痛"伴间断出现面部、手足肿胀，休息或减少活动量，症状可自行缓解，就诊于当地医院，诊断为"冠心病"，建议行置入支架手术，因患者有贫血，遂择期手术。于2013年12月17日因突发胸闷、心前区压榨样疼痛1天，疼痛放射至左肩背，每次发作持续15分钟以上，舌下含服硝酸甘油不能缓解，就诊于当地医院，再次考虑为"不稳定型心绞痛"，遂行冠状动脉造影术，结果显示"三支病变"：LAD近端中段局限狭窄90%，中端近段弥漫75%，LCX近段弥漫50%，RCA左心室后侧支远段管状80%狭窄。术中于LAD行PCI，置入支架2枚，后规律服用冠心病二级预防药物（拜阿司匹林0.1g po qd、硫酸氢氯吡格雷片50mg po qd、单硝酸异山梨酯片20mg po qd、酒石酸美托洛尔片50mg po qd）。术后自觉劳累或受寒后左肩背部隐痛，休息可缓解，伴晨起面部、手足肿胀，下午症状缓解。2013年12月近1个月，面部、手足肿胀症状加重，晨起尤甚，休息后肿胀症状未见明显减轻，当地诊所予呋塞米10mg po qd，肿胀略减。就诊前半个月，患者虽仍按时口服呋塞米片，但面部、手足症状均未见明显缓解，同时伴后背肩胛区发作性疼痛，劳累及受寒加重，手足肿胀，眼睑发胀，睡眠可，饮食可，二便调，舌淡红胖大、有齿痕，苔白腻，脉沉细。既往有2型糖尿病病史11年，现规律服用盐酸二甲双胍片0.5g po tid，盐酸吡格列酮片30mg po qd，沙格列汀片5mg po qd，自诉过去4~5个月血糖控制可。2013年起3~4个月行经1次，经量少，色暗。

辨病辨证分析　患者消渴病日久，耗伤气血。气血衰少，血虚失于荣润则贫血面白；气虚无力运血，血行迟缓，瘀血内生，不通则痛，故见后背肩胛区发作性疼痛，于劳累及受寒后加重，属中医"胸痹"范畴；脾气虚则中阳不振，健运失司，气不化水，水湿潴留，泛溢肌肤，故发为面部、手足肿胀，眼睑发胀，为水肿之证。诸证合之，辨证属气虚血瘀、脾虚水停。

中医诊断　胸痹。

西医诊断　冠心病，支架植入术后，糖尿病。

辨证　气虚血瘀。

治法　益气养阴，活血通脉。

处方

生黄芪15g	北沙参15g	生地黄15g	当　归12g
丹　参15g	赤　芍12g	虎　杖12g	郁　金12g
鸡血藤12g	茯　苓15g	车前草15g	桔　梗12g
苦杏仁10g	路路通15g	葛　根15g	五味子10g

三七粉3g（冲服）

30剂，水煎，日1剂，分早、晚2次温服。

二诊（2014年7月13日）　2014年6月5日因肿胀症状严重，于当地医院查肝功能、肾功能、尿常规未见异常。目前空腹血糖5.6mmol/L，服中药期间左后背部疼痛不适未再发作，现停药半个月余，前天偶有左后背部隐痛，持续几秒钟自行缓解，患者自认为酒石酸美托洛尔片致肿胀加重，遂自行停服此药5天，纳眠可，白天小便1次，服用利尿药后尿量增加，大便可，每日1次，舌淡紫，苔白腻，边有齿痕，脉沉滑弦。

处方	丹 参15g	川 芎12g	红 花12g	郁 金12g
	鸡血藤15g	玉米须15g	大腹皮15g	车前草15g
	桂 枝12g	北沙参12g	广藿香12g	佩 兰12g
	荷 叶15g	生黄芪12g	三七粉3g（分冲）	

30剂，水煎，日1剂，分早、晚2次温服。

患者胸背痛偶作，程度较前减轻，所以翁老在原方中减当归、赤芍等活血药。急则治其标，因患者水肿症状有所加重，所以方中加大腹皮、玉米须以利水消肿，且夏月暑湿较重，加广藿香、佩兰、荷叶以祛湿解暑利小便，反映了翁老"因时制宜"的辨证思想。

三诊（2014年10月11日） 近半个月患者受凉后仍自觉左侧肩胛区酸胀不适，牵连左侧上肢发酸，右侧面部肿胀，足跟痛，晨起较重，活动后症状减轻。纳可，梦多，二便调。舌胖大、有齿痕，苔白腻，脉沉细。

处方	薤 白15g	桂 枝12g	丹 参15g	川 芎12g
	红 花12g	赤 芍12g	郁 金12g	鸡血藤15g
	地 龙12g	茯 苓15g	玉米须15g	生黄芪12g
	法半夏10g	陈 皮10g	三七粉3g（分冲）	

30剂，水煎，日1剂，分早、晚2次温服。

患者服药2个月后，仅于受凉后仍有左侧肩胛区酸胀不适，牵连左侧上肢发酸，症状明显减轻；仍有晨起右侧面部肿胀，足跟痛，晨起较重，活动后症状减轻，水肿渐消，予冠心4号方合瓜蒌薤白半夏汤加减。上方去大腹皮，保留玉米须利水；此时已进入秋季，天气转凉，且患者于受凉后仍时有左侧肩胛区酸胀不适，牵连左侧上肢发酸，症状较前明显减轻，遂去前方中荷叶、广藿香、佩兰等，加入薤白、法半夏加强温通心阳、利气宽胸之力。

四诊（2015年1月25日）　患者近半个月自觉颜面水肿，双手胀感，午后减轻。今年冬天自觉畏寒明显，易外感。现无胸闷、胸痛。劳累后或睡眠不好时，自觉左侧肩胛区酸楚不适。寐差，梦多，醒后即忘，二便调。舌红，舌体胖大，苔黄厚，脉沉。空腹血糖7.3mmol/L。

处方			
生黄芪15g	瓜　蒌15g	薤　白15g	法半夏10g
炒白术12g	桂　枝12g	陈　皮10g	丹　参15g
川　芎12g	红　花12g	赤　芍12g	郁　金12g
地　龙12g	旱莲草12g	菟丝子12g	怀牛膝12g
茯　苓15g	车前草15g	五味子10g	合欢皮15g
酸枣仁15g	三七粉3g（冲服）		

60剂，水煎，日1剂，分早、晚2次温服。

治疗9个月，近半个月无胸闷、胸痛，偶在劳累后或睡眠差时有左侧肩胛区酸楚不适。处方仍应用冠心4号方益气活血通脉、瓜蒌薤白半夏汤通阳宣痹宽胸；自觉颜面水肿，双手胀感，午后减轻，予陈皮、炒白术理气健脾利水；畏寒明显，易外感，加入旱莲草、菟丝子、怀牛膝补益肝肾；寐差，梦多，醒后即忘，加入五味子、合欢皮、酸枣仁养心安神。

按　糖尿病是冠心病的危险因素之一，糖尿病患者发生冠心病的机会是非糖尿病患者的4倍，且糖尿病合并冠心病时往往患者病情较重，预后较差，死亡率较高，这是因为糖尿病合并冠心病者常有多支冠状动脉粥样硬化，且狭窄程度也较重。糖尿病患者中多见无痛性心肌梗死，约为非糖尿病合并冠心病患者的2倍，但这类患者因为没有胸痛症状，很容易被误诊。糖尿病合并心肌梗死后，梗死面积一般较大，易发生严重的心功能不全。本例患者年龄虽轻，但有糖尿病病史10年，出现冠状动脉严重狭窄且多支病变。

糖尿病属中医"消渴病"范畴，但现代糖尿病与古代消渴病患者从病因病机、临床表现及治疗上有很大不同。首先，从发病来看，古代消渴病的典型症状为"三多一少"，即多饮、多食、多尿和消瘦，为糖尿病发展到一定程度甚至出现酮症酸中毒的表现；而现在糖尿病发现较早，多为体检发现，大部分患者无临床症状。其次，古代消渴病的基本病机是阴虚为本、燥热为标，故以清热润燥、养阴生津为治疗大法；而现在糖尿病多发生于肥胖痰湿患者，故早期治疗以健脾祛痰、化湿浊为主。再有，因古代治疗条件有限，一般病程较短，急性并发症相对较多；现代随着生活水平的提高，治疗方法的增多，数十年的糖尿病患者并不鲜见，所以防治慢性并发症成为治疗糖尿病的关键。最后，糖尿病的并发症几乎涉及人体的各个脏器，有人称之为"百病之源"。糖尿病的并发症多由长期的高血糖、高血脂、血液高凝高黏、内分泌失调、高胰岛素血症、动脉硬化及微血管病变引起。常见的并发症有糖尿病性心脏病、糖尿病性脑血管病变、糖尿病性肢端坏疽、糖尿病性神经病变、糖尿病性肾病、糖尿病性视网膜病变及糖尿病引起的多种感染。就中医角度而言，这些血管硬化改变、血液黏度改变等均为血瘀证的典型表现。

翁老治疗糖尿病合并冠心病的患者，活血化瘀贯穿始终。本例患者有糖尿病病史10年，慢性并发症逐渐出现。翁老认为，久病多虚、久病多瘀为其基本病机。患病日久，气虚推动无力，血行不畅，瘀阻心脉，则出现胸痛胸闷；无力推动水液，则出现周身水肿。故翁老治疗以活血化瘀为主，健脾益气固本，利水消肿治标。

（李秋艳　马学竹）

益气养阴、清热活血安神法治疗心房颤动

医案　郭某，男，65岁。2010年3月25日就诊。

主诉　阵发性心悸、胸闷半年。

初诊 患者于 2009 年 9 月 19 日出现心悸、胸闷不适，心电图示心房颤动，后自行恢复为窦性心律，胸闷症状消失。就诊前每周心房颤动发作 1 次，每次 2~15 小时，脉搏 110 次 / 分以内。服阿司匹林、参松养心胶囊、心血宁等药物。现时感心悸、胸闷，纳食可，夜寐差，二便正常。舌质暗红，苔黄，脉结代。动态心电图示：24 小时房性期前收缩 1476 次，有时二、三联律，三阵房速。血压（140~150）/（90~100）mmHg。高血压病病史 5 年余，平素服替米沙坦，血压控制尚可。血糖偏高，尚未诊断糖尿病。

辨病辨证分析 本患者年过六旬，肝肾渐亏，肝肾阴虚日久则易郁热内生，继而郁热煎津而形成血瘀，瘀热内生，痹阻血脉，影响心主血脉之功能，心神失养而发为心悸。阴虚有热者，多为快速型心律失常；阳虚有寒者，一般为缓慢型心律失常。本患者心房颤动，也是内有热象之表现。一般气阴相辅相成，阴虚及气则气虚，气虚及阴则阴虚。心悸患者，心主血脉之功能失常，心气不足，气阴两虚兼而有之。

中医诊断 心悸。

西医诊断 心律失常，心房颤动。

辨证 气阴两虚，瘀热内阻。

治法 益气养阴，活血清热，养心安神。

处方			
太子参12g	苦 参12g	丹 参15g	北沙参12g
麦 冬12g	五味子10g	赤 芍12g	酸枣仁15g
陈 皮10g	法半夏10g	红 花12g	郁 金12g
珍珠母20g（先煎）			

30剂，水煎，日1剂，分早、晚2次温服。

本处方以生脉饮加北沙参益气养阴，苦参、丹参、赤芍、郁金、红花清热活血，珍珠母、酸枣仁重镇养心安神，陈皮、半夏健脾理气化痰，以防益气养阴之品滋腻碍脾，还可理气化痰有助于活血。

二诊（2010年4月29日）　患者服药1个月期间，心房颤动发作5次，发作时间缩短，每次1~5小时，5~7日发作1次。心率减慢，最快心率90次/分，睡眠好，大便不干，体力尚可，最近外感，咳嗽，痰白黄，口干。舌质暗，苔中心黄，脉弦滑（齐）。

处方	丹　参15g	苦　参10g	北沙参12g	太子参12g
	麦　冬12g	玉　竹15g	五味子10g	黄　连10g
	黄　芩12g	赤　芍12g	桔　梗15g	杏　仁10g
	珍珠母20g（先煎）			

30剂，水煎，日1剂，分早、晚2次温服。

患者服药后每次发作持续的时间缩短，心率总体有降低，睡眠好转，说明药物已经开始起效。因患者外感咳嗽、有痰，故处方中加入桔梗、杏仁宣肺利咽化痰，加黄连、黄芩清热。

三诊（2010年6月3日）　服药期间患者已无咳嗽，心房颤动发作5次，每次0.5~6小时，心率70~90次/分，感头晕，出汗，心悸，睡眠可，起床时无力，口干，每日游泳1000m。苔薄黄，脉弦缓。前方去太子参、桔梗、杏仁，加生黄芪12g、法半夏12g、酸枣仁15g。

处方	散剂。			
	太子参30g	三　七20g	延胡索100g	黄　连60g
	郁　金100g	赤　芍80g	五味子30g	玉　竹50g
	上药共研细末，每日3次，每次3g。			

患者此次已无咳嗽，但心房颤动改善不明显，且有乏力、头晕、汗出的表现。因此，治疗方面进行调整，加生黄芪益气，酸枣仁养心安神，法半夏化痰安神。翁老认为，散剂治疗心律失常效果更好，故同时加散剂治疗。三七、太子参益气活血，五味子、玉竹养阴，延胡索理气，黄连清热，郁金、赤芍清热活血。全方共奏益气养阴、活血清热、

理气安神之功。

四诊（2010年8月19日） 心房颤动2~3次（2个月内），每次持续时间半小时左右，发作时心率快，血压140/90mmHg，纳眠可。舌质暗红，苔黄腻，脉细弦。散剂按前方服。

> **处方**
>
> 苦　参12g　　土茯苓15g　　赤　芍12g　　葛　根15g
> 天　麻12g　　黄　芩12g　　决明子12g　　钩　藤15g（后下）
> 藿　香15g　　佩　兰15g　　珍珠母20g（先煎）
>
> 水煎，日1剂，分早、晚2次服。

此次就诊病情明显好转，心房颤动次数明显减少，且每次发作持续时间明显缩短。舌苔黄腻提示内有湿热。治疗方面，翁老根据季节，改为夏季处方，加藿香、佩兰祛湿，苦参、土茯苓清热祛湿；结合患者血压情况，予赤芍、葛根、天麻、钩藤、黄芩、决明子以平肝活血清热。

五诊（2010年9月30日） 服药后心房颤动发作1次，持续3小时，心率90~100次/分，近日略有消瘦，纳可，眠差，易醒，舌质暗，苔薄，脉细弦。

> **处方**
>
> 生黄芪12g　　太子参10g　　苦　参12g　　北沙参12g
> 麦　冬12g　　五味子10g　　郁　金12g　　莲子心10g
> 焦三仙各5g　陈　皮10g　　法半夏10g　　酸枣仁15g
> 丹　参15g　　延胡索粉5g（冲服）
>
> 水煎，日1剂，分早、晚2次服。

此次患者心房颤动发生次数进一步减少，仍有消瘦、睡眠差等症状，因此在益气养阴、清热活血的基础上，继以酸枣仁养心安神，莲子心清心火，并予焦三仙、陈皮、法半夏健脾化痰。因夏季已过，去藿香、佩兰。

六诊（2010年11月4日） 心房颤动1个月余未发，未有期前收缩出现，偶咳嗽，有痰色白，未见乏力，纳眠可，二便调。舌淡红，苔薄黄、根黄，脉弦细。

处方	太子参12g	丹　参12g	苦　参12g	延胡索粉5g（冲服）
	酸枣仁15g	五味子6g	麦　冬12g	珍珠母20g（先煎）
	玉　竹12g	陈　皮10g	法半夏10g	莲子心10g
	桂　枝10g	茯　苓15g		

水煎，日1剂，分早、晚2次温服。

心房颤动进一步好转，服药期间未再次发作，仍咳嗽，有白痰，加健脾化痰之陈皮、法半夏、茯苓。因天气变冷，加桂枝温通心脉，以助心气运行。

七诊（*2010 年 12 月 23 日*）　心房颤动 3 个月发作 1 次，2~3 小时自行缓解，未觉期前收缩发作。纳眠可，舌质暗，苔薄黄，脉弦细。

处方	生黄芪15g	苦　参12g	丹　参15g	郁　金12g
	五味子10g	麦　冬12g	玉　竹10g	黄　芩12g
	土茯苓15g	桔　梗10g	川　椒6g	酸枣仁15g
	赤　芍12g	莲子心10g	延胡索粉6g（冲服）	

水煎，日1剂，分早、晚2次温服。

患者心房颤动发作1次，病情相对稳定，基本发作不变，继续巩固疗效。

八诊（*2011 年 3 月 18 日*）　心房颤动发作 1 次，持续 5~6 小时，心率 100 次 / 分以内，自觉有期前收缩，纳眠可，二便调，左后背不适，口干。苔薄黄，脉弦细。

处方	生黄芪12g	麦　冬12g	五味子10g	酸枣仁15g
	丹　参15g	赤　芍12g	郁　金12g	莲子心5g
	玉　竹12g	茯　苓15g	黄　芩15g	天　麻10g
	法半夏10g	延胡索粉6g（冲服）		

水煎，日1剂，分早、晚2次温服。

九诊（2011年4月21日）　近1个月心房颤动发作1次，持续4~5小时，心率不快，血压控制可，纳眠可。舌质暗红，苔黄腻，脉结。

处方	黄　芩15g	黄　连10g	莲子心6g	酸枣仁15g
	五味子10g	郁　金12g	玉　竹12g	生　地15g
	天　麻12g	麦　冬12g	北沙参15g	薏苡仁12g
	珍珠母20g（先煎）			
	水煎，日1剂，分早、晚2次温服。			

患者近期心房颤动基本稳定，30~50天发作1次。治疗方面做了进一步调整，增强清热养阴之力，加黄芩、黄连、莲子心、生地清热，加薏苡仁清热祛湿。

十诊（2011年5月26日）　近2个月心房颤动未发，体力可，活动正常，纳眠可。苔薄黄，脉细。服用上方后，心房颤动未发，继续巩固，加黄柏10g、知母10g清热坚阴。

十一诊（2011年6月29日）　心房颤动3个月未发，偶有期前收缩，每日游泳，纳眠可，腹胀，矢气多。舌质暗红，苔黄，脉细弦。

处方	北沙参12g	藿　香12g	佩　兰12g	荷　叶12g
	黄　芩12g	陈　皮10g	法半夏12g	延胡索粉5g（冲服）
	郁　金12g	五味子6g	赤　芍12g	丹　参12g
	珍珠母20g（先煎）			
	水煎，日1剂，分早、晚2次温服。			

进一步巩固疗效。因正值夏季，再次换回夏季处方，如藿香、佩兰、荷叶清热祛湿，延胡索、陈皮、法半夏理气化痰。

十二诊（2011年8月17日）　心房颤动未发，生活较规律，期前收缩时有，感觉不明显，睡眠可，每日早晨5点排便，消化功能欠佳。舌质正常，苔薄中白。前方去荷叶，加佛手12g、茯苓15g。

十三诊（*2011 年 10 月 21 日*）　心房颤动 6 个月未发，偶有期前收缩。6 月体检心电图正常。每日可步行半小时，偶便溏，每日 1~2 次。舌质暗红，苔薄、根中微黄，脉弦细。

处方			
党　参12g	白　术12g	山　药12g	生山楂15g
郁　金12g	茯　苓15g	陈　皮10g	焦三仙各10g
法半夏10g	菟丝子15g	五味子5g	桂　枝10g
枸杞子12g	珍珠母20g（先煎）		
水煎，日1剂，分早、晚2次温服。			

十四诊（*2011 年 12 月 16 日*）　10 月 25 日无明显诱因心房颤动发作，口干，纳眠可，二便调。舌暗红，有裂纹，苔根中薄黄略腻，脉弦。血压（130~140）/80mmHg。

处方			
天　麻12g	桑　叶15g	黄　芩12g	钩　藤12g（后下）
北沙参12g	陈　皮12g	法半夏10g	菊　花12g
百　合12g	郁　金12g	玉　竹12g	莲　子12g
珍珠母20g（先煎）			
水煎，日1剂，分早、晚2次温服。			

十五诊（*2012 年 2 月 23 日*）　自 2011 年 10 月至今，心房颤动未发，日常生活不受影响，血压 140/90mmHg 以下，纳眠可。舌质暗红，苔薄黄，脉结。前方去莲子、珍珠母，加延胡索 12g、佛手 10g。

十六诊（*2012 年 5 月 3 日*）　近 7~8 个月无心房颤动，偶有期前收缩，偶有疲劳感，夜间易口干，无腹胀，纳眠可。舌质暗红，舌苔薄黄，脉弦细。

处方			
北沙参12g	陈　皮10g	法半夏10g	延胡索12g
郁　金12g	黄　连10g	桂　枝10g	莲　子15g
白　术12g	焦三仙各5g	丹　参12g	五味子6g
水煎，日1剂，分早、晚2次温服。			

十七诊（2012年8月9日） 阵发性心房颤动2年余，初期每周发作1~2次，共发作20次左右。服药2年余，近10个月心房颤动未发作，无明显不适症状，便溏，每日2次。舌质正常，苔薄黄，脉弦细。

处方				
	北沙参12g	生山楂12g	佛 手10g	陈 皮12g
	法半夏12g	焦三仙各5g	厚 朴10g	枳 壳10g
	藿 香12g	佩 兰12g	郁 金12g	丹 参12g
	红 花12g	赤 芍12g	香 附10g	
	水煎，日1剂，分早、晚2次温服。			

十八诊（2012年10月10日） 近1年心房颤动好转，期前收缩感觉不明显，肠胃功能差，睡眠可。心电图无异常，自感心率缓慢。舌质暗红，苔薄黄，脉弦细。

处方				
	北沙参12g	陈 皮10g	法半夏10g	莲子肉15g
	焦三仙各5g	鸡内金12g	茯 苓15g	五味子6g
	炒枣仁15g	白 术12g	厚 朴10g	玄 参12g
	生黄芪12g			
	水煎，日1剂，分早、晚2次温服。			

患者心房颤动一直控制很好，未发作，但脾胃功能差，便溏，治疗方面主要围绕健脾助运治疗，同时不忘活血化瘀巩固疗效。经治疗，脾虚改善，大便已经好转。

十九诊（2012年12月20日） 大便较以前好转，成形，腹胀，矢气。自2011年11月以来心房颤动一直未发作。空腹血糖7.0mmol/L，纳眠可，精神可。舌质暗红，苔黄腻，脉弦细。

处方				
	北沙参12g	陈 皮10g	法半夏10g	鸡内金12g
	焦三仙各5g	黄 连10g	郁 金12g	五味子6g
	丹 参15g	莲子肉15g	赤 芍12g	厚 朴10g
	水煎，日1剂，分早、晚2次温服。			

二十诊（2013 年 2 月 21 日）　腹胀，大便较前好转，仍矢气多。心脏无不适。纳可，血压不稳定，诊室测血压 170/90mmHg。舌淡红，苔薄黄，脉弦细沉。

处方	北沙参12g	佛　手12g	法半夏10g	郁　金12g
	赤　芍12g	黄　连10g	五味子6g	延胡索12g
	炒枣仁15g	天　麻10g	菊　花12g	钩　藤12g
	杜　仲12g	茯　苓15g	鸡内金12g	生山楂12g
	水煎，日1剂，分早、晚2次温服。			

患者血压升高，在原治疗基础上，加天麻、菊花、钩藤、杜仲平肝潜阳、补肾降压。

二十一诊（2013 年 4 月 25 日）　心房颤动未发，大便正常，血压 140/80mmHg，有波动。舌暗红，苔薄黄，脉弦。

处方	北沙参12g	玄　参12g	丹　参15g	远　志10g
	珍珠母20g	茯　苓15g	五味子10g	黄　连10g
	郁　金12g	赤　芍15g	菊　花12g	天　麻12g
	杜　仲12g	黄　芩15g	泽　泻12g	
	水煎，日1剂，分早、晚2次温服。			

二十二诊（2013 年 7 月 13 日）　近 2 年心房颤动未发，心电图示：房性期前收缩。血压（130~140）/（70~80）mmHg，纳眠可，大便成形，每日 1~2 次。舌淡红，苔薄黄略腻，脉沉细。

处方	北沙参12g	丹　参12g	郁　金12g	赤　芍12g
	五味子6g	地肤子12g	菊　花12g	炒枣仁15g
	远　志10g	藿　香12g	佩　兰12g	金银花12g
	佛　手10g	神　曲12g		
	水煎，日1剂，分早、晚2次温服。			

二十三诊（2013年9月18日）　短时间感觉心律失常，晨起明显，心房颤动症状未见。2013年6月19日体检显示健康状况良好。空腹血糖6.5mmol/L，饮食控制，纳眠可，血压偏高，服用替米沙坦（美卡素），控制在149/90mmHg以内。大便正常，小便次数多。舌尖红，苔黄腻，色暗红，脉细。

处方			
生黄芪12g	北沙参12g	苦　参10g	丹　参15g
桑螵蛸12g	覆盆子15g	川牛膝12g	黄　柏12g
黄　连10g	远　志10g	珍珠母20g	陈　皮10g
法半夏10g	莲子心5g	地肤子15g	合欢皮15g
五味子10g	酸枣仁15g	赤　芍12g	
水煎，日1剂，分早、晚2次温服。			

本次治疗在益气养阴、清热活血、养心安神治疗的基础上，加桑螵蛸、覆盆子补肾固涩，改善尿频。

二十四诊（2013年11月29日）　心房颤动2年未发，2013年10月25日动态心电图示：心房颤动发作1次。自诉无明显不适，舌质暗红、有齿痕，苔薄中间黄，脉弦细。

处方			
北沙参15g	南沙参10g	苦　参10g	远　志10g
郁　金12g	莲子心5g	陈　皮10g	法半夏10g
五味子10g	赤　芍12g	炒白术12g	丹　参15g
炒白果10g	黄　连10g		
水煎，日1剂，分早、晚2次温服。			

二十五诊（2014年2月13日）　心房颤动未发作，近2个月发作1次心动过速，心率80~100次/分，纳眠可，二便调。舌质淡红，苔薄白，脉弦细。

处方

苦　参10g	丹　参12g	北沙参12g	南沙参12g
生黄芪12g	麦　冬10g	五味子10g	郁　金12g
黄　连10g	莲子心5g	茯　苓15g	土茯苓12g
酸枣仁15g	赤　芍12g	合欢皮15g	生薏苡仁15g
百　合15g	珍珠母15g		

水煎，日1剂，分早、晚2次温服。

二十六诊（2014年9月21日）　偶有胸闷、憋气，伴汗出，血压130/85mmHg，纳可，夜梦多，夜尿频，舌红，苔白微黄，脉沉弦细涩。

处方

生黄芪12g	北沙参12g	苦　参10g	麦　冬10g
五味子10g	玉　竹12g	远　志10g	黄　连10g
莲子心5g	延胡索12g	珍珠母20g	酸枣仁15g
陈　皮10g	法半夏10g	丹　参15g	赤　芍15g
合欢皮15g			

水煎，日1剂，分早、晚2次温服。

二十七诊（2015年1月18日）　服药后病情平稳，晨起期前收缩较多，无心悸，偶胸闷，无胸痛，偶感左肩背疼痛，5分钟左右可自行缓解，无喘憋，略气短乏力，偶头晕，无头痛，大便尚可，已成形，夜间小便2次，纳眠可。舌暗红，苔白略腻，脉沉弦。

处方

生黄芪12g	北沙参12g	苦　参10g	麦　冬10g
五味子10g	玉　竹12g	黄　连10g	莲子心5g
延胡索12g	炒神曲15g	佛　手12g	珍珠母20g
合欢皮15g	酸枣仁15g	丹　参15g	赤　芍15g
茯　苓15g			

水煎，日1剂，分早、晚2次温服。

按 患者因心悸、胸闷，诊断为阵发性心房颤动。翁老从患者的年龄、基础疾病结合临床症状等多方面考虑其病因病机。患者年过六旬，肝肾已不足，又有高血压病，而且血糖有升高趋势，符合肝肾阴虚之本质，阴虚内热之发展。胸闷，为心脉痹阻之表现，为痰瘀内阻之象；心房颤动，为有热之征；心悸往往为气虚不能正常鼓动血脉。因而辨证抓住其气阴两虚、热、瘀之特点，治疗以益气养阴、清热活血为法，同时注重养心安神。以此为法，患者的症状很快得到控制，在心房颤动控制到30~50天发作1次时，翁老加大清热清心之力量，使心房颤动得到根本的控制，未再次发作。在此法的基础上，根据患者的具体症状，进行加减化裁治疗。如在感冒咳嗽时，加清热宣肺利咽之品，如杏仁、桔梗、黄连、黄芩之属；在咳嗽有痰时，加陈皮、半夏、茯苓健脾化痰；在脾虚便溏时，加茯苓、炒白术、佛手、炒神曲、鸡内金等健脾助运之品；在肾虚尿频时，加桑螵蛸、覆盆子补肾固涩；血压出现波动时，加平肝潜阳之品；在夏季加清热祛湿祛暑之品，在冬季加温阳活血通脉之品。翁老因人、因时、辨病辨证结合治疗，在以活血化瘀为主要治法的同时，根据患者的情况，与清热、补气、养阴药物同用，患者在就诊后1年病情就得到控制，之后4年，基本未发作，疗效显著。

（张兰凤）

养阴益气复脉法治疗频发室性期前收缩

医案 李某，女，40岁。2008年9月18日就诊。

主诉 情绪激动后心悸胸闷2年余。

初诊 患者2年前体检时发现频发室性期前收缩，未予治疗。2年来情绪紧张后心悸，胸闷，口咽干燥，夜眠不安，舌淡红，苔薄白，脉结代。动态心电图示：24 小时心率 873552 次，室性期前收缩 10603 次。慢性咽炎和口腔溃疡病史 5 年。

中医诊断　心悸。

西医诊断　心律失常，频发室性期前收缩。

辨证　心肾气阴两虚，心神不安。

治法　益气养阴，兼以镇心安神。

处方			
生黄芪15g	北沙参12g	太子参12g	百　合15g
玉　竹15g	苦　参12g	麦　冬10g	五味子10g
丹　参12g	赤　芍15g	白　术12g	女贞子12g
土茯苓15g	薏苡仁15g	酸枣仁15g	夜交藤15g
珍珠母30g（先煎）			

水煎，日1剂，分早、晚2次温服。

二诊（2009 年 1 月 15 日）　患者间断服药，现心悸好转，仍时有胸闷，舌红，脉结代。上方去土茯苓，加枸杞子 15g、玄参 12g、黄精 10g、莲子心 5g，加强滋肾清心之功；并以延胡索粉 3g，每日 3 次冲服。

三诊（2009 年 4 月 23 日）　患者服用上方每日 1 剂，现无口干咽燥，舌淡红，苔薄白。原方去麦冬，余药不变，继续服用，每日 1 剂。

四诊（2009 年 5 月 14 日）　患者情绪紧张后偶感胸闷，余无不适，口腔溃疡已痊愈，未再复发，时有大便不成形，睡眠尚可。舌淡红，脉细。复查动态心电图显示：24 小时心率 773525 次，室性期前收缩 5930 次。原方去珍珠母，每日 1 剂，延胡索粉继服。

按　心律失常病位在心，与肾密切相关，心肾阴虚是常见的原因之一。真气内虚，气血不足，无力鼓动血脉，出现脉结代、心动悸。气阴两伤须用纯甘壮水之剂填补真阴，《伤寒论》的炙甘草汤即为治疗阴阳气血不足而致心动悸、脉结代，重在补气阴的代表方剂。翁老强调，对于气阴不足者宜益气滋阴，通过滋补心肾之阴，恢复心主血脉的正常生理功能。益气药常用太子参、党参、黄芪，养阴药常用沙参、麦冬、玉竹、生地、百合。翁老认为，心肾气阴不足影响心主血脉之功，出现血脉瘀阻，所以活血化瘀药物亦为必用之品。翁老常用丹参、赤芍、红花、当归、桃仁、鸡血藤等。

本方以大队甘寒养阴药，如沙参、百合、玉竹、麦冬、玄参、黄精、女贞子、枸杞子填补心肾虚损，太子参、生黄芪为益气而设，并配合丹参、赤芍、珍珠母活血镇心。延胡索为活血、理气、止痛之良药，制成散剂应用，更有利于其有效成分的发挥，但用量不宜过大，一般为每次3g，每日2～3次。以上配伍，标本同治，是为取效的根本原因。

（于大君）

阴阳双补、豁痰活血复脉法治疗二度Ⅰ型房室传导阻滞

医案 杨某，男，19岁，学生。2008年12月11日就诊。

主诉 心悸、胸闷、气短5年余。

初诊 患者5年前患心肌炎，当时心动过速，经治疗后好转。2个月前无明显诱因出现心悸胸闷，心电图示房室传导阻滞。现心悸，气短，胸闷，每因劳累而作，发作时脉搏30～40次/分，舌淡，苔白腻，脉沉缓。动态心电图显示：24小时心率99813次，平均心率69.8次/分（44～126次/分），最大R–R间期2.0秒，室性期前收缩83次，二度Ⅰ型房室传导阻滞。

中医诊断 怔忡。

西医诊断 心肌炎，心律失常，房室传导阻滞。

辨证 阴阳两虚，痰瘀阻滞。

治法 阴阳并补，活血豁痰。

处方

太子参12g	麦　冬12g	百　合15g	莲子心5g
苦　参10g	陈　皮10g	法半夏10g	白　术12g
茯　苓15g	红　花12g	姜　黄10g	生黄芪10g
桂　枝10g	桔　梗12g	炮附子10g（先煎）	

水煎，日1剂，分早、晚2次温服。

散剂。

红　参30g	五味子40g	玉　竹50g	高良姜30g
延胡索100g	赤　芍80g	三七粉30g	郁　金100g
黄　连80g			

上药研为细粉，每次3g，每日3次，口服。

二诊（2009年2月19日）　胸闷、气短好转，舌尖红，苔薄白。动态心电图检查无明显变化，苔腻已除。上方去陈皮、法半夏、白术、茯苓等燥湿化痰健脾药，加黄精12g以增养阴之力。

处方

散剂。

| 白人参50g | 郁　金100g | 延胡索100g | 五味子30g |
| 三　七30g | 高良姜30g | 荜　茇25g | |

上药研细末，每次3g，每日3次，口服。

三诊（2009年5月14日）　患者诉仅上楼梯时偶感胸闷，余无不适。舌偏红，苔薄白腻。上方加陈皮10g、法半夏10g、白术12g、茯苓15g，以燥湿化痰健脾。因舌偏红，去桂枝、炮附子，以防热药太过而伤阴。口服散剂不变。

四诊（2009年8月7日）　患者上楼时偶感胸闷，能从事轻体力活动，坚持正常学习。复查动态心电图显示：24小时心率108172次，平均75.3次/分（51～118次/分），最大R-R间期1.3秒，室性期前收缩7次，Ⅰ型房室传导阻滞。上药继续服用。

按 部分心律失常患者，除表现气阴两虚外，亦常有胸阳不足的证候。胸为清阳之府，胸阳一有不振，则浊阴上干，作闷作痛，脉结代。《金匮要略》认为胸痹的病因为阳微阴弦。阳微即为心胸阳气不足，即功能之不足；阴弦是在阳虚基础上产生的有形物质的壅塞，包括血瘀、寒凝、气滞及痰浊等病理因素。治疗痰浊壅塞，有瓜蒌薤白半夏汤、瓜蒌薤白白酒汤，以通阳散结、豁痰下气；治疗寒滞血脉有薏苡附子散，以散寒止痛；治疗瘀血阻滞胸中，有血府逐瘀汤，以养血活血行气。从以上分析可以看出，阴阳两虚为病本，瘀血、痰浊、气滞为标实，治疗当标本兼顾。翁老滋阴养心常用生脉散、百合、北沙参、玉竹，温阳常用炮附子、桂枝，通阳豁痰常用陈皮、法夏，活血行气常用丹参、红花、赤芍、姜黄。

心阴阳气血不足、心脉失养，有形实邪阻滞从而出现心悸等症状，治疗当正邪兼顾。本例即以生脉、百合滋心阴；桂枝、附子温通心肾之阳；姜黄、红花活血；陈皮、法半夏、白术、茯苓健脾豁痰。

散剂入药，服法简便，节省药材，患者依从性好，是翁老喜用的有效治疗手段之一。在心律失常的治疗中，他常常用散剂配合汤剂。古医籍中有许多关于散剂的记载，如五苓散、当归芍药散、四逆散等。古人应用取其散者散也，使其起效较快。翁老采用散剂治疗有以下目的：散剂服用方便，取效迅速，节省药材，有效成分不易丢失，患者可坚持服用。翁老常用的散剂如活血化瘀散剂（血竭粉等），益气活血散剂（红参、三七粉等），行气活血散剂（三七、延胡索粉等），芳香温通散剂（丁桂香散等），温通活血散剂（沉香粉、丁香粉、三七粉、琥珀粉配伍），益气温通活血散剂（红参粉、沉香粉、血竭粉、三七粉、琥珀粉、冰片粉配伍）。以上散剂处方简练，配伍严谨，标本兼治，临床常有显效。本例患者所服散剂益气温阳活血，补汤剂之不足，从而取得了较好的疗效。

（于大君）

温阳活血复脉法治疗病态窦房结综合征

医案 陈某，女，58岁。2009年4月23日就诊。

主诉 阵发性眩晕半年。

初诊 患者阵发性眩晕半年，当地医院诊断为病态窦房结综合征，曾以西药治疗，效果不明显。医院建议患者使用心脏起搏器，患者拒绝。现发作性眩晕，心悸，胸闷，神色紧张，面色晦暗，舌质暗，苔薄黄，脉迟。动态心电图显示：24小时心率87392次，最慢心率28次/分，平均心率61次/分，R-R间期大于2.0秒有19次。

中医诊断 眩晕。

西医诊断 病态窦房结综合征。

辨证 阳虚血瘀。

治法 温阳行气活血，兼养阴。

处方

高良姜10g	玉竹10g	麦冬12g	清半夏10g
苦参12g	补骨脂12g	葛根15g	香附12g
红花12g	川芎12g	细辛3g	桂枝10g
炮附子12g（先煎）			

水煎，日1剂，分早、晚2次温服。

散剂。

肉桂20g	郁金100g	黄连60g	赤芍80g
酸枣仁30g	五味子40g	延胡索100g	荜茇25g
檀香20g			

上药研为细粉，每次3g，每日3次。

二诊（2009年7月9日） 患者一直连续服用上方2个月余，时有头晕、心悸，胸闷较前好转，舌质淡红，苔薄白，脉迟。时值夏季，原方加藿香12g，以清解暑热。散剂继续服用。

三诊（2009年8月7日）　患者连续服用上方近1个月，自觉眩晕、心悸、胸闷明显好转，面色晦暗减轻。动态心电图显示：24小时心率99180次，最慢心率52次/分，平均心率69次/分，R-R间期大于2.0秒共3次。效不更方，原方继服。

按　因外感寒邪或内有阳气不足，则胸阳势微，寒气聚于清阳之府，血脉运行不利，瘀血凝滞，心脉失养，出现心悸动、脉结代。翁老认为，缓慢性心律失常常有阳气不足，除心阳不足外，肾阳亦不足，当心肾阳气并补。同时，阴阳互根，阳气不足不能一味温补，必用养阴药以使精化为气。治疗一般常用益气温阳、养血复脉之剂。常用方有补中益气汤，以益气升阳，可合用四逆汤或通脉四逆汤以养血温阳复脉，也可加用仙茅、淫羊藿、补骨脂等加强温阳之功效。对缓慢性心律失常，翁老喜在散剂中用芳香温通药，而达到散阴寒、开心窍的目的。

阳为阴之基，阴为阳之偶，阴阳互生。本方重用附子、桂枝、高良姜、细辛、葛根、补骨脂温通阳气，配合玉竹、麦冬养阴，并以香附、川芎、红花疏肝、行气、活血。该患者所服散剂是我院"宽胸丸"的化裁。原方荜茇900g，高良姜、延胡索、檀香各450g，细辛450g，冰片30g，共奏温中散寒、理气止痛、芳香开窍之功，治疗阳虚寒凝气滞的胸痹心痛、心动过缓等病证。本患者以此方为基本方，取其温通散寒之意，并配以养心、清心之酸枣仁、五味子、郁金、黄连等而取效。

（于大君）

益气温阳活血治疗病态窦房结综合征

医案　费某，女，60岁。2015年5月17日就诊。

主诉　窦性心动过缓7年余。

初诊　患者平素心率50次/分。2014年10月突发头晕1次。2015

年1月，跑步后出现阵发性头晕。4月22日上班途中，出现阵发性头晕，自觉脉搏有停跳现象。5月10日跑步后突发头晕，伴有黑蒙。5月11日当地医院诊断为病态窦房结综合征，建议安装心脏起搏器，患者拒绝，故来我院门诊求治。现纳眠可，小便调，大便稀，无口干。舌暗红，苔白，脉弦缓。2004年发现高血压。

2014年5月19日动态心电图示：窦性心律，平均心率49次/分，窦性心律失常；房性期前收缩（时成对出现），阵发性短阵窦性心动过速，阵发性一度房室传导阻滞；窦性停搏（最长停搏时间为2005毫秒）；最慢心率37次/分，最快心率78次/分；停搏大于2秒次数为0。2015年5月11日动态心电图示：窦性心律，平均心率50次/分，窦性心律失常；房性期前收缩（时成对出现），阵发性短阵房性心动过速；窦性停搏（最长停搏时间为4372毫秒），最慢心率23次/分，最快心率89次/分；停搏大于2秒次数为200次。2015年5月16日超声心动图示：二尖瓣、三尖瓣轻度反流，左心室收缩功能正常，EF 71%。2013年冠脉CTA：前降支近段少许非钙化斑块，伴管腔轻度狭窄，前降支中段心肌桥。

辨病辨证分析 心主血脉，心脏的功能正常，气血运行通畅，全身的功能正常，则脉搏节律调匀，和缓有力。心脏的正常搏动，主要依赖于心之阳气作用。心之阳气不足，鼓动气血运行无力，脉搏节律调节失常，故缓慢无力。心不能推动血液运行，血液不能上承于脑，脑窍失养，故头晕，甚至黑蒙；气虚无力推动血液运行，瘀血内阻；舌暗红、苔白、脉弦缓为气虚血瘀之象。

中医诊断 眩晕。

西医诊断 病态窦房结综合征，高血压病。

辨证 气虚血瘀。

治法 益气温阳，活血化瘀。

处方	太子参10g	北沙参12g	五味子10g	延胡索12g
	黄　连10g	高良姜6g	荜　茇6g	肉　桂10g
	细　辛3g	蜜麻黄3g	桂　枝12g	赤　芍12g
	陈　皮10g	佛　手12g	炒白术12g	鸡内金12g
	30剂，水煎服，日1剂，2次分服。			

其他药物　宽胸丸，每次1丸，每日2次。

二诊（2015年6月14日）　服药1个月，头晕发作次数减少（共3次），持续时间短，呈一过性，无黑蒙。纳眠可，二便调。舌质暗红，苔黄厚少津，脉左弦缓、右沉缓。2015年6月10日动态心电图示：平均心率49次/分，最大RR间期3277毫秒，最慢心率32次/分，最快心率81次/分，停搏大于2100毫秒为126次；心动过缓（<45次/分）40972次，占总心脏搏动58%；房性期前收缩（时呈二联律，时成对出现），房性期前收缩伴心室内差异性传导；阵发性短阵房性心动过速。偶见多源性室性期前收缩（时呈插入性）；阵发性一度房室传导阻滞。第二通道ST段动态变化（ST时呈水平型压低0.5mm）。

处方	生黄芪12g	五味子10g	延胡索15g	黄　连10g
	广藿香12g	佩　兰12g	高良姜6g	荜　茇6g
	肉　桂10g	细　辛3g	蜜麻黄3g	桂　枝12g
	赤　芍12g	陈　皮10g	炒神曲15g	炒白术12g
	荷　叶12g	薄　荷3g（后下）		
	45剂，水煎服，日1剂。			

其他药物　宽胸丸，每次1丸，每日2次。

三诊（2015年7月30日）　头晕基本消失，偶有头涨，无心悸，无明显怕冷怕热，纳眠可，大便调，舌暗红，苔黄腻，脉缓。2015年7月23日动态心电图示：窦房传导阻滞（莫氏2型），房性期前收缩，短阵性房性心动过速，平均心率 57 次 / 分，最慢心率 40 次 / 分，最快心率 104 次 / 分；停搏大于 1880 毫秒为 4 次，最大 RR 间期 2405 毫秒；无室性心律失常；室上速 5 次，最快 127 次 / 分。

处方			
生黄芪15g	五味子10g	延胡索12g	黄　连10g
广藿香12g	佩　兰12g	高良姜10g	荜　茇10g
肉　桂10g	细　辛3g	蜜麻黄3g	桂　枝12g
赤　芍12g	陈　皮10g	炒神曲15g	炒白术12g
川　芎10g	薄　荷3g（后下）		

45 剂，水煎服，日 1 剂。

其他药物　宽胸丸，每次 1 丸，每日 2 次。

按　病态窦房结综合征又称窦房结功能不全，是由于窦房结及其邻近组织病变导致窦房结冲动形成障碍和（或）冲动传出障碍，从而产生多种心律失常和一系列综合征。常见病因为心肌病、冠心病、心肌炎，亦见于结缔组织病、代谢或浸润性疾病，但也有不少病例病因不明。除窦房结及其邻近组织外，心脏传导系统其余部分，也可能受累，引起多处潜在起搏点和传导功能障碍。当合并房室交接处起搏或传导功能障碍时，又称双结病变。若同时累及左、右束支时，称为全传导系统病变。大多数患者的病程发展缓慢，从出现症状到症状严重可长达5~10年或更长。临床表现轻重不一，可呈间歇发作。多以心率缓慢所致的脑、心、肾等脏器供血不足引起的症状，尤其是脑供血不足引起的症状为主。轻者可出现乏力、头昏、眼花、失眠、记忆力差、反应迟钝或易激动等，常易被误诊为神经官能症，特别是老年人还易被误诊为脑卒中或衰老综合征。严重者可引起短暂黑蒙、先兆晕厥、晕厥或阿-斯综合征发作。

此患者平素心率偏慢，无症状，未引起重视。但半年余前患者在活动中出现了头晕症状，并且症状逐渐加重，有黑蒙发作，短时间内动态心电图心率下降明显，窦性停搏时间延长，病情进展迅速，西医无有效的治疗方法，建议安装起搏器，故患者来寻求中医治疗。翁老认为，病窦病位在心，为阳气虚弱，在阳虚的基础上有不同程度的血瘀、痰阻、寒凝等之标证，属于本虚标实之证。《素问·平人气象论》云："病属寒，脉多迟。"故治疗以益气温阳、活血化瘀为法，以太子参、北沙参、五味子益气扶正补虚，高良姜、荜茇、肉桂、细辛、蜜麻黄温阳以鼓动心阳，为防止药物过于温热，加黄连清热燥湿，赤芍清热活血，陈皮、佛手、炒白术、鸡内金健脾行气和胃。其中取麻黄附子细辛汤之意温经散寒，鼓动肾中之真阳。由于附子有一定的毒副作用，考虑药物之安全性，故首诊之时暂未使用，如疗效欠佳，可考虑使用。

二诊时经过1个月余汤药治疗，患者症状较前好转，头晕发作次数减少，持续时间短，并且动态心电图最慢心率及最大RR间期均有很大改善，患者对治疗有了极大的信心。考虑就诊时为夏暑季节，湿热偏盛，故在益气温阳、活血化痰的基础上，加藿香、佩兰、荷叶、薄荷清热化湿。

三诊时患者病情继续改善，已无明显不适，动态心电图最慢心率及最大RR间期继续改善，治疗有效，效不更方，在原方基础上加川芎加强活血化瘀力量。

此患者在服用汤药的同时，还配合我院自制宽胸丸治疗。《古今医鉴》中有一方，名叫哭来笑去散，主治牙痛脸肿。郭士魁在此方基础上加减运用，以此方治疗心绞痛，创制了院内制剂宽胸丸。翁老根据此方有温通心阳、温经通络的作用，用于治疗病态窦房结综合征，也取得了良好的疗效。

经过治疗患者心律有了明显改善，见表1。

表1 动态心电图治疗前后对比

	2015年5月	2015年6月	2015年7月
最慢心率	23次/分	32次/分	40次/分
最大RR间期	4372毫秒	3277毫秒	2405毫秒
停搏	停搏大于2000毫秒：200次	停搏大于2100毫秒：126次	停搏大于1880毫秒：4次

（李　岩）

益气养阴、通络活血法治疗慢性心力衰竭

医案 闫某，女，74岁。2014年1月16日就诊。

主诉 胸闷憋气5个月余。

初诊 2013年8月起无明显诱因出现胸闷、憋气，无胸痛，于当地医院诊断为"冠心病、心力衰竭、颈动脉狭窄"，药物治疗后好转出院。后胸闷、憋气时有发生，多次住院治疗。时有胸闷、憋气，伴心悸，头晕头痛，恶心，纳可，寐差，小便频，大便干燥，每日1～2次。舌质淡红，苔薄白，脉弦细。既往有糖尿病、高血压病病史10余年。2013年12月诊断脑梗死。

2013年8月23日查脑钠肽（BNP）766pg/ml。心脏彩超示：左心室收缩功能略降低，二尖瓣钙化，二尖瓣少量反流，射血分数（EF）49%。颈动脉彩超示：双侧颈动脉粥样硬化伴斑块形成（混合性），左侧颈总动脉狭窄（狭窄率50%～69%），双侧颈内、外动脉起始段狭窄（狭窄率70%～99%）。2013年9月3日冠脉造影示：冠脉三支病变，右冠脉全程钙化病变，多处狭窄最重90%；左前降支近中段钙化病变，最重60%；回旋支近中段弥漫性狭窄，最重100%，远端100%闭塞。2013年12月住院检查心脏彩超示：主动脉瓣钙化，二尖瓣钙化，二尖瓣、主动脉瓣

少量反流，左心室舒张功能降低，EF 53%。曾服用拜阿司匹林、波立维、苯磺酸氨氯地平、氯沙坦、地尔硫䓬、呋塞米、螺内酯、拜糖平、优泌林（30/70）、美托洛尔、曲美他嗪、单硝酸异山梨酯。

辨病辨证分析 随着生活质量的提高和疾病谱的改变，门诊患者多同时合并多种"富贵病"，且病情较重。本例患者同时合并冠心病、高血压、糖尿病、颈动脉狭窄，诊断明确，病程长，病情复杂。多年糖尿病病史，全身血管炎性病变严重，导致弥漫性的全身动脉或微血管病变；多年高血压病史则继续加重血管与心脏负担；高血压、糖尿病作为冠心病的极高危险因素，在未得到良好控制及病程迁延日久的过程中，造成严重的弥漫性冠状动脉病变，长期心肌供血不足，心肌细胞代偿性地增大，久之造成心脏功能减退。

中医学认为，"年四十，而阴气自半也，起居衰矣"，老年患者肾气渐亏，气化失职，津液化生障碍，只能自尿中排出，导致消渴引饮；饮食不节，劳逸失度，损伤脾胃，脾胃即虚，则不能敷布其津液，故渴；人过中年，冲任亏虚，精血不足，天癸渐绝，机体处于一系列生理变化期，此时由于患者体质、精神情志及其他因素的影响，易使阴阳失去平衡，加之津液化生、输布失常，阴液亏虚渐著，导致阴虚不能制阳，阳亢于上为头晕；脾肾亏虚，气血津液化生无源，久之心血、心气不足，血运停滞为瘀，或感受外邪，内舍于心，阻于脉道为瘀；津液输布失常，停聚为痰饮，痰饮、瘀血阻于心脉，心脉不通则痛，导致胸痹；疾病日久，心肾阳气受损，鼓动之力继续减退，水湿泛溢，表现为尿少、水肿。因此，本病病机总属以气阴两虚为本，瘀血、水饮内停为标的虚实夹杂之证。

中医诊断 胸痹。

西医诊断 慢性心力衰竭，冠心病，高血压病，糖尿病，脑梗死，颈动脉狭窄。

辨证 气阴两虚，血瘀阻络。

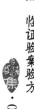

治法　益气养阴，通络活血。

处方			
生黄芪12g	北沙参12g	玄　参10g	丹　参15g
葛　根15g	天　麻12g	菊　花12g	络石藤15g
川　芎12g	红　花12g	郁　金12g	赤　芍12g
川牛膝12g	怀牛膝12g	生　地15g	决明子12g
火麻仁10g	黄　芩12g	钩　藤12g（后下）	

28剂，水煎服，日1剂。

二诊（2014年2月14日）　患者服用上药1个月，家属代述，近日时有憋气，心悸症状明显缓解，多汗，进食水易呛。纳可，眠差，小便频，大便干燥，日行1次。舌苔薄黄，质紫红，脉弦滑。

患者症状有所缓解，本次就诊主诉为汗出、眠差。《素问·痹论》云："久病入深，荣卫之行涩，经络时疏。"即"久病入络"，瘀血阻络，导致营卫功能失调而汗出。《灵枢·大惑论》云："卫气不得入于阴，常留于阳。留于阳则阳气满，阳气满则阳跷盛；不得入于阴则阴气虚，故目不得瞑。"说明不寐、汗出的病机与久病入络，从而导致营卫不和有关。因此，在上方通络活血基础上，加桂枝12g、白芍12g调和营卫，酸枣仁15g、合欢皮15g、五味子10g养心安神。

三诊（2014年3月13日）　患者胸闷憋气有缓解，呃逆，影响睡眠，口干，尿频尿急，大便干，日行1次（服用通便胶囊）。舌暗红，苔薄黄，脉沉弦。

处方			
生黄芪15g	党　参12g	北沙参12g	旋覆花10g（包煎）
五味子10g	酸枣仁20g	合欢皮15g	川牛膝15g
丹　参15g	川　芎12g	红　花12g	赤　芍12g
厚　朴10g	丝瓜络10g	炒神曲15g	黄　柏12g
知　母12g	苦地丁12g	芦　根15g	

28剂，水煎服，日1剂。

患者症状继续好转。因呃逆影响睡眠，加旋覆花降逆止呃；出现尿频、尿急，提示下焦有湿热。予黄柏、知母、苦地丁、芦根清热利湿、生津止渴。

四诊（2014年4月10日）　时有胸闷、憋气，下午心悸不适，心率大于100次/分，血压控制不佳，晨起165/60mmHg，尿频，大便成形，每日3次。眠差，夜间不能平卧，嗳气，无咳嗽，下肢无水肿，纳可，舌紫红，少苔，脉沉弦。

处方	黄　连10g	黄　芩12g	黄　柏12g	知　母12g
	生黄芪15g	北沙参12g	合欢皮20g	车前草15g
	泽　泻12g	川牛膝12g	白　术15g	丹　参15g
	郁　金12g	川　芎12g	红　花12g	赤　芍12g
	柏子仁15g	芦　根12g	白茅根15g	玉　竹15g
	珍珠母15g（先煎）			
	28剂，水煎服，日1剂。			

五诊（2014年5月8日）　仍有时憋气、心悸，夜间不能平卧，左侧肢体无力，尿频，嗳气较前略好转，饮食可，舌暗红，苔薄白，脉滑数。

处方	生黄芪12g	络石藤15g	丹　参15g	当　归12g
	鸡血藤15g	川　芎12g	红　花12g	桃　仁12g
	郁　金12g	柴　胡10g	路路通15g	黄　连10g
	黄　芩12g	黄　柏12g	酸枣仁15g	柏子仁15g
	三　棱10g	莪　术10g		
	28剂，水煎服，日1剂。			

患者心力衰竭症状明显改善，减少利水药物，以防利水伤阴之弊。肢体无力成为主要症状，病情相对稳定。本着"缓则治本"的原则，针

对气虚络瘀的基本病机，治法调整为益气活血通络。患者病程长，病情复杂，全身多处动脉血管病变，瘀阻脉络较重，因此在和血通络的基础上，增加破血药三棱、莪术，加强活血力度。

六诊（2014年6月8日）　偶有胸闷、憋气，吸氧后减轻，双下肢无力，步态不稳，易怒，大便干，每日1次，纳可，失眠，舌红，少苔，脉弦细。

处方	柴　胡10g	香　附10g	藿　香12g	佩　兰12g
	荷　叶12g	决明子12g	火麻仁15g	生　地15g
	生黄芪15g	丹　参15g	当　归15g	鸡血藤15g
	川　芎12g	红　花12g	桃　仁12g	黄　连10g
	黄　芩12g	黄　柏10g	三　棱10g	莪　术10g
	28剂，水煎服，日1剂。			

本次就诊时间为夏暑季节，易夹湿邪，湿性黏腻，易致病情反复。在辨证用药时，合理选用藿香、佩兰、荷叶等季节药物以清暑利湿，体现了中医预防传变的原则。患者久病卧床，一般日常生活受限，常伴有焦虑急躁情绪，致肝郁气滞，气滞则血瘀更重，因此予疏肝解郁药物。肝肾亏虚，肠道失于濡润；气机阻滞，加上缺乏活动，肠道蠕动力量减弱，造成排便困难，日久宿便积累，造成大便干结，在疏肝理气基础上，增加生地、火麻仁、决明子、桃仁等润肠通便药物以治标。

七诊（2014年7月13日）　患者服药后无明显心悸，胸闷发作次数减少且程度较前明显减轻，偶憋气，含速效救心丸缓解。现每天吸氧1次，每次10分钟，不能平躺入睡，纳可，大便干，日1次。血压晨起和晚上较高，心率106次/分，空腹血糖10mmol/L，舌红，少苔，脉弦。

<table>
<tr><td rowspan="7">处方</td><td>生黄芪20g</td><td>北沙参12g</td><td>党　参12g</td><td>瓜　蒌15g</td></tr>
<tr><td>薤　白15g</td><td>法半夏10g</td><td>藿　香12g</td><td>佩　兰12g</td></tr>
<tr><td>川牛膝12g</td><td>三　棱10g</td><td>莪　术12g</td><td>丹　参15g</td></tr>
<tr><td>川　芎12g</td><td>红　花12g</td><td>赤　芍12g</td><td>郁　金12g</td></tr>
<tr><td>鸡血藤15g</td><td>当　归12g</td><td>路路通15g</td><td>黄　连10g</td></tr>
<tr><td>黄　柏10g</td><td>黄　芩10g</td><td>薄　荷3g（后下）</td><td></td></tr>
</table>

60剂，水煎服，日1剂。

　　患者症状明显改善，病情相对平稳。病程长，水饮内聚为痰饮，阻于胸胁，胸阳痹阻，表现为憋气。治疗在益气活血、清热祛暑的基础上，予瓜蒌薤白半夏汤宽胸散结。

　　八诊（2014年9月21日）　可步行50～60m，未见明显胸闷憋气不适，但自觉下肢酸软无力，夜间可平卧，无双下肢水肿，中午自觉心中惕惕不安，服用速效救心丸可缓解。血压晨起（140～160）/（70～80）mmHg，心率75～90次/分，餐后血糖9mmol/L，空腹血糖8～9mmol/L。纳眠可，尿频、尿急，大便偏干，日1次，舌红，少苔，脉弦数。

<table>
<tr><td rowspan="6">处方</td><td>天　麻10g</td><td>钩　藤12g</td><td>葛　根15g</td><td>生黄芪15g</td></tr>
<tr><td>生　地20g</td><td>瓜　蒌15g</td><td>薤　白15g</td><td>法半夏10g</td></tr>
<tr><td>川牛膝15g</td><td>三　棱10g</td><td>莪　术10g</td><td>丹　参15g</td></tr>
<tr><td>川　芎12g</td><td>红　花12g</td><td>赤　芍12g</td><td>郁　金12g</td></tr>
<tr><td>桂　枝12g</td><td>络石藤15g</td><td>黄　连10g</td><td>黄　柏10g</td></tr>
<tr><td>黄　芩10g</td><td></td><td></td><td></td></tr>
</table>

水煎服，日1剂。

　　患者症状明显好转，精神状况亦明显改善，活动耐力增加，血压、血糖控制基本达标。疾病处于稳定期，四诊辨证属气虚痰瘀、阳亢血瘀的本虚标实证。治疗以平肝祛痰、益气活血为法。季节变换至秋季，无暑湿之气，因此去掉暑季预防用药。

九诊（2015 年 2 月 1 日）　日常生活无明显憋气，可步行 50m，步行 50m 以上自觉下肢沉重疼痛，须休息。夜间不能平卧，须抬高枕头，双下肢不肿。血压控制在（140 ~ 150）/（70 ~ 80）mmHg，晨起血压偏高 160/80mmHg。心率 80 次 / 分。血糖控制不好，空腹血糖 10mmol/L 左右。咳嗽，有痰，嗳气频繁，时有口干，纳可，因嗳气、憋气，睡眠质量欠佳，尿频，大便成形，每日 2 ~ 3 次，舌暗红，少苔，脉沉弱。现服用氯吡格雷、单硝酸异山梨酯、拜阿司匹林、硝苯地平控释片、阿卡波糖、脑心通，以及使用精蛋白锌重组人胰岛素（优泌林，20U，晚16U）。2015 年 2 月 1 日复查心脏彩超示：二尖瓣狭窄并关闭不全（轻度），左心室舒张功能减低，EF 65.7%。

按　患者有冠心病（三支病变）、糖尿病、高血压病、脑梗死、颈动脉狭窄等多系统疾病，病机复杂，病情重。1年前就诊时患者胸闷、憋气症状显著，一般日常生活不能自理，常规抗心力衰竭药物治疗效果不明显。病机虽复杂，但翁老在临诊过程中，本着"治病求本""急则治标，缓则治本"的原则，抽丝剥茧，化繁为简，根据患者的临床表现，辨识疾病的基本病机，采取相应的治法，灵活合理地应用药物。经过1年中西医结合治疗，患者病情得到良好控制，现胸闷憋气症状明显改善，一般日常生活无明显不适，能够步行 50m。稳定病情的同时，能够逐渐减少利尿药（呋塞米）用量，后期停用，从而减轻由其引起的血脂、血糖、血尿酸，以及肝、肾功能异常等不良反应；在心脏彩超检查结果方面，心脏射血分数也由之前的53%提高为65.7%，疗效明显。

翁老认为，导致心力衰竭产生的直接原因为心病日久，耗伤心气（阳），血运不畅，停聚为瘀；"血不利则为水"，水饮内生；心主营血，心气受损，"奉心化赤"功能受损，加之"瘀血不去，新血不生"，使得诸脏腑失于濡养而虚衰。脾虚，气血化生乏源，则阳气阴血更虚；脾失统血，血溢脉外，加重血瘀；水谷津液运化失司，复加肺气虚，水道失于通调，痰浊、水饮内停，导致体内津液亏虚；病情继续发展，耗伤肾阳，肾气开合失司，膀胱气化不利，水湿泛溢，尿少、水肿显著，阴虚进一步加重。因此，慢性心力衰竭的病机可以从"气（阳）""血""水"立论，气（阳）虚、血瘀、水停被认为是慢性心力衰竭的基本病理因素，存在于所有的心力衰竭患者中。

翁老认为，作为各种心脏疾病的终末阶段，慢性心力衰竭患者临床症状多，病机复杂。由于患者体质、原发病、合并病、病变程度、疾病进展阶段等的不同，其临床表现亦有所不同，导致不同的慢性心力衰竭患者，在气血、阴阳、寒热、虚实、血瘀、痰浊、水饮等异常的程度不同。在疾病进展的不同阶段，甚至在不同季节、不同地域，同一患者的证候情况亦有所不同。临诊时，在中医理论与四诊合参基础上，结合现代医学对心力衰竭的认识、指标的检测结果，做到辨病与辨证相结合，准确把握中医病证规律，同时对疾病的转归（进展/向愈）亦可进行综合判断。如冠心病导致的心力衰竭，初期血瘀程度较重；高血压性心脏病导致的心力衰竭，素体多有阴虚阳亢；扩张型心肌病导致的心力衰竭，初期心气虚程度较重；风湿性心脏病导致的心力衰竭，应同时考虑外邪羁留，易反复发作的情况；酒精性心肌病导致的心力衰竭，体内湿热相对明显；病程短，疾病尚处于初期阶段的年轻患者来说，心气（阳）虚、血瘀、痰饮情况较轻；伴随疾病进展，心肾阳气亏虚日益加重，痰浊、水饮、瘀血逐渐增加，其他脏腑受累情况亦不断加重，机体阴液耗伤严重；病程久，病情重，处于疾病终末期的重证患者，则表现为心肾阴阳亏虚的厥脱症状。

慢性心力衰竭患者气血阴阳失调，脏腑功能亦有亏损，临床表现兼夹多种证候。如肝郁气滞的患者，表现为焦虑紧张、情绪低落、胁痛、善太息；肝火旺盛的患者，情绪易激动、头痛耳鸣或手掌红；脾虚甚的患者，多表现为纳差、神疲、乏力、易腹胀、大便不成形；肺气虚甚者，咳嗽声低，易外感，胸闷喘憋症状较重；久病入络，脉痹不荣，表现肢体麻木、活动不利；外感邪气，入里化热或体质素有内热，与痰饮互结，痰（水）热内结，表现为咳喘气促、痰黄黏稠、小便色黄量少、舌苔厚腻。

翁老根据就诊患者的实际情况，临证用药灵活。对参类药物的使用，如患者病情较轻，多选用补益之力较弱的太子参、西洋参或党参、白术、黄芪、茯苓、大枣等健脾益气；病情较重，年龄较大的患者，多选用生晒参、三七加强补益之力；阳虚甚，病情重，疾病处于终末期的患者，即选用温补之力更强的红参。在黄芪的应用方面，对气虚明显易外感的扩张型心肌病、风湿性心脏病或疾病初期气虚不甚或水肿甚者，多用生黄芪以益气固表、利水消肿。对脾虚明显的患者则用炙黄芪以加强健脾之力。

血瘀程度重者，在冠心3号方基础上，加三棱、莪术、生蒲黄以行气破血，甚者则以地龙、水蛭、穿山甲等虫类药破血逐瘀。素体阴虚阳亢者，多合并天麻葛根汤加减。体内有蕴热者，多以黄芩、黄连、黄柏、土茯苓等清热解毒。肺气不宣，咳嗽痰多者，加桔梗、杏仁、银杏、桑叶、苏梗，宣肺降气止咳化痰。风湿性心脏病心力衰竭者，外感邪气伏留，反复发作，加鸡血藤、桑寄生、防风祛风除湿。痰湿重者，加半夏、瓜蒌、陈皮理气化痰。水肿甚、尿少或无尿，加葶苈子、大腹皮、冬瓜皮、玉米须、猪苓利水消肿。久病入络，肢体麻木不仁者，加路路通、鸡血藤、络石藤以活血通络。心悸明显者，加苦参清心火、生龙骨重镇安神。肝气郁结，加郁金、佛手、柴胡、玫瑰花疏肝理气。心神不安，情绪焦虑抑郁，眠差，加酸枣仁、合欢皮、远志、莲子心宁心安神。瘀血、水湿停留日久化热者，加黄芩、知母、栀子。大便不通，多以生地、瓜蒌、决明子、火麻仁润肠通便。同时，注重因时制宜，夏季暑湿季节，加藿香、佩兰、荷叶、薄荷清暑利湿；冬季加防风、白术、黄芪益气固表，以防外感。

（程苗苗）

健脾益气、活血化浊法治疗病毒性心肌炎

医案 李某，男，15岁。2013年4月18日就诊。

主诉 胸闷憋气反复发作4年。

初诊 患者4年前感冒后反复出现胸闷憋气，活动耐力下降，不能剧烈活动，如不能跑步、不能长时间快走。在当地医院就诊，未明确诊断，当时口服西药（具体不详），治疗无效。后前往北京某医院就诊，查心肌酶升高，诊断为病毒性心肌炎，予西药治疗（具体不详）后，心肌酶正常，症状得到控制。回家后由于活动多，劳累后症状复发、心肌酶升高，又前往北京就诊，治疗后症状控制，心肌酶正常。此后又病发一次，病情好转后休学在家，为求进一步系统治疗，求助中医。平素时有胸闷憋气，很少活动，仅在家中走动，纳食一般，眠可，二便可，舌淡，苔黄腻，脉沉细。心率75次/分，心律失常，各瓣膜听诊区未闻及病理性杂音，双下肢不肿。嘱患者及家属注意休息、避免劳累、外感。2013年4月1日超声心动图示：左心房扩大（34mm），二尖瓣少量反流，EF 68%。心电图示：窦性心律失常。

辨病辨证分析 "正气存内，邪不可干""邪之所凑，其气必虚"。这说明人体脏腑功能正常，正气充盛，气血充沛流畅，卫外固密，外邪难以侵入，内邪难于产生，就不会发生疾病；而人体脏腑功能失调，正气相对虚弱，在卫外不固的情况下，病邪内生，或外邪乘虚而入，均可使人体脏腑组织功能紊乱，从而发生疾病。急性期患者反复外感，肺气亏虚，卫表不固，外邪乘虚而入；脾为后天之本，气血生化之源，脾主肌肉，脾虚气血生化不足，肌肉失于濡养，则无力抵御外邪侵袭；心主血脉，邪随血液到达心肌，心肌受损，此时正虚邪盛。但在后遗症期，外邪加重了肺、脾、心三脏的虚损，心气虚则无力推动血液运行，瘀血内阻；肺气虚，卫外不固，易再次感邪，同时肺宣发肃降失常，肺气上逆；脾虚水液运化失常，痰湿内蕴，阻滞血液运行，加重血瘀，故出现

胸闷憋气、难以活动。结合舌脉，初诊时痰湿血瘀明显，故治疗先以化痰活血祛邪为主，辅以健脾益气扶正。

中医诊断　胸痹。

西医诊断　病毒性心肌炎。

辨证　气虚血瘀痰阻。

治法　化痰活血，健脾益气。

处方			
北沙参10g	莲子肉12g	苍　术12g	丹　参10g
赤　芍10g	郁　金10g	黄　连6g	白　术10g
茯　苓10g	玉　竹10g	土茯苓10g	五味子10g
百　合15g	桔　梗10g		

水煎服，日1剂。

二诊（2013年5月2日）　患者服药后平素无明显不适，饱餐后胸闷憋气，晚间或有胸闷憋气，舌质淡，苔中黄腻，脉细数。2013年5月2日复查超声心动图示：左心房正常（32mm），二尖瓣反流（少量），EF 74%。

处方			
生黄芪12g	北沙参10g	麦　冬6g	五味子10g
玉　竹6g	百　合12g	黄　芩10g	丹　参10g
赤　芍10g	土茯苓12g	茯　苓12g	姜　黄6g
大　枣15g	生山楂12g	焦三仙各3g	

水煎服，日1剂。

服药30剂后，患者症状略有好转，在饱餐后或晚间平卧时有胸闷憋气症状，继续服药。

上方加姜黄活血行气，加大枣、生山楂、焦三仙健脾消积；加用生黄芪加强健脾益气力量。嘱其勿吃动物内脏、辛辣食物，勿过饱。

三诊（2013年5月30日）　现无明显不适，饱餐后平卧有胸闷憋气，但较前减轻，口干，间或失眠多梦，舌质红，苔黄略腻，少津，脉细数。2013年5月28日复查超声心动图未见异常，心电图未见异常。继续在原方的基础上加减辨治，注重健脾开胃。前方去姜黄、大枣，加用红花6g、鸡内金10g，加强活血化瘀、消积开胃力量。

四诊（2013年7月11日）　患者服药后好转，但感冒4天后查左心房前后径34mm，无明显自觉症状，纳食可，眠不实，二便可。舌淡，苔黄腻，脉细。2013年7月9日复查超声心动图示：二尖瓣反流（微量），EF 64%。

处方			
北沙参10g	党　参10g	生黄芪10g	白　术10g
防　风10g	丹　参10g	赤　芍10g	郁　金10g
茯　苓10g	玉　竹10g	生山楂12g	百　合12g
莲子心3g	生甘草3g	藿　香10g	焦三仙各5g
佩　兰10g			
水煎服，日1剂。			

患者再次外感已愈，故加强益气固表力量，合用玉屏风散；加藿香、佩兰解表化湿，莲子心清心安神。

五诊（2013年8月15日）　患者服药后好转，无明显自觉症状，纳食可，夜眠差，口干，二便可。舌红，苔黄厚，脉细数。2013年8月14日复查超声心动图未见异常，EF 71%。

处方			
北沙参10g	党　参10g	生黄芪12g	丹　参10g
五味子6g	玉　竹10g	百　合10g	生薏米12g
茯　苓10g	赤　芍10g	莲　子12g	龙眼肉10g
生甘草3g	枸杞子10g	生山楂12g	大　枣15g
藿　香10g	佩　兰10g		
水煎服，日1剂。			

必须加强扶正健脾、养心安神力量，加五味子、大枣、龙眼肉、莲子、枸杞子，去焦三仙、防风、白术。

六诊（2013年9月7日）　患者无发热，伴咽痛，无心悸，微感胸闷，睡眠差，纳食可，夜眠差，口干，疲劳，二便可。舌边齿痕，苔黄厚腻，脉细。2013年9月6日复查心电图：窦性心律失常。超声心动图示：三尖瓣少量反流，EF 61%。

处方	北沙参10g	生黄芪12g	麦　冬10g	酸枣仁12g
	丹　参10g	五味子6g	玉　竹10g	郁　金10g
	赤　芍10g	防　风10g	白　术10g	当　归10g
	百　合12g	大　枣15g	炒薏米12g	茯　苓10g
	珍珠母15g（先煎）。			
	水煎服，日1剂。			

患者反复外感，故继续合用玉屏风散益气固表，加强活血化瘀力量，加郁金、赤芍、当归，同时以酸枣仁、珍珠母养心安神。

七诊（2013年10月14日）　症状改善，较前有力气，现睡眠差，余无不适，小便不黄，大便2日一行。舌体胖大，苔薄黄，脉细。2013年10月外院查心肌酶正常。超声心动图基本正常（EF 70%）。

处方	玄　参10g	北沙参10g	苦　参10g	生黄芪12g
	丹　参10g	白　术10g	防　风10g	生山楂12g
	郁　金10g	莲子心3g	茯　苓12g	百　合12g
	枸杞子12g	大　枣15g	五味子6g	酸枣仁12g
	焦三仙各5g			
	水煎服，日1剂。			

根据患者症状，其余热未清，热扰心神，加玄参滋阴清热、苦参清热燥湿、莲子心清心泻火。

八诊（2013年12月5日）　药后症减，体力好转，心悸、气短好转，耳鸣，易感冒，矢气多，鼻干燥，记忆力减退，纳可，眠安，二便调。舌有齿痕，质暗红，苔白，脉弦细数。2013年12月4日复查超声心动图示：二、三尖瓣少量反流，EF 63%。

处方			
生黄芪12g	玄　参12g	北沙参12g	党　参10g
麦　冬10g	五味子6g	玉　竹10g	百　合12g
丹　参10g	郁　金10g	赤　芍10g	防　风10g
炒白术10g	当　归12g	炒薏苡仁12g	茯　苓10g
大　枣15g	炒神曲12g	厚　朴10g	
水煎服，日1剂。			

病情好转，去苦参、莲子心，加党参、玉竹以益气扶正，加炒薏苡仁淡渗利湿、厚朴行气以助湿化助血行。

九诊（2014年3月20日）　药后症减，心悸气短，口干，耳鸣，无乏力，易感冒，纳少，眠安，二便调。舌胖，质淡，苔中后根发黄，脉弦细数。2014年3月17日外院查超声心动图未见异常，EF 60%。心肌酶正常，血常规正常。

处方			
生黄芪12g	南沙参10g	北沙参12g	桔　梗12g
玄　参12g	党　参10g	麦　冬10g	五味子6g
玉　竹10g	百　合12g	丹　参10g	郁　金10g
赤　芍10g	生薏苡仁12g	茯　苓10g	炒神曲12g
佛　手10g			
水煎服，日1剂。			

患者口干，纳少，去防风、炒白术、大枣，以南北沙参、桔梗、生薏苡仁滋阴清热、利湿利咽。

十诊（2014年6月1日）　感冒2天，现因病休学，剧烈活动受限，偶心悸，胸闷，眠可，纳食欠佳，无乏力，舌暗，苔黄腻，脉细。2014年5月31日超声心动图示：二、三尖瓣反流（微量，少量），EF 66%。

处方			
太子参6g	北沙参6g	麦 冬6g	五味子6g
玉 竹6g	茯 苓10g	炒薏苡仁12g	金银花10g
金莲花10g	炒神曲12g	焦山楂12g	连 翘6g
藿 香10g	佩 兰10g	黄 连3g	
水煎服，日1剂。			

正值外感，去生黄芪、党参;加太子参益气而不助热，金银花、金莲花疏风清热，藿香、佩兰清热化湿解表。

十一诊（2014年6月29日） 服药后28天未出现胸闷心悸，现偶活动后肋下痛，口干口苦，咽痛，纳可，眠可，二便调，舌红，苔黄腻，脉弦。2014年6月28日复查超声心动图示：二、三尖瓣反流（少量，微量），EF 69%。

处方			
生黄芪10g	北沙参10g	五味子6g	玉 竹6g
茯 苓12g	藿 香10g	佩 兰10g	薄 荷3g
连 翘10g	黄 芩10g	菊 花10g	焦山楂12g
虎 杖6g	丹 参10g	赤 芍10g	枸杞子10g
水煎服，日1剂。			

天气转热，湿度增大，加薄荷、虎杖助藿香、佩兰芳香化湿之力，黄芩、菊花清热利咽。并配合代茶饮以加强清热利咽力量。

处方			
青果50g	麦冬20g	金银花50g	菊花50g
代茶饮。			

十二诊（2014年7月27日） 患者服药后症状缓解，现无胸闷、心悸症状。偶有双侧肋间肌疼痛，剧烈活动时或深呼吸时明显。纳差，

二便调。舌质红，舌体胖大，苔薄黄腻，脉弦细。血压 115/51mmHg，心率 82 次 / 分。既往有慢性咽炎、慢性鼻炎病史。2014 年 6 月 28 日咽拭子细菌培养阴性。2014 年 7 月 24 日外院查心肌酶谱正常。超声心动图未见异常，EF 65%。

处方

生黄芪10g	北沙参10g	藿　香10g	佩　兰10g
荷　叶12g	五味子6g	玉　竹6g	茯　苓12g
金银花12g	金莲花12g	生薏苡仁12g	地肤子15g
连　翘10g	焦山楂12g	丹　参10g	赤　芍10g
郁　金10g	枸杞子10g		

水煎服，日 1 剂。

暑湿季节，去薄荷、菊花，加荷叶清热祛暑，生薏苡仁、地肤子清热利湿，金银花、金莲花清热利咽。

十三诊（*2014 年 10 月 19 日*）　患者服药后心悸、胸闷未发作，偶有心前区疼痛，感冒愈后饮食稍差，二便调，眠可，舌淡红，苔黄微腻，脉数。

处方

南沙参10g	北沙参6g	麦　冬6g	五味子6g
玉　竹6g	枇杷叶10g	桔　梗12g	炒薏苡仁10g
金银花10g	金莲花10g	黄　芩10g	珍珠母15g (先煎)
远　志6g	青　果10g	菊　花6g	

水煎服，日 1 剂。

外感后期，余热未尽，阴液不足，去生黄芪、藿香、佩兰，加南沙参、麦冬、枇杷叶、黄芩、青果、菊花清热滋阴、润肺利咽，加珍珠母、远志养心安神。

十四诊（*2014 年 11 月 16 日*）　患者服药后 1 个月，心悸胸闷未发作，劳累后心前区痛发作 2 次，持续几秒钟，自行缓解。纳差，眠可，二便调。舌淡红，苔薄黄，脉弦细。2014 年 11 月 15 日超声心动图示：二尖瓣、三尖瓣反流（微量，少量）。

处方			
生黄芪12g	苦 参10g	北沙参10g	麦 冬10g
五味子6g	黄 连6g	玉 竹6g	远 志6g
桔 梗12g	地肤子15g	苦地丁12g	蒲公英12g
珍珠母15g	酸枣仁12g	百 合15g	

水煎服，日1剂。

十五诊（2014年12月21日）　患者服药后1个月余，因感冒停药1周，感冒已治愈。心悸、胸闷未明显发作，久坐时偶胸部憋气，运动量未明显受限，纳差，易饱胀，入睡困难，无乏力，二便调。舌淡红，苔薄黄，脉弦细。

处方			
北沙参12g	党 参12g	生黄芪12g	丹 参12g
五味子6g	玉 竹12g	远 志10g	地肤子15g
生薏苡仁15g	苦地丁12g	桑 叶12g	黄 连10g
蒲公英12g	炒神曲12g		

水煎服，日1剂。

按　患者素体亏虚，卫外不固，易受外邪侵袭，邪气多由皮毛、口鼻而入，首先犯肺，出现肺卫表证，如咽红、咽痛、咽中不适、咳嗽、鼻塞流涕等；邪强正虚，直入心包，心肌受损，继则出现心悸、气短、胸闷等症状。外邪伤脾，脾虚水液运化失常，痰湿内蕴，阻滞血液运行，痰瘀内阻。脾虚失运故腹胀、便干、舌苔腻。治宜健脾益气，活血化痰。初诊时邪盛正虚，先以祛邪为主，辅以益气扶正，先以参苓白术散合冠心2号方加减。参苓白术散补脾胃，益肺气，化痰湿；冠心2号方活血化瘀；加苍术、黄连、土茯苓健脾燥湿，清热解毒；五味子益气生津，补肾宁心；玉竹滋阴生津；百合润肺清心安神。全方一方面清热燥湿、泻火解毒，一方面健脾益气、滋阴生津。首诊服药30剂后患者症状略有好转，在饱餐后或晚间平卧时有胸闷憋气症状，继续服药。二诊时加用姜黄活血行气，加大枣、生山楂、焦三仙健脾消积，现代药理研究显示山楂提取物有扩张冠状动脉，增加冠脉流量，保护心肌缺血缺氧的作用；为加强扶正力量，联用生黄芪加强健脾益气力量。此全方扶正祛邪，标本兼治，力量均衡。三诊仍在原方的基础上加减辨治，注重健脾开胃，使用鸡内金、焦三仙、山楂；加强活血化瘀力量，加用红花。四诊时，患者外感已愈，故加强益气固表力量，合用玉屏风散；加藿香、佩兰解表化湿，莲子心清心安神。后余诊，在病情稳定时以益气固表、活血化瘀、健脾化湿为主旨；外感后则加强化湿解表、清热利咽的力量。患者坚持服药，并遵医嘱，注意休息，减少活动，避免劳累及外感。经过治疗，患者已能够正常地学习生活，但仍须遵医嘱避免剧烈活动。

　　病毒性心肌炎是指由各种病毒引起的急性或慢性心肌炎症，以儿童和40岁以下的成年人居多。病毒侵犯心肌，引起心肌细胞变性、坏死和间质性炎症。多数病例在起病前1～2周或同时有上呼吸道感染或消化道感染的前驱病史。目前西医尚无特效治疗方法，临床多采用免疫抑制剂、干扰素和心肌细胞营养剂等对症治疗。本病治愈后，如果调养不当，劳逸失度，复感外邪，可引起疾病复发，反复发作后转为慢性期。此时已是素体亏虚，而感受的痰湿、热毒或湿热之邪，反复侵袭人体，更可加重心、肺、脾的虚损与不足，同时使内生的痰湿与瘀血之邪更重，形成恶性循环。因此，翁老以扶正祛邪为原则，稳定期贯彻三条治疗原则：一是健脾益气化痰湿，二是活血化瘀、通络止痛，三是顾护阴津。外感后病情波动时在上述治疗基础上，再辨证论治，根据感邪不同，加用清热解毒、清肺利咽、化湿解表、疏风解表的不同方法，取得了很好的疗效。

（李　岩）

益气养阴、活血利水法治疗扩张型心肌病

医案 左某，男，49岁。2015年4月2日就诊。

主诉 胸闷气喘8年余。

初诊 患者2007年突发胸闷气喘，诊断为扩张型心肌病，予强心、利尿等对症治疗。EF 25%～53%。现服用药物地高辛、托拉塞米、螺内酯、替米沙坦、氯化钾、多烯酸乙酯软胶囊。现胸闷憋气，气短乏力，活动后加重，伴前胸后背不适，舌干涩，手心热，手脱皮，反酸。纳眠可，大便可，小便黄。舌红，苔干黄，脉弦。饮酒史20余年，现已戒酒。

辨病辨证分析 患者素体禀赋不足，心肾亏虚，久之气血津液运行受阻，水液停聚为饮，血停为瘀；瘀水（饮）互结，进一步加重气机阻滞。瘀血、水饮阻滞心胸，心脉不通则胸痛；胸阳不展，肺气失宣，则表现为胸闷气喘；瘀血、水饮内停，正常津液不足，日久阴液亏虚，阴虚生内热，表现为五心烦热、舌干涩、舌红苔干黄；阴血亏虚，失于濡润，则皮肤干涩脱皮；胃阴不足，虚火内灼，则反酸。综上，患者表现为心肾气阴不足、瘀血水饮内停的本虚标实之证。

中医诊断 胸痹。

西医诊断 扩张型心肌病。

辨证 气阴两虚，瘀阻水停。

治法 益气养阴，活血利水。

处方

生黄芪15g	北沙参12g	麦 冬10g	生晒参10g（先煎）
五味子6g	玉 竹15g	车前草15g	葶苈子12g（包煎）
茯 苓15g	丹 参15g	赤 芍15g	郁 金12g
当 归12g	鸡血藤15g	地肤子15g	苦地丁12g
薏苡仁12g	穿山龙12g	炒白术12g	佛 手12g
煅瓦楞子20g（先煎）			

水煎服，日1剂。

二诊（2015年5月24日） 胸闷、气短、前胸后背不适，较前稍有好转，舌干涩症状明显好转；手心热，手脱皮稍有改善。纳眠可，仍有反酸，大便日2次，服中药后20分钟大便1次，小便黄，舌红，苔干黄，脉弦。西药减量，地高辛由1片减为半片，间断服用替米沙坦，其他西药自4月停用，自述服药后反酸症状有改善。2015年5月22日查心脏彩超示：左心室增大，左心室室壁运动普遍减低，以下后壁为著，左心功能减低（收缩与舒张），主动脉瓣反流（轻度），二尖瓣反流（轻度），EF 30%。

处方			
玄　参12g	北沙参12g	生黄芪15g	生晒参10g（先煎）
刺五加12g	黄　精15g	炒白术12g	葶苈子15g（包煎）
玉　竹15g	车前草20g	玉米须15g	防　风10g
丹　参15g	川　芎12g	红　花12g	赤　芍12g
茯　苓15g	猪　苓12g	穿山龙15g	地肤子15g
苦地丁12g	鸡血藤15g	当　归12g	菟丝子15g
狗　脊15g			
水煎服，日1剂。			

服药后患者阴虚证候有所改善，如手心热、脱皮有所减轻；胃阴虚改善，则反酸症状减轻。患者病程日久，心肾气虚明显，又兼加痰饮、瘀血，证属本虚标实，故在治疗时，须虚实兼顾，以补益心肾之气为本，兼以活血利水。患者病情稳定，缓则图本，故在原方基础上，加刺五加、菟丝子、狗脊等补肾益气药，同时佐以防风、生黄芪顾护卫表。

按 本例患者以益气养阴、活血利水为基本治法。予生晒参、生黄芪、黄精、刺五加、生黄芪、菟丝子、狗脊等温补心肾之气；以玄参、玉竹、麦冬、北沙参、当归、鸡血藤等滋补阴血；丹参、赤芍、红花、川芎、穿山龙、鸡血藤等活血通络；葶苈子、车前草、茯苓、玉米须等利水；同时佐苦地丁、地肤子、生薏苡仁清内热，祛除在表之水湿。经过1个月余治疗，患者在临床症状方面有改善，自觉整体较前有好转，日常生活不受限制，每天可下楼活动，且在减少西药种类、剂量的情况下，症状、EF值较为稳定，临床治疗有效。

翁老认为，导致扩张型心肌病产生的原因，或先天禀赋不足、邪毒侵袭；或饮食失调、劳倦过度，导致气血、阴阳的偏盛偏衰或脏腑功能失调。病位主要在心，与肺、脾、肾相关，是以心肾气虚为本，瘀血、痰饮等病理产物为标的虚实夹杂证。因此，治疗时多以温补心肾、活血利水为基本治法。同时，根据患者其他临床表现、并发症等情况予以加减治疗。如可能与病毒感染有关，或因瘀久化热、酿生毒邪，或从化为毒导致的瘀毒内蕴，予金莲花、金银花、苦地丁、蒲公英、黄芩、黄连、黄柏、栀子等清热解毒；病情重，处于疾病晚期的患者，则以红参替换生晒参，加强温补心肾阳气之功。翁老认为，扩张型心肌病患者病机复杂，病情易反复，建议其长期服药，通过药物作用辅助调整脏腑、气血、阴阳平衡，从而预防疾病进展，控制病情。

（程苗苗）

理气解郁、活血化瘀法治疗大动脉炎

医案 王某，女，51岁。2013年2月21日就诊。

主诉 乏力44年余，间断心前区疼痛10余年。

初诊 患者7岁时因乏力在当地医院诊断为大动脉炎。后出现双手桡动脉处无脉搏。曾用激素等治疗（具体治疗不详），后未接受系统治疗。现胸痛时作，以心前区为重。左肩部疼痛，左侧后背痛。易外感，纳可，寐差，易醒，入睡困难，二便调，舌质红，苔薄黄，无脉。

2001年行降主动脉支架置入术。2008年诊断为2型糖尿病。2011年因胸痛行冠脉造影提示左主干阻塞95%，遂行冠脉搭桥术。慢性鼻窦炎病史。

1995年行血管造影检查提示：双侧锁骨下动脉狭窄，降主动脉狭窄80%。2012年5月查ANCA阴性，ANA谱阴性，C反应蛋白（CRP）0.47mg/L，血沉（ESR）7mm/h。抗心磷脂抗体阴性。肝、肾功能正常。

辨病辨证分析 正气不足，六淫杂至，血脉凝涩，脉络闭阻，而致脉痹。患者幼年发病，乃先天不足，气血亏虚，腠理空疏，更易遭受风寒湿热之邪。外邪侵袭，久恋不去，耗气伤阴，气虚则推动无力，血行迟缓；血虚则经脉空虚，脉道失充。久而可致血脉瘀阻，出现躯体疼痛、无脉等病证。心主血脉，血脉痹阻日久，内舍于心，可出现胸背疼痛。病程较久，瘀久化热，则见寐差易醒、舌红、苔黄之象。

中医诊断 脉痹。

西医诊断 大动脉炎。

辨证 血脉瘀阻，郁热伤阴。

治法 活血通脉，清热养阴。

处方			
北沙参12g	丹 参15g	川 芎12g	红 花12g
郁 金12g	川牛膝12g	地 龙15g	路路通15g
络石藤15g	薏苡仁15g	黄 连10g	黄 芩15g
菊 花12g	五味子6g	炒枣仁15g	穿山龙15g
百 合15g	延胡索5g		

水煎服，日1剂。

二诊（*2013年3月21日*） 患者服上药30剂后，心绞痛发作程度及次数均减。劳累后夜间偶有心前区疼痛，活动后心悸。左肩部夜间疼痛，影响睡眠。畏寒，手足冷，寐差，夜尿频，大便调，纳可，舌淡红，苔黄腻，无脉。患者诸症略改善，但仍以劳累、活动后发作明显。处方加生黄芪益气养心，苦参取现代药理研究治疗心律失常之意。

处方 生黄芪15g	北沙参12g	苦 参12g	络石藤15g
川牛膝15g	丹 参15g	川 芎12g	红 花12g
郁 金12g	黄 连12g	黄 芩12g	土茯苓15g
穿山龙15g	路路通15g	五味子10g	炒枣仁20g

水煎服，日1剂。

三诊（2013年4月19日）　患者服上方30剂，现心前区疼痛及左肩部疼痛均有减轻，易心烦生气，夜间睡眠5～6小时，较前睡眠时间及质量均有所改善，纳可，二便调，舌淡红，苔黄腻，双手脉搏可触及（弦细）。上方加柴胡疏肝解郁除烦。

处方 生黄芪15g	北沙参12g	党 参12g	丹 参15g
川 芎12g	延胡索12g	三 棱10g	莪 术10g
红 花12g	郁 金12g	黄 连10g	黄 芩12g
穿山龙15g	络石藤15g	五味子10g	柴 胡10g

水煎服，日1剂。

四诊（2013年5月23日）　患者继续服药1个月后自觉精神好，活动量增加，体力增加。时有憋气。舌暗红，苔黄腻，脉弦。复查心电图提示：ST段改善。超声心动图示：左心房增大，二尖瓣关闭不全，三尖瓣反流。患者正气得复，气虚所致诸症明显改善，改以理气活血为主。

处方 柴 胡10g	郁 金12g	香 附10g	赤 芍10g
白 芍10g	茯 苓15g	佛 手12g	法半夏12g
白 术12g	丹 参15g	川 芎12g	红 花12g
生黄芪12g	黄 芩12g		

水煎服，日1剂。

患者每1～2个月复诊一次，坚持服用中药汤剂。至2014年12月27日复诊时，已2个月无心前区疼痛发作，活动后偶有胸闷心悸。继续给予中药汤剂口服以益气养阴、理气活血。

按 大动脉炎也称无脉症，指主动脉及其分支的慢性进行性非特异性炎症引起的血管不同部位的狭窄或闭塞。临床上按病变部位不同分为5种类型：头臂动脉型（主动脉弓综合征）、胸腹主动脉型、主-肾动脉型、混合型和肺动脉型。少数患者病变累及冠状动脉。本病多见于青壮年女性，发病高峰年龄在15~30岁。大动脉炎在中医学上无相似病名记载，据其临床表现，多认为属中医学"脉痹""血痹""眩晕"等范畴。翁老认为，本病的病因病机在于先天气血不足，外感寒湿之邪壅塞脉络，寒凝血瘀而致；外邪郁久，化热灼阴，加重血脉瘀阻。本病的病机在于血脉瘀滞。治疗应以活血化瘀为主。

本患者属大动脉炎，发病日久，疾病迁延期，治疗以益气活血、化瘀通脉为原则。治疗用药常以丹参、川芎、红花、赤芍、川牛膝等活血通络；病久瘀滞明显者，以地龙、三棱、莪术等破血逐瘀，但应中病即止，以防攻伐正气；以生黄芪、党参、白术、薏苡仁、砂仁、佛手等健运中焦，调畅一身之气机，行气以活血；病久邪郁，可致郁热内生，故加用柴胡、郁金、黄连、黄芩、黄柏、苦参等以清泻三焦郁热；唐容川有云："凡有所瘀，莫不壅塞气道，久则变为骨蒸、干血、痨瘵"，可见瘀血久停则易伤阴，故翁老在治疗用药时常选用黄精、生地、沙参等养阴与活血化瘀药并举。而方中所选穿山龙、土茯苓不仅取其除痹通络之力，又借其免疫调节之现代药理作用。诸药合用，益气养阴，理气活血，解郁通脉，而获佳效。

（刘燊仡）

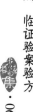

平肝疏肝、活血化瘀法治疗大动脉炎

医案 肖某，女，23岁。1985年11月2日就诊。

主诉 发现无脉4年。

初诊 患者于1981年9月发现左侧无脉。1983年11月当地医院诊断为多发性大动脉炎，肾动脉狭窄。现时有头痛，心悸，左上肢无力。舌质暗红，苔薄白，左手无脉，右脉细。

1983年11月动脉造影提示：多发性大动脉炎，双肾动脉狭窄。1984年1月行左肾切除术，术后血压持续偏低。

辨病辨证分析 患者平素性情急躁，郁怒伤肝，肝郁气滞，血行迟缓，瘀阻经脉，而致气郁血瘀之脉痹；肝气疏泄不及，四末血少，脉络空虚，则见肢体无力；肝郁化火，上扰清窍，则见头痛；气滞血瘀，心脉失养，则见心悸；气滞血瘀，血脉闭阻，则见无脉或脉细。

中医诊断 无脉症。

西医诊断 多发性大动脉炎。

辨证 瘀血阻络。

治法 活血通络。

处方

当　归12g	川　芎15g	伸筋草15g	穿山龙15g
络石藤20g	路路通12g	川牛膝12g	生　地15g
赤　芍15g	菊　花15g	葛　根15g	钩　藤15g

水煎服，日1剂。

复诊（*2005年11月17日*） 患者以上方加减间断服用3年后，左手可触及脉搏，并顺利孕育产子。之后间断服药，病情稳定。今日因时有头晕、心悸症状出现再次来诊。寐差，舌质暗红，苔白，脉左伏、右细。查颈部血管超声提示：左侧颈总动脉内径狭窄。心电图提示：T波高尖，室性期前收缩。近3年来血压在（140～150）/（70～80）mmHg之间。

本次患者以头晕为主证，伴见心悸、失眠、舌暗，治以平肝息风、活血通络。一方面缓解头晕诸症，另一方面坚持活血化瘀治疗以巩固疗效。

处方

天　麻12g	钩　藤12g	黄　芩15g	茯　苓15g
秦　艽12g	夏枯草12g	地　龙12g	络石藤15g
丹　参15g	路路通15g	菊　花12g	杜　仲12g

水煎服，日1剂。

患者不方便服用汤药时，服散剂。

处方

| 赤芍100g | 五味子20g | 酸枣仁100g | 红花40g |
| 郁金100g | 延胡索100g | 黄连100g | |

共研细末，每日4次，每次3g。

复诊（2006年6月15日）　期前收缩减少，头晕减轻，纳寐可，乏力不显，汗出，活动后多，口腔溃疡反复发作，咽痛，舌暗红，苔薄白，脉右滑，左细。患者诸症改善，仍以治疗无症为主，继用活血化瘀为法，加络石藤、路路通、地龙等通络，葛根滋阴生津治疗口腔溃疡、咽痛等。

处方

葛　根15g	丹　参15g	川　芎12g	络石藤20g
红　花12g	地　龙12g	白　薇12g	荷　叶15g
路路通15g	川牛膝12g	桃　仁10g	姜　黄10g
生黄芪15g	三七粉3g（分冲）		

水煎服，日1剂。

复诊（2011年8月11日）　2010年11月停经，之后右侧上肢测血压持续升高，左上肢血压低。现服用缬沙坦、酒石酸美托洛尔片控制血压。就诊时测血压160/70mmHg（右），90/60mmHg（左）。口腔溃疡易反复发作，寐差，烦躁，烘热汗出，便干，纳差，舌质暗红，脉右弦、左伏。患者49岁，已绝经，出现烦躁、烘热汗出、失眠等更年期症状。"女子七七天癸绝",肝肾阴虚,故处方立法以滋补肝肾、清心除烦为主。

处方			
玄 参15g	柴 胡10g	生 地20g	丹 参15g
赤 芍10g	白 芍10g	穿山龙15g	黄 芩15g
炒枣仁20g	五味子6g	红 花12g	川牛膝12g
天 麻12g	旱莲草15g	黄 柏12g	知 母12g
女贞子15g	白花蛇舌草12g		

水煎服,日1剂。

以此方为基础方,调整用药。患者随诊至今,病情稳定。

按 本患者从23岁起,一直在翁老门诊就诊,期间经历孕育、停经,历时30余年。经治疗,患者受累血管减少,症状减轻,可正常工作,与常人无异。而治疗的主要着重点在于活血化瘀通络,病情尚轻时选用川芎、川牛膝、赤芍、丹参等;病程长、病势重时,则酌情加用桃仁、红花、地龙、三七粉等破血逐瘀之品。本患者性情偏急躁,郁怒伤肝,日久肝郁气滞,从而加重瘀血痹阻之证。故方中配伍郁金、菊花、夏枯草、柴胡、钩藤、天麻等疏肝平肝、解郁清热之剂。疾病活动期,配伍络石藤、白花蛇舌草以清热解毒、通络除痹;迁延期则以伸筋草、穿山龙、路路通等配伍以通行经脉、搜风除痹。就诊期间,患者一度病情反复(2005年11月),伴有室性期前收缩、失眠等症状,遂嘱其坚持服药以巩固药效,不方便口服汤剂时,以中药研末频服。散剂方中以五味子、炒枣仁、黄连养心清心安神;赤芍、郁金清热凉血解郁;红花通行血脉;延胡索理气和络。全方既可疏肝解郁、活血通络,又方便患者服用。

(刘桑佗)

益气活血法治疗脊髓空洞症、冠心病

医案 姚某，男，72岁。2014年3月13日就诊。

主诉 左侧半身麻木无感觉40余年，胸背痛反复发作20余年。

初诊 患者40余年前无明显诱因出现左侧肩胛骨处麻木感，面积较小当时未在意，未系统诊治。此后肩胛骨处麻木感面积逐渐扩大，并出现左侧臀部麻木感，病情进展较快，1年内左侧半身麻木无感觉，左侧臀部肌肉有轻微萎缩。当时曾到全国各大医院就诊，未能明确诊断，西医曾使用改善脑供血、营养神经等治疗，中医曾使用针灸治疗，症状无改善。始终左侧半身麻木，无痛、温觉，左侧肢体及臀部肌肉均有萎缩，尚可独自行走。20余年前患者开始出现阵发胸痛，时连及后背，未引起重视，未行诊治。2012年患者出现晨起胸骨前区发紧疼痛，牵连后背，连续数日均有发作，后就诊于当地医院，行冠脉造影检查诊断为陈旧性心肌梗死、冠心病。同时在住院期间行脊柱核磁检查明确诊断为脊髓空洞症。予阿司匹林、硝酸异山梨酯、辅酶 Q_{10} 等治疗冠心病，并建议手术治疗脊髓空洞症，患者拒绝手术。服药1年后因效果不显著（仍时有心绞痛发作）停用部分药物，仅口服阿司匹林。为寻求中医治疗，来我院门诊就诊。现左侧偏身麻木发凉，无痛、温觉，两脚发软如踩棉花，时有晨起后胸骨前区、背部疼痛发作，眼干，夜尿频，饮食尚可，大便干，排便困难，脘腹胀满，舌暗，苔干黄，有裂纹，脉弦滑。既往有腔隙性脑梗死，右颈动脉斑块病史。1995年因肺结核行右上肺切除术。否认高血压病病史，今日测血压左臂低右臂高，右侧血压：164/100mmHg，目前未服用西药。否认药物过敏史。

辨病辨证分析 患者高龄久病，气血亏虚，行血无力，瘀血内阻，并且久病入络，脉络瘀阻严重，因此辨证为气虚血瘀、脉络瘀阻，治以益气活血、化瘀通络为法。处方以活血化瘀为主，除选用丹参、川芎、红花、赤芍、郁金等常用活血化瘀药物外；由于考虑患者既有脊髓空洞症，又有冠心病、陈旧性心肌梗死，瘀血更为严重，故联合三七粉、鸡血藤、川牛膝、地龙、路路通加强活血化瘀之力，同时兼有清热、行气、祛风的作用。以生黄芪益气健脾，北沙参、生地、决明子滋阴生津，川断、狗脊补益肝肾、强筋健骨，桔梗宣通肺气、调畅气机、通畅二便，独活、秦艽祛风通络。

中医诊断　痿证，胸痹。

西医诊断　脊髓空洞症，冠心病，陈旧性心肌梗死。

辨证　气虚血瘀。

治法　益气活血，化瘀通络。

处方			
生黄芪15g	北沙参15g	丹　参15g	川　芎12g
红　花12g	赤　芍12g	郁　金12g	鸡血藤15g
川牛膝12g	地　龙12g	川　断12g	狗　脊12g
桔　梗12g	路路通15g	生　地15g	决明子12g
独　活12g	秦　艽12g	三七粉6g（冲服）	

30剂，水煎服，日1剂。

二诊（2014年5月25日）　左侧半身麻木无感觉，脚下踩棉花感较前加重，自觉晨起后胸骨前区、背部疼痛减轻，无发紧感，右侧头部颞叶偶有痉挛痛，夜尿频，每晚4～6次，记忆力减退，咽部发紧，咽干，痰黏难咳，大便服药期间每日1次，不成形，停药后大便干，腹胀，每晚睡4～5小时，舌暗红，苔黄腻，少津，脉弦。

处方			
生黄芪15g	北沙参15g	丹　参15g	炒神曲15g
厚　朴10g	川　芎12g	红　花12g	赤　芍12g
郁　金12g	鸡血藤15g	川牛膝12g	地　龙15g
川　断12g	陈　皮10g	丝瓜络12g	柴　胡10g
桑螵蛸12g	生　地15g	路路通12g	独　活12g
秦　艽12g	三七粉6g（冲服）		

30剂，水煎服，日1剂。

服药后，患者虽左侧半身麻木无变化，但胸背疼痛有所减轻。其症状有减轻，效不更方。但大便干稀不调，腹胀，为脾胃失和，故以炒神曲、厚朴健脾行气消积，脾胃运化功能正常，药物才能良好消化吸收，药效才能充分发挥作用。久病抑郁，情志不舒，予柴胡疏肝理气，气行则血行；丝瓜络加强祛风通络力量。

三诊（2014年10月26日）　左侧肢体麻木，四肢末端痛麻感，右侧头痛，手脚发凉，冷过踝腕，服药后仍有左前胸发紧疼痛，程度减轻，眼干，夜尿频（前列腺增生），纳可，睡眠欠佳，大便困难，每日1行，舌紫暗，苔白厚，脉弦。

处方			
太子参10g	生黄芪30g	黄　精15g	熟　地15g
炒神曲15g	厚　朴10g	当　归15g	丹　参15g
川　芎12g	桃　仁10g	红　花12g	赤　芍12g
郁　金12g	鸡血藤15g	川牛膝12g	肉　桂10g
高良姜6g	独　活12g	三七粉6g（冲服）	

30剂，水煎服，日1剂。

经治疗，患者左肢体末端从麻木无感觉逐渐有痛麻的感觉，而且胸痛症状较前有所减轻，说明血脉瘀阻不通畅较前有好转，治疗有效，继续益气活血治疗。此时瘀血之标实较前有所减轻，故标本兼治，加强扶正力量，以太子参、生黄芪、黄精加强益气力量。同时考虑患者身处东北寒冷之地，就诊时天气已转寒凉，根据因时、因地制宜的理论，翁老加用肉桂、高良姜散寒温经通络，以加强活血化瘀的力量。

四诊（2015年3月19日）　患者从初诊至今已服药180余剂，自感治疗有效，左侧肢体及躯体麻木、感觉消失较前有改善，目前脊柱部位、左侧膝关节、左侧臀部处已自觉有痛感，左侧臀部肌肉萎缩略有改善，胸背痛减轻，眼干眼涩，体力略差，夜尿频，大便每日1行，不干，欲解大便前会在腹部乙状结肠部位出现胀感，便后胀感仍会持续一段时间，舌质紫红，苔白腻，脉弦细。

处方			
太子参10g	生黄芪40g	黄　精15g	生　地15g
厚　朴10g	当　归15g	丹　参15g	川　芎12g
桃　仁10g	红　花12g	赤　芍12g	郁　金12g
路路通15g	鸡血藤15g	川牛膝12g	肉　桂10g
高良姜6g	独　活12g	山萸肉10g	生山楂15g
三七粉6g（冲服）			

60剂，水煎服，日1剂。

经过1年的治疗，已取得疗效，说明治疗大法正确，故继续守方，加强益气力量，生黄芪加至40g，加山萸肉补益肝肾、收敛固涩，生山楂健脾消积，虽北京已春暖花开，但黑龙江目前仍冰天雪地，故继加肉桂、高良姜温经通络，以共同起到益气活血、气血同调、脾肾同调的作用。

按 脊髓空洞症是受先天发育异常、感染、外伤及肿瘤等多种因素的影响，脊髓内形成管状空腔的疾病。病情一般呈缓慢进行性发展，好发于中、青年。临床上主要表现为感觉、运动和自主神经功能障碍，一般呈节段性分布，以分离性感觉障碍为特点，即痛、温觉减退或者消失，而深感觉存在，可合并有脊髓长束损害的运动障碍与神经营养障碍。目前治疗有手术治疗及止痛、营养神经、高压氧等内科保守治疗。

本病属中医"痿证"范畴，病因有外感与内伤两类。外感多由温热毒邪或湿热浸淫，耗伤肺胃津液而成。内伤多为饮食或久病劳倦等因素，损及脏腑，导致脾胃虚弱，肝肾亏损。患者无感受外邪之诱因，考虑为内伤劳倦损及脏腑，因虚致实，虚实错杂。目前医家治疗本病多为标本兼治，扶正祛邪。扶正主要是调养脏腑，补益气血阴阳；祛邪重在清利湿热与温热毒邪，同时兼顾运行气血，以通利经脉。多以气血亏虚、肝肾亏虚、精血亏虚、湿热内蕴、痹阻脉络、筋脉失于濡养而成痿证来辨证论治。而翁老认为，此患者为本虚标实，本虚为气虚，标实为血瘀，并且本虚与标实均严重，故开始以祛邪化瘀为主，辅以扶正益气。症状有所减轻，邪实略减后，扶正祛邪并重，以益气活血为法。在常规使用益气活血治疗方法的基础上，综合考虑脊髓空洞症与冠心病，加强了健脾益气、活血化瘀的力量，三七粉加量至6g，并且运用了多种活血方法，如清热活血、祛风活血、理气活血、滋阴活血、温阳活血、破血行气等。此外，益气的力量也较一般冠心病患者强，生黄芪剂量从15g逐渐加至30g或40g，并联合太子参、黄精同用，以强化益气活血、气血同调、脾肾同调的作用。

患者经受病痛已久，痛苦不堪，曾到全国各大城市求医，在北京辗转经数位医家诊治，疗效不甚满意，患者情绪很失落。经过1年益气活血、化瘀通络的治疗，患者左侧肢体及躯体麻木感消失，局部出现痛觉，且局部肌肉萎缩有所改善，同时胸背痛症状未再出现，疗效显著，增加了患者继续治疗的信心。

（李　岩）

益气活血化瘀法治疗间歇性跛行

医案　郝某，男，83岁。2013年8月就诊。

主诉　间歇性跛行7年。

初诊　2006年初患者出现行走100～200m即感觉双小腿沉、痛。于北京某医院骨科就诊，诊断为"腰椎管狭窄症，间歇性跛行"，服根痛平颗粒症状稍改善。现行走200m左右即出现间歇性跛行，小腿肚疼痛，休息并敲打100～200下后疼痛才能缓解，可继续行走。舌质暗，边有瘀斑，苔薄白，脉弦。左侧上肢血压90/45mmHg，右侧上肢血压（140～150）/50mmHg。

2011年发现肾小球滤过率降低，一直口服百令胶囊、复方α-酮酸片。2013年2月出现期前收缩，在北京某医院就诊，冠脉造影检查示：前降支狭窄90%，遂行支架术。后行血管PET-CT检查，提示：主动脉粥样硬化，多发管腔狭窄，以左锁骨下动脉及双肾动脉显著，肾动脉狭窄80%，降主动脉夹层（DeBaKey Ⅲ型），双肾多发囊肿。2013年2月双下肢动脉超声检查示：双下肢动脉多发粥样硬化斑块形成，伴管腔节段性狭窄约80%。

辨病辨证分析　该患者年老体弱，精气虚衰，气虚则血行无力，瘀阻脉络，筋脉失却濡养，不通则痛，表现为全身动脉硬化明显，舌有瘀斑，辨证属气虚血瘀。故以黄芪、川芎、桃仁、红花、丹参、川牛膝、络石藤、地龙等多种益气活血、化瘀通络的药物为主，同时对兼痰浊、湿热等证者，应注意随证加减。

中医诊断　痹证。

西医诊断　下肢动脉狭窄。

辨证　气虚血瘀，瘀血阻络。

治法　益气活血，化瘀通络。

处方

生黄芪15g	络石藤15g	路路通15g	三　棱10g
莪　术12g	丹　参15g	广地龙12g	北沙参12g
郁　金12g	川　芎12g	红　花12g	赤　芍12g
川牛膝15g	桂　枝12g	黄　芩15g	土茯苓15g
三七粉6g（冲服）			

14剂，水煎服，日1剂。

二诊（*2013年10月*）　服上方1个多月后跛行减轻，现能走约500m或更远，不觉疼痛。舌质暗，边瘀斑，苔薄白，脉弦。效不更方，原方继服。

三诊（*2013年11月*）　服上方1个月，腿痛消失，纳眠可、二便调，舌暗，苔薄白，脉弦滑。

生黄芪15g	络石藤15g	路路通15g	三　棱10g
莪　术10g	丹　参15g	鸡血藤15g	北沙参15g
郁　金12g	川　芎12g	红　花12g	桃　仁10g
川牛膝15g	桂　枝12g	高良姜6g	生蒲黄12g

三七粉6g（冲服）

水煎服，日1剂。

患者已服药2个月余，血瘀症状已较之前缓解，考虑久服破血药恐耗气伤正，故减破血药用量，莪术由12g减为10g，增生蒲黄以加强化瘀之功，加桃仁与红花配伍，以加强行血中瘀滞之效。同时增强益气之力，北沙参由12g增至15g。由于时值冬月，加高良姜散寒止痛，鸡血藤去瘀血、生新血，舒筋活络，流利经脉，以加强活血化瘀、温经通络之功。

四诊（2014年2月）　服上方2个月，间歇性跛行好转。降压药由2片减为半片，24小时动态血压的平均血压为129/58mmHg（最低93/40mmHg，最高166/84mmHg）。自觉心律失常，纳眠可，大便调，夜尿5次，舌暗，苔薄白，脉弦滑。

生黄芪15g	地　龙15g	路路通15g	桂　枝12g
莪　术10g	三　棱10g	当　归12g	丹　参15g
郁　金12g	川牛膝15g	络石藤15g	生蒲黄15g
红　花15g	三七粉6g（冲服）		

水煎服，日1剂。

患者服药近半年，间歇性跛行已基本消失，气虚血瘀得到极大改善，针对患者心律失常的症状，易益气养阴之北沙参为当归，以养血补心、和血调经。去活血化瘀之力较强的川芎、桃仁，但又恐活血化瘀之力不足，将红花、生蒲黄用量由12g增至15g以助活血通经、祛瘀止痛之功。冬月已过，时值2月，已近春月，阳气升发，易温补之药高良姜及鸡血藤为清热通络之地龙，以加强活血通络之力。

五诊（2014年6月）　服上方数月，已基本无不适。体检血压偏高，159/78mmHg。老年白内障，左眼黄斑变性。心电图示：窦性心律，T波改变，PR略延长。尿蛋白（+），前列腺增生，骨量减低。大便干，纳眠可，夜尿频。舌淡红，苔薄白，脉弦。

处方	广藿香12g	佩　兰12g	荷　叶15g	生　地15g
	决明子12g	地　龙12g	丹　参15g	生蒲黄15g
	郁　金12g	川　芎12g	川牛膝12g	红　花12g
	鸡血藤12g	天　麻12g	葛　根15g	生黄芪15g
	黄　芩12g	三七粉3g（冲服）		

水煎服，日1剂。

适逢暑月，湿热之气尤盛，翁老常用藿香、佩兰、荷叶以解暑化湿，辅以黄芩清热燥湿，湿去则气行，气行则血畅，有助于濡养筋脉、通经络。该患者目前已基本无不适，去破血之三棱、莪术，减三七粉、红花、牛膝用量，加用川芎以增行气活血之力。易路路通为鸡血藤，减地龙用量，增强补血行血、舒筋活络之力。患者血压升高，对症以天麻、葛根平抑肝阳、祛风通络止痛；眼黄斑变性及大便干以决明子、生地清热明目、润肠通便。

六诊（2015年3月12日）　患者服上方数月随访，间歇性跛行症状消失，目前可行走半天，余无不适，夜尿频，舌质淡红，苔薄黄腻，脉弦。诊室血压：左102/55mmHg，右144/60mmHg。2015年3月双下肢动脉超声结果示：双下肢动脉粥样硬化斑块形成，左下肢动脉节段性狭窄，右侧下肢腓胫干管腔显示不清，考虑重度狭窄可能。

按　间歇性跛行是周围动脉疾病累及下肢动脉时的典型临床表现，主要形成机制是由于各种原因导致下肢动脉狭窄或闭塞，在运动时不能为下肢肌肉提供足够的血液供应，从而出现下肢局部疼痛、紧束感、麻木或肌肉无力等缺血症状，停止运动后症状即可缓解。目前通用的Fontaine临床分期将间歇性跛行划分为周围动脉疾病临床Ⅱ期，认为其是周围动脉疾病发展较早期的临床表现，及时干预会延缓出现静息痛、肢体坏疽等重证肢体缺血的表现。周围动脉疾病与冠心病同是动脉粥样硬化性疾病在不同部位的表现，病理机制相同。间歇性跛行从中医论治属"痹证"范畴，病机关键在于外感或内伤致"痰瘀互结，气滞血瘀"，脉络瘀阻引起血脉痹阻。病性常为本虚标实，虚实夹杂。该病病机复杂，然而血脉瘀阻贯穿疾病始终，只因阶段不同而血瘀程度各异，治疗当立足活血化瘀、通脉止痛，兼用他法，如温阳、清热、养阴、行气等。

翁老自制冠心3号方（由丹参、红花、赤芍、郁金、川芎组成）。方中丹参养血活血、除烦安神；红花活血化瘀、通经；郁金活血化瘀、理气解郁；川芎血中气药，可活血化瘀、理气止痛；赤芍功能活血化瘀、清热凉血。全方共奏理气活血化瘀之功，主治因气滞血瘀所致的各种痹痛。同时常配伍三七粉、生蒲黄、桃仁等增强活血化瘀之功；若血瘀较重常加用破血药三棱、莪术；若兼气血亏虚，辅以生黄芪、北沙参、当归、生地以益气养血；辅助针对老年动脉粥样硬化下肢动脉狭窄或闭塞所致的间歇性跛行，翁老同时辅以通络药如鸡血藤活血补血、舒筋活络，路路通祛风活络、通经利水，络石藤祛风通络、凉血消肿，地龙疏通经络。

（李　睿）

 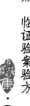

第二节
长时医案

治疗冠脉狭窄不宜用"支架术"的冠心病心绞痛验案

医案 卢某,男,60岁。2004年2月12日就诊。

主诉 胸闷、胸痛反复发作,加重1周。

初诊 患者1周前因劳累后出现因胸痛、胸闷,在北京某三甲医院诊治,查心电图示:陈旧性下壁心肌梗死。冠状动脉造影示:左前降支、回旋支和右冠状动脉均狭窄75%以上。诊断为冠心病、不稳定型心绞痛。"支架"已不宜,建议"搭桥术",因患者拒绝"搭桥"手术,遂求治于中医。现劳累后频发胸闷、胸痛,伴头晕,含硝酸甘油后缓解,上3层楼即气短乏力,舌淡暗、边有齿痕,苔薄黄,脉弦细。有高血压病病史10余年,一直服用吲达帕胺、美托洛尔,血压控制在146/86mmHg左右。确诊为糖尿病数月,未服用药物。

中医诊断 胸痹。

西医诊断 冠心病,不稳定型心绞痛,陈旧性心肌梗死,高血压3级,糖尿病。

辨证 气虚血瘀,兼肝阳上亢。

治法 益气化瘀,平肝息风。

处方

生黄芪12g	北沙参12g	丹 参15g	川 芎12g
红 花12g	赤 芍12g	当 归12g	天 麻12g
葛 根15g	菊 花12g	白 薇12g	决明子12g
生蒲黄12g(包煎)			

7剂,水煎,早、晚服。

复诊(2004年3月18日) 以上方为基本方,继服3周,期间上楼时出现针刺样胸痛 1 次，几秒钟消失，未服用硝酸甘油自行缓解。头晕消失，血压为 140/70mmHg，舌淡暗，苔薄中微黄，脉弦而沉细。肝阳已平息，气虚血瘀尚存，补气化瘀主法不变，兼行气止痛。

处方	生黄芪12g	玄　参12g	丹　参15g	郁　金12g
	香　附12g	川　芎12g	赤　芍12g	红　花12g
	三　棱10g	莪　术10g	延胡索10g	生蒲黄12g（包煎）

14剂，水煎，早、晚服。

复诊（*2004 年 7 月 8 日*）　患者近 3 个月来每 2 周就诊 1 次，上方基本用药未变，病情稳定，近期因生气后胸闷憋气、隐痛，未含服硝酸甘油，活动减少，情绪易激动，苔薄黄腻，脉弦。气虚不显，暑湿当令，继以活血化瘀，兼化暑湿。

处方	葛　根15g	丹　参12g	川　芎12g	红　花12g
	赤　芍12g	桃　仁12g	莪　术10g	三　棱10g
	北沙参12g	决明子12g	莱菔子12g	藿　香12g
	佩　兰12g			

7剂，水煎，早、晚服。

复诊（*2004 年 8 月 19 日*）　患者 1 个月来病情稳定，但近 7 天因熬夜看足球赛，出现头目眩晕，胸痛未发作，血压 170/90mmHg，舌质暗，苔薄黄，舌边紫暗，脉弦。因熬夜激发肝阳上亢，治疗转入活血化瘀，兼平肝息风。

处方	丹　参15g	川　芎12g	红　花12g	桃　仁12g
	三　棱10g	莪　术10g	郁　金12g	决明子15g
	白　薇12g	柴　胡10g	北沙参12g	赤　芍12g
	黄　芩15g	天　麻10g		

7剂，水煎，早、晚服。

复诊（*2004年11月25日*）　以活血化瘀为基本法治疗3个月，间断配养阴、安神之品，并用硝苯地平控释片（拜新同），病情稳定，血压平稳在（140～150）/90mmHg，昨日因下雨天打雷胸痛发作1次，持续时间数秒钟，腹微胀，舌淡暗，苔薄黄，脉弦。从补气化瘀、行气消胀治疗。

处方

生黄芪12g	丹　参15g	川　芎12g	红　花12g
赤　芍12g	三　棱10g	莪　术10g	郁　金12g
莱菔子12g	陈　皮10g	木　香10g	白蔻仁6g（后下）

7剂，水煎，早、晚服。

复诊（*2005年3月17日*）　以补气活血化瘀为主服药4个月，病情稳定，近2周胸痛发作4～5次，每次持续时间不到1分钟，含服硝酸甘油缓解，头晕未出现，双下肢轻度肿胀，测血压140/80mmHg，舌质暗，苔薄，边紫暗，脉弦。治以化瘀通络，配葛根升发清阳，薤白温通心阳。

处方

葛　根15g	丹　参15g	川　芎12g	红　花12g
三　棱10g	莪　术10g	郁　金12g	赤　芍12g
广地龙12g	路路通12g	薤　白12g	生蒲黄12g（包煎）

7剂，水煎，早、晚服。

复诊（*2005年7月21日*）　患者基本每2周就诊1次，同年3月以来胸痛未发作，近期暑热难当，神疲多汗，小便黄，大便正常，下肢肿胀。1周前生化检查：尿酸高。舌质暗红，苔薄，脉弦。证属暑湿耗气伤阴，瘀阻水气不利，治从益气养阴、利水化瘀，兼祛暑化湿。

处方

生黄芪15g	冬瓜皮15g	大腹皮15g	玉　竹12g
丹　参15g	川　芎12g	红　花12g	赤　芍12g
郁　金12g	荷　叶15g	藿　香12g	佩　兰12g
薄　荷3g（后下）			

7剂，水煎，早、晚服。

其他药物　生脉Ⅱ号口服液，每次 10ml，3 次 / 日。

复诊（2005 年 11 月 24 日）　患者 4 月以来病情平稳，近 2 周因劳累出现头晕，血压波动在（155～160）/（80～95）mmHg，胸闷明显，心前区偶发疼痛，心悸气短。舌质暗红，苔白腻，脉弦滑。证为痰浊阻胸、心血瘀阻、痰瘀互结，并致血压居高难下，治以化痰理气、活血化瘀，痰瘀并治。

处方			
全瓜蒌15g	薤 白12g	丹 参10g	川 芎10g
红 花10g	赤 芍10g	郁 金15g	香 附12g
生姜黄12g	高良姜12g	当 归12g	路路通15g
生蒲黄12g（包煎）			

7 剂，水煎，早、晚服。

其他药物　生脉Ⅱ号口服液，每次 20ml，2 次 / 日。

复诊（2005 年 12 月 29 日）　患者服上药 2 周后，胸闷、气短消失，血压 155/90mmHg，但时值隆冬，心前区总有不适，恶寒肢冷，户外活动少。舌质暗红，苔薄白，脉沉弦紧。证仍属气虚血瘀，但兼寒凝气机。治守补气化瘀，缓散心脉瘀阻；兼温阳通络，使心脉得温则通。

处方			
生黄芪15g	川 芎12g	红 花12g	赤 芍12g
丹 参15g	三 棱10g	莪 术10g	黄 精12g
高良姜10g	玉 竹12g	葛 根15g	路路通15g

7 剂，水煎，早、晚服。

复诊（2006 年 6 月 1 日）　坚持中药调理半年，病情稳定，近日活动较多，胸痛发作 1 次，含服硝酸甘油无明显反应，测血压 130/80mmHg，大便溏薄，时常腹胀。舌有裂纹，苔少，质暗，脉弦。益气活血化瘀，兼养心阴。

处方	生黄芪15g	黄　精15g	玄　参12g	丹　参15g
	川　芎12g	红　花12g	赤　芍12g	莪　术10g
	三　棱10g	郁　金12g	玉　竹12g	葛　根15g
	7剂，水煎，早、晚服。			

复诊（*2006 年 12 月 7 日*）　病情稳定 6 个月，近日天气寒冷，偶有心前区不适，1 周前胸痛发作 1 次，自觉胸痛与情绪有关，畏寒，失眠多梦，血压（140 ~ 150）/80mmHg。舌质暗红，苔薄黄，脉沉弦紧。继用补气活血，兼用高良姜温中散寒。

处方	生黄芪15g	姜　黄12g	丹　参15g	川　芎12g
	红　花12g	赤　芍12g	郁　金12g	当　归12g
	高良姜10g	桃　仁10g	白　术12g	玉　竹12g
	7剂，水煎，早、晚服。			

复诊（*2007 年 10 月 18 日*）　间断服用中药 10 个月余，病情稳定，但自中秋以来，胸痛发作数次，用硝酸甘油可缓解，血压 160/80mmHg，胃胀纳差，下肢肿胀（下肢轻度压陷性水肿）。舌质暗红，苔薄黄，脉弦。治以补气化瘀，兼温中通阳。

处方	生黄芪15g	葛　根15g	郁　金12g	神　曲15g
	丹　参15g	川　芎12g	红　花12g	赤　芍12g
	路路通15g	姜　黄10g	香　橼12g	薤　白12g
	7剂，水煎，早、晚服。			

复诊（*2008 年 8 月 18 日*）　中药调理 1 年，病情稳定，近日情绪激动时偶尔胸闷、胸痛，活动少，血压 150/80mmHg。舌质暗红，苔黄，脉弦。暑热当令，瘀阻心络，治以化湿解暑、活血通络。

<table>
<tr><td rowspan="4">处方</td><td>荷　叶15g</td><td>丹　参15g</td><td>川　芎12g</td><td>藿　香12g（后下）</td></tr>
<tr><td>红　花12g</td><td>赤　芍12g</td><td>北沙参12g</td><td>佩　兰12g（后下）</td></tr>
<tr><td>葛　根15g</td><td>郁　金12g</td><td>鸡血藤15g</td><td>延胡索15g</td></tr>
<tr><td colspan="4">络石藤20g</td></tr>
</table>

14剂，水煎，早、晚服。

复诊（2009年4月2日）　病情一直稳定，近期因生气胸痛发作1次，含服硝酸甘油缓解不明显，胸闷，有时气短，头昏心烦，测血压150/80mmHg。舌质暗红，苔黄腻，脉弦。春令风阳内动，生气致气滞血瘀，治以平肝化风、行气化瘀。

<table>
<tr><td rowspan="3">处方</td><td>天　麻12g</td><td>葛　根15g</td><td>丹　参15g</td><td>川　芎12g</td></tr>
<tr><td>赤　芍12g</td><td>红　花12g</td><td>郁　金12g</td><td>桂　枝10g</td></tr>
<tr><td>土茯苓15g</td><td>焦三仙15g</td><td>姜　黄10g</td><td>炒薏苡仁15g</td></tr>
<tr><td></td><td colspan="4">钩　藤12g（后下）</td></tr>
</table>

14剂，水煎，早、晚服。

复诊（2009年7月16日）　连续3个月来均以活血化瘀治疗为主，每2周诊疗1次，偶尔发生一过性心前区疼痛，可自行消失，但近日天气炎热，困倦乏力，汗出，口干，查空腹血糖为7.59mmol/L，尿酸481μmol/L。舌暗红，苔薄黄，脉细弦。证为暑热伤阴、心血瘀阻，治以解表化湿、活血化瘀。

<table>
<tr><td rowspan="3">处方</td><td>藿　香12g</td><td>佩　兰12g</td><td>槐　花15g</td><td>郁　金12g</td></tr>
<tr><td>葛　根15g</td><td>生　地12g</td><td>丹　参15g</td><td>川　芎12g</td></tr>
<tr><td>赤　芍12g</td><td>红　花12g</td><td>荷　叶15g</td><td>茯　苓12g</td></tr>
<tr><td colspan="4">薄　荷3g（后下）</td></tr>
</table>

14剂，水煎，早、晚服。

复诊（2009 年 11 月 26 日）　近日出现胸闷，偶发胸痛彻背，可自行缓解，头部胀痛眩晕，大便干，测血压 140/80mmHg 左右。舌质暗红，苔微黄，脉弦细。现天气寒冷，证为寒凝气机、瘀阻心络，治以活血化瘀、温通心阳。

处方			
决明子12g	郁　金12g	丹　参15g	黄　芩12g
川　芎12g	红　花12g	姜　黄12g	赤　芍15g
葛　根15g	薤　白12g	三　棱10g	莪　术10g
延胡索粉5g（冲服）			
14剂，水煎，早、晚服。			

复诊（2010 年 1 月 28 日）　3 个月以来胸痛未发作，但偶见胸闷，活动剧烈时明显，头昏，晨起血压 160/80 mmHg，空腹血糖 7.5 mmol/L。舌暗红，苔薄黄，脉弦。证兼风阳上扰，治以平肝息风、化瘀破气。

处方			
天　麻12g	葛　根15g	杜　仲12g	丹　参15g
川　芎12g	红　花12g	赤　芍12g	郁　金12g
姜　黄12g	三　棱10g	莪　术10g	玉　竹12g
生黄芪12g	钩　藤12g（后下）		
14剂，水煎，早、晚服。			

复诊（2010 年 8 月 19 日）　半年多来坚持中医调理，病情稳定，近 2 个月偶有胸闷，胸痛未发作，血压平稳。近期暑热难当，胸闷、汗出、困倦。证属暑伤气阴、心血不畅，治从祛暑益气、活血化瘀。

处方			
藿　香12g	佩　兰12g	生黄芪15g	薄　荷3g（后下）
太子参12g	丹　参15g	川　芎12g	赤　芍12g
红　花12g	郁　金12g	三　棱10g	莪　术10g
21剂，水煎，早、晚服。			

复诊（2010年11月4日） 1个月内胸痛发作数次，其中1次较明显，未用药缓解，觉其发作与气候寒冷变化有关。测血压150/80mmHg，空腹血糖6.9mmol/L。舌紫红，苔薄黄，脉弦紧。治宜益气活血化瘀，兼温阳散寒通脉。

处方	生黄芪12g	太子参12g	丹　参15g	姜　黄12g
	桂　枝10g	茴　香10g	郁　金10g	赤　芍12g
	红　花12g	路路通15g	天　麻10g	川　芎12g

14剂，水煎，早、晚服。

复诊（2012年11月1日） 1年来坚持中医治疗，病情稳定，近日睡前运动后心前区隐痛，体力较差，睡眠可，纳差，测血压148/82mmHg，空腹血糖6.8mmol/L。舌质暗红，苔白腻中黄，脉弦数。继用益气活血化瘀，兼清化肝经风火。

处方	生黄芪15g	丹　参15g	三　棱10g	莪　术10g
	广地龙12g	川　芎12g	天　麻10g	黄　芩15g
	菊　花12g	葛　根12g	赤　芍12g	红　花12g
	川牛膝15g			

10剂，水煎，早、晚服。

复诊（2012年12月6日） 近日头晕明显，活动后偶有胸痛不适，服拜新同血压仍波动大，晨起自测血压156/86mmHg，近期体检血尿酸432μmol/L，血糖6.62mmol/L。舌质暗，苔黄腻，脉弦。证属痰实与血瘀互结，治从化痰通阳、活血化瘀，痰瘀并治。

处方	北沙参12g	薤　白12g	郁　金12g	法半夏10g
	三　棱10g	莪　术10g	黄　芩15g	丹　参15g
	川　芎15g	红　花12g	川牛膝12g	广地龙15g

土茯苓15g

14剂，水煎，早、晚服。

复诊（2013 年 5 月 23 日）　坚持中医调治，近半年病情稳定，血压平稳，近期胸痛发作 1 次，偶心悸，服硝酸甘油缓解。舌暗红，苔薄黄，脉弦。治以补气化瘀，守法治疗；见有心悸、舌红，兼养心阴。

处方			
生黄芪15g	北沙参12g	玄　参12g	丹　参15g
三　棱10g	莪　术10g	郁　金12g	川牛膝12g
天　麻12g	广地龙15g	川　芎12g	红　花12g
麦　芽12g	土茯苓15g	黄　芩15g	

14剂，水煎，早、晚服。

复诊（2013 年 11 月 6 日）　近期活动剧烈时心前区不适，近期发现偶尔手抖，有时腰痛，活动后减轻，大便溏薄。舌暗红，苔黄腻，脉弦。手抖为风动之象，治以活血化瘀，兼通络息风。

处方			
生黄芪15g	北沙参12g	三　棱10g	三七粉6g（冲服）
莪　术12g	郁　金12g	黄　芩12g	天　麻10g
赤　芍12g	川　芎12g	红　花12g	鸡血藤12g
川牛膝12g	神　曲15g	生蒲黄12g（包煎）	

14剂，水煎，早、晚服。

随访（2015 年 4 月 30 日）　2013 年 11 月至今，患者一直抄方治疗，停服汤药期间服用速效救心丸。患者平地活动不受限，可上 4 层楼。上午活动无不适，每天下午活动后和下人行天桥时心前区针刺痛，位置固定，休息后缓解，不需要服用硝酸甘油。

按 中医学认为，冠心病心绞痛为本虚标实之证，治疗多标本兼治，补虚治本有气血阴阳之异，祛邪治标有痰浊、气滞、血瘀、寒凝之辨。然翁老依据"心主血脉，贵在流通""久痛入络"的生理病理特征，认为疾病在其虚之中尽管有气血阴阳之不同，在诸邪之中亦存在痰、气、寒多寡有无之变数，但血瘀贯穿于疾病始终。《医学入门·寒类》云："厥心痛，因内外邪犯心包络，或他脏邪犯心之支脉"，而"心之包络""支脉"就是瘀血阻心的部位所在。依据医案，我们整理翁老治疗冠心病心绞痛经验性学术特点有以下三点。其一，医案中始终将瘀阻心络作为本病的核心病机，治疗坚持以活血化瘀、疏通心络为基本治法。其二，活血化瘀并非以"通"不变，而是"通"必求因。如因气虚而瘀者，补气活血化瘀；因痰浊而瘀者，治以宽胸化痰、活血化瘀，因寒凝而瘀者，温通心阳与活血化瘀相兼等。其三，他认为，冠心病心绞痛具有日积月累的器质性损害病理过程，治疗也非短时可痊愈。他主张长期服药，坚持中医调理对改善冠状动脉管腔进行性狭窄及防止发生大面积心肌梗死有积极意义。

本案为冠心病心绞痛、高血压3级、糖尿病，后合并有痛风患者，治疗前频发胸闷、胸痛。由于冠状动脉左前降支、回旋支和右冠状动脉均狭窄75%以上，已不宜做"支架"手术，而患者拒绝"搭桥"手术，遂求治于中医。此案在10余年治疗中，翁老将活血化瘀贯穿于治疗始终。

（1）疗效评价。①病情稳定：患者由变异型心绞痛转变为稳定型心绞痛；②临床症状明显改善：频发胸闷、胸痛的症状消失，偶发心前区针刺痛，休息后缓解，不需要服硝酸甘油；③血压稳定性欠佳：由于高血压合并有冠心病、糖尿病，所以虽然降压西药合并中药使用，但一直未将血压降到理想值，脉压差较大，舒张压波动在70～90mmHg之间，但收缩压波动在

140～160mmHg之间；④空腹血糖控制良好：在未使用降血糖西药的情况下，经治疗空腹血糖由7.59mmol/L降至6.62mmol/L；⑤尿酸降低：尿酸由481μmol/L降至432μmol/L。

（2）治疗特点。①并非执化瘀一成不变，而是因其瘀阻心络的病因、兼证处处在权变中，如验案中采用了益气活血化瘀法、温阳活血化瘀法、化痰活血化瘀法、养阴活血化瘀法等。②用自创方剂冠心3号方（丹参、川芎、赤芍、红花、郁金）为基础方（图1）。③擅用丹参、赤芍、川芎、红花配伍应用，破血化瘀的药对为三棱、莪术；活血化瘀，兼化暑湿的药对为藿香、佩兰、荷叶、薄荷、郁金（图2）。④有顺应时令配伍的用药特点，如夏令暑季配藿香、佩兰、荷叶、薄荷化暑湿，冬季气寒配高良姜散寒温通心阳。

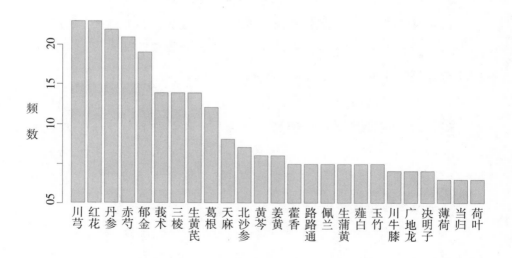

图1　验案中用药频数分析

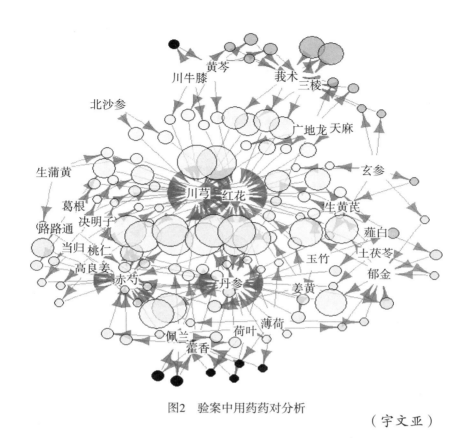

图2　验案中用药药对分析

（宇文亚）

治疗慢性心力衰竭验案

医案　陈某，男，85岁。2013年6月6日就诊。

主诉　气短喘憋3个月余，活动时加重。

初诊　患者1992年受凉后出现咳嗽1个月余，咳黄白痰，易咳出，伴有夜间阵发性呼吸困难，端坐位可缓解。于北京某医院住院治疗，诊断为"心力衰竭、高血压性心脏病"，予抗感染、降压、扩血管等治疗后好转出院。出院后规律服用阿司匹林、硝苯地平等药物治疗。此后患者偶于受凉后出现咳嗽、咳白黏痰、伴夜间阵发性呼吸困难、双下肢水肿、食欲下降、少尿，反复多次于心内科住院治疗，予抗感染、利尿、扩血管治疗后好转出院，院外规律口服单硝酸异山梨酯片（欣康）、托拉塞米、美托洛尔等药物。2011 年 11 月因肺部感染、胸腔积液住院，期间检查发现"心房纤颤，心脏扩大，射血分数 30%，肺动脉高压，二尖瓣、三尖瓣关闭不全"。患者自 2012 年开始活动耐力明显降低，上 3 层楼即出现呼吸困难。2013 年 3 月，病情再次发作，于翁老门诊就诊。现气短喘憋，活动时加重，双下肢沉重无力，头晕，伴有夜间阵发性呼吸困难，端坐位可缓解，双下肢水肿，无法自行行走，须使用轮椅，尿量减少，每日尿量约 1200ml。精神萎靡，少气懒言，纳眠可，二便调。舌质红，舌苔剥落，脉细弱结代。

1998年6月因"结节性甲状腺瘤"在北京某医院行"右侧甲状腺大部分切除术"。2013年3月14日外院查：脑钠肽（BNP）9210pg/ml。超声心动图示：左心房、左心室、右心房增大，左心室室壁运动弥漫减低，升主动脉增宽，二尖瓣反流（中度），主动脉瓣反流（轻度），左心房压增高（LAP）23mmHg，左心射血分数（LVEF）30%，心包积液（少量）。

中医诊断　胸痹。

西医诊断　慢性心力衰竭，心功能 3 级，心律失常，心房颤动，高血压 2 级（极高危），反流性食管炎，肾功能不全，甲状腺结节术后。

辨证　气阴两虚，阳虚血瘀，水停。

治法　益气养阴，温阳活血，利水。

处方

麦　冬10g	五味子6g	玉　竹15g	红　参10g（先煎）
茯　苓15g	桂　枝10g	生黄芪15g	黑顺片10g（先煎）
防　风10g	白　术10g	丹　参15g	赤　芍12g
红　花12g	郁　金12g	银　杏10g	陈　皮10g
炒薏苡仁15g			

浓煎14剂，早、晚服。

其他药物　生脉Ⅱ号口服液，每次 1 支，每日 3 次。

复诊（2013 年 6 月 20 日）　患者服药后症状减轻，气短喘憋明显好转，近 3 日下肢水肿消失，头晕基本消失，仍有流涕多汗，痰多色白，睡眠正常，饮食尚可，二便调。24 小时尿量增加 100ml。舌质红，舌苔脱落，脉沉细。

处方	麦　冬10g	五味子10g	茯　苓15g	生晒参10g（先煎）
	丹　参15g	赤　芍15g	郁　金12g	车前草15g
	玉　竹15g	白　术12g	泽　泻12g	红　花12g

浓煎14剂，早、晚服。

患者心肾阳气得复，阴虚之象明显，故去上方红参、黑顺片，改为性较平和的生晒参以补益心气、兼以养阴。卫气得复，肺气得宣，故去桂枝、生黄芪、防风、银杏；胃气得复，故去陈皮、炒薏苡仁；加车前草15g、泽泻12g以加强利水之效。

复诊（2013 年 7 月 4 日）　自觉头晕，持续约 30 分钟，右侧下肢发沉，发热，气短喘憋明显好转，流涕减轻，仍有汗出，痰量减少。纳眠可，二便调。舌质红，舌苔剥落，脉沉细。

处方	北沙参12g	生黄芪12g	麦　冬12g	郁　金12g
	川牛膝12g	丹　参12g	茯　苓15g	玉　竹15g
	车前草15g	炒白术12g	黄　芩12g	五味子6g
	葶苈子12g			

浓煎14剂，早、晚服。

患者久病，体质差，气血阴阳亏虚明显，继续服用参类药物恐不能耐受；且病情趋于稳定，温补之力不可太过。故调整用药，改温补之力较强的生晒参为北沙参，防温性太过伤津液。

复诊（2013 年 7 月 18 日）　服药后头晕好转，右侧大腿发热，气短喘憋，流涕明显好转，汗出明显好转，痰量明显减少。纳眠可，大便不成形，夜尿 3 次。舌质红，舌苔剥落，脉沉细。

处方	生黄芪15g	川牛膝12g	丹　参15g	赤　芍12g
	红　花12g	郁　金12g	独　活12g	秦　艽12g
	猪　苓12g	焦三仙15g	生山楂12g	路路通15g
	炒白术12g			
	浓煎 14 剂，早、晚服。			

　　患者心力衰竭症状趋于稳定，水停之证候明显改善，酌情减轻利水药物如葶苈子、车前草。阴伤得减，机体气机亦有所恢复，故同时适当减少益气养阴药物。由于心力衰竭原发病为冠心病，血瘀仍为基本病机，在病情有所恢复时酌情增加活血化瘀药物如红花、赤芍。右侧下肢有感觉证明下肢经络始通，配以独活、秦艽、路路通通经络，助气血流通。

　　复诊（2013 年 8 月 1 日）　患者仍感头晕，左侧大腿发沉发热，气短喘憋有改善，流涕、咳痰明显改善，仍汗出。停用呋塞米加用厄贝沙坦，夜尿减少为 400～500ml。大便正常，睡眠正常，舌质红，舌苔剥落，脉沉细。

处方	丹　参12g	桂　枝12g	北沙参12g	赤　芍12g
	郁　金12g	川牛膝12g	五味子12g	佩　兰12g
	藿　香12g	猪　苓12g	黄　芩12g	羌　活12g
	焦三仙15g			
	浓煎 14 剂，早、晚服。			

　　患者就诊季节为暑季，暑湿耗伤气阴，出现汗出增多，阴虚之象加重，在活血化瘀通络基础上，加北沙参益气养阴、五味子养阴安神。炎热导致交感神经兴奋，血压略有升高，出现眩晕；暑湿困脾，脾胃运化失职，翁老在"三因制宜"理论指导下，选用藿香、佩兰芳香祛暑化

湿，并佐以焦三仙健脾消食，防后天气血化生乏源加重病情。

复诊（2013年8月15日）　诸症好转，左下肢膝盖以下发沉，偶有头晕，活动后喘憋、汗出，痰少。饮食量少，睡眠正常，舌质红，舌苔剥落，脉沉细。

处方			
桂　枝12g	丹　参12g	川牛膝12g	路路通15g
生黄芪12g	川　芎12g	红　花12g	当　归12g
藿　香12g	佩　兰12g	桔　梗15g	杏　仁10g
陈　皮10g	法半夏10g	络石藤15g	

浓煎21剂，早、晚服。

患者心力衰竭症状基本稳定，无下肢水肿，小便量可。但因暑湿困脾，水液运化失调，停聚为痰饮，饮停胸胁出现活动后憋喘之症状。在芳香化湿基础上，予二陈汤理气化痰饮，并佐桔梗、杏仁宣降肺气，调理气机运行。痰饮停于四肢，下肢沉重感增强，故加络石藤、路路通通经络。

复诊（2013年9月7日）　偶有头晕，左下肢膝盖以下发热，活动劳累后喘憋，汗出减少。纳眠可，二便调。舌质红，苔白腻，脉弦细。

处方			
玉　竹12g	茯　苓12g	猪　苓12g	五味子6g
丹　参12g	郁　金12g	生黄芪15g	北沙参12g
赤　芍12g	麦　冬10g	菟丝子12g	旱莲草12g
炒白术12g			

浓煎21剂，早、晚服。

天气转冷，憋喘症状加重，汗出减少，均为阳虚水停加重之象。同时，为预防因冬季天气冷，损耗阳气导致病情复发，故调整基本治法为温肾益气、活血利水。予菟丝子、旱莲草补益肾气，茯苓、猪苓利水，生黄芪、北沙参、玉竹、五味子益气养阴并防利水阴伤之弊。

复诊（2013年9月26日）　2013年9月10日因受凉咳嗽发热，急诊入院，对症治疗后病情好转。住院期间，心脏彩超示：左心房、左心室、右心房增大，左心室室壁运动弥漫减低，二尖瓣反流（轻、中度），主动脉瓣轻度反流，肺动脉高压，肺动脉（PASP）52mmHg，LVEF30%，心包积液（极少量）。出院后自觉喘憋，头晕，血压偏低100/（50～70）mmHg，多汗，纳少，睡眠正常，大便每日1～2次，口服利尿药后小便1200～1300ml。舌质红，舌苔剥落，舌苔薄白，脉沉细。

处方			
黄　精12g	生黄芪15g	丹　参15g	生晒参10g（先煎）
川　芎12g	红　花12g	三　棱10g	三七粉3g（冲服）
莪　术10g	赤　芍12g	玉　竹15g	茯　苓15g
猪　苓12g	桔　梗15g	杏　仁10g	焦三仙15g
浓煎14剂，早、晚服。			

因外感导致病情反复，出现气虚血瘀水停之证候。治以温补脾肾，益气活血。血压偏低，心气鼓动无力，为增强心气鼓动之力，予温补之力较强的生晒参，合并生黄芪益气，并予黄精补脾益肾，补益气机以助心气运行。瘀血、水停之象显著，加三棱、莪术以增强活血之功，活血以利水；合并猪苓、茯苓利水之功效；佐以玉竹养阴，桔梗、杏仁宣降气机。

复诊（2013年10月10日）　汗多喘憋，头晕症状消失，下肢无沉重感，乏力，流涕，有少量白痰，血压最高130/70 mmHg。纳少，眠可，每日尿量1200～1500ml，舌质红，舌苔剥落、黄，脉结代。

处方			
生黄芪15g	白　术12g	防　风10g	玉　竹15g
茯　苓15g	党　参12g	北沙参12g	黄　精15g
车前草15g	葶苈子12g	桔　梗15g	猪　苓12g
丹　参15g	赤　芍12g	郁　金12g	五味子6g
覆盆子15g	山茱萸10g		
浓煎14剂，早、晚服。			

患者对温补之力较强的生晒参敏感，服药后血压升高。根据症状表

现，仍表现为气虚血瘀水停之象，延续之前益气活血利水的治法。但由于血压升高，不易继续服用生晒参，故去掉。血压回复，即可酌情加强利水之功，故加车前草、葶苈子。冬季气候寒冷，心肾阳气易耗伤，易致外感，因此佐以玉屏风散（生黄芪、白术、防风）益气固表以防外感。

复诊（2013 年 10 月 24 日）　服上药自觉全身冷寒之感消失，有经络通畅之感。双下肢自觉轻松，但仍活动不利，活动后略感心悸气短，仍时有流涕，血压最高 126/69mmHg，平均 112/65mmHg。纳少，大便可，舌红苔剥落，脉沉细结代。

处方			
生黄芪15g	川牛膝12g	黄　连10g	三七粉3g（冲服）
黄　芩12g	金银花12g	金莲花12g	丹　参15g
川　芎12g	红　花12g	郁　金12g	五味子6g
桂　枝12g	茯　苓15g	桔　梗12g	猪　苓12g

浓煎14剂，早、晚服。

患者全身寒冷之感消失，有经络通畅之感，说明阳气得复，经络有所通畅。舌红苔剥落，为外感入里化热之象，故在益气活血通络基础上，加黄芩、黄连、金银花、金莲花以清内热。

复诊（2013 年 11 月 7 日）　药后症减，下肢沉重感减轻，活动后仍有喘憋乏力，血压平稳。纳差，睡眠可，二便调，夜尿 3 次。舌红，苔黄剥脱，脉沉细结代。

处方			
麦　冬10g	玉　竹15g	茯　苓15g	葶苈子12g（包煎）
车前草15g	生黄芪10g	黄　精10g	三七粉6g（冲服）
北沙参12g	郁　金12g	赤　芍12g	鸡血藤12g
当　归12g	猪　苓12g	黑顺片10g（先煎）	

浓煎21剂，早、晚服。

患者外感之病趋于稳定，但仍有胸闷喘憋、夜尿频之象，是由于外感之后心力衰竭病情有所反复。加之天气渐冷，心肾阳气易于损耗，故在诊疗时调整治法，以益气温阳、活血利水为法。予黑顺片、生黄芪、黄精、北沙参益气温肾阳，郁金、赤芍、当归、三七粉活血，葶苈子、茯苓、车前草、猪苓利水，同时予玉竹、麦冬养阴以防利水伤阴之弊。此方为冬季治疗慢性心力衰竭稳定期的基本方。

复诊（2013年11月29日） 活动后喘憋，血压正常，纳差，大便正常，小便量少。舌质暗红，舌苔脱落，脉沉细弱。

处方			
玉 竹10g	麦 冬10g	枸杞子15g	生晒参10g（先煎）
郁 金12g	桂 枝12g	茯 苓15g	黑顺片10g（先煎）
猪 苓12g	鸡内金12g	炒神曲15g	丹 参15g
酸枣仁15g	玫瑰花10g	炒白术15g	银 杏10g
浓煎14剂，早、晚服。			

患者病情趋于稳定，此次就诊主诉纳食欠佳，因此在上方基础上，加健脾消食之品，如鸡内金、炒神曲、炒白术，健脾以促进后天气血化生。后天之气充盛，方能抵御外感邪气入侵。翁老在治疗慢性心脏病时，在四诊合参辨证论治的基础上，仍同时注重心神的调养，诊疗时尤其重视"双心同调"，认为心脉瘀阻、心神不安是老年冠心病的主要病机之一，强调心血与心神同治，安神与化瘀兼顾。故在病情稳定的状态下，佐以酸枣仁、玫瑰花养心、解郁、安神，调养心神以助心血运行。

嘱患者病情稳定的情况下，继续服用上方，不适随诊。

复诊（2014年1月9日） 患者因胆囊炎住院后已出院。活动后胸痛胸闷发作，血压（120～150）/90 mmHg。加服1片托拉塞米，每日尿量700ml，双下肢水肿。舌质红，舌苔剥落，脉细数。

处方	党　参15g	生黄芪15g	沙　参15g	五味子10g
	麦　冬10g	玉　竹10g	葶苈子15g	茯　苓15g
	丹　参15g	车前草15g	川　芎12g	红　花12g
	郁　金12g	炒白术12g	神　曲15g	猪　苓12g
	生　姜10g	生薏苡仁15g	黑顺片10g（先煎）	

浓煎14剂，早、晚服。

患者因胆囊炎导致病情反复，活动时胸闷明显，尿量减少，在增加利尿药的情况下，尿量仅达到700ml左右，并伴有双下肢水肿。根据上述症状描述，调整用药予益气温阳、活血利水方为基础方，并佐以健脾消食之品以防服用药物导致脾胃运化功能受损。生脉Ⅱ号口服液，每次1支，每日2次。

复诊（2014年1月23日）　偶有头晕，片刻缓解，双下肢沉重感，膝盖以下发热，双下肢水肿程度减轻，尿量较以往增加200ml左右。纳眠可，大便正常，舌质红，舌苔剥落，脉细数。

处方	党　参15g	生黄芪20g	黄　精12g	北沙参15g
	丹　参15g	五味子10g	玉　竹15g	葶苈子15g
	茯　苓15g	猪　苓12g	大腹皮15g	川　芎12g
	红　花12g	郁　金12g	炒白术12g	炒神曲15g
	炒薏苡仁15g	干　姜10g	黑顺片10g（先煎）	

浓煎14剂，早、晚服。

服用上方后，胸闷症状有所缓解，尿量有所增加，病情有趋于稳定，继续服用上方，但略有调整。水肿之象有所缓解，故改利水作用较强的生薏苡仁为补益脾气之力较强的麸炒薏苡仁，改生姜为干姜温补中阳，防药伤脾胃后天之本。

复诊（2014年2月13日）　双下肢沉重感、水肿减轻，仍偶有头晕。纳眠可，小便量少，大便调。舌质红，苔剥落，脉沉结代。2014 年 1 月 3 日查 BNP 10101.0pg/ml。

处方	五味子6g	玉　竹15g	葶苈子12g	生晒参10g（先煎）
	车前草15g	茯　苓15g	丹　参15g	赤　芍12g
	红　花12g	郁　金12g	神　曲15g	佛　手12g
	炒白术12g	高良姜6g	桂　枝12g	枸杞子15g
	浓煎14剂，早、晚服。			

患者症状继续好转，检查结果显示BNP值仍较高，心力衰竭症状仍然存在。故益气温肾、活血利水养阴之基本治法不变，继续服用上方，但略有微调整。舌红内热之象稍显，故去黑顺片、干姜等辛热之品，改用性较平和的枸杞子补肾益气。

复诊（2014 年 2 月 27 日）　患者未到，家人代述。2 月 19 日因急性肠胃炎于外院就诊。

处方	生黄芪15g	白　术12g	苍　术12g	山　药12g
	茯　苓15g	北沙参12g	佛　手12g	玫瑰花10g
	神　曲15g	鸡内金12g	黄　连10g	白头翁10g
	陈　皮10g	法半夏10g	砂　仁6g	厚　朴10g
	浓煎7剂，早、晚服。			

患者1周前因肠炎住院诊疗，目前脾胃功能差为主要矛盾。在心力衰竭症状相对较为平稳的阶段，以恢复脾胃运化功能为主要治法，因此治法调整为健脾消食、清热理气化痰。方以四君子合二陈汤加减。

复诊（2014 年 3 月 6 日）　家属代述。患者 3 日无大便，今日晨起大便成形，精神差，乏力。

处方	太子参12g	党 参12g	生黄芪12g	白 术12g
	炒苍术12g	焦三仙15g	茯 苓15g	山 药12g
	佛 手12g	鸡内金12g	生山楂12g	车前草15g
	大腹皮12g	厚 朴10g	白豆蔻6g	玉 竹12g
	酸枣仁15g	合欢皮15g	柏子仁12g	

浓煎14剂，早、晚服。

脾胃功能渐复，大便能够成形，但仍有脾胃气虚之象。故仍采用理气健脾消食为法，同时予养心解郁安神药物助心肾恢复，方以四君子合加味保和丸加减。

复诊（2014年3月12日） 家属代述。3日前高热，诊断为"右肺肺炎"，于外院住院治疗。现无喘憋，无下肢水肿，大便难，3日未行。心脏彩超示：左心房、右心房增大，二尖瓣反流（中量），三尖瓣反流（轻度），肺动脉高压（轻度），LVEF29%，心包积液（少量）。

处方	太子参12g	北沙参12g	南沙参10g	远 志10g
	桔 梗15g	炒白术12g	玉 竹15g	葶苈子12g
	麦 冬10g	五味子10g	茯 苓15g	鸡内金12g
	佛 手12g	焦三仙15g	车前草15g	厚 朴10g
	瓜 蒌15g	决明子12g	火麻仁15g	酸枣仁15g
	柏子仁15g	生晒参10g（先煎）		

浓煎14剂，早、晚服。

患者12天前因外感导致肺气失宣，在处方用药时以补益宣降肺气为法，同时注重顾护脾胃后天之本与阴液，以防心力衰竭病情反复。方以生晒参、太子参、北沙参、南沙参补益脾肺之气，予桔梗宣发肺气，白术、茯苓、鸡内金、焦三仙健脾消食顾护后天之本，玉竹、麦冬、五味子养阴防阴液耗伤太过，同时应用葶苈子、车前草利水，瓜蒌、火麻仁、决明子通便。

复诊（2014年4月10日） 自觉乏力，咳嗽，咳吐白稀痰，无心悸胸闷。食欲改善，睡眠可，现服利尿药后小便量尚可，大便不规律，成形。

处方				
	生黄芪15g	太子参12g	北沙参12g	生晒参10g（先煎）
	桔 梗15g	远 志10g	炒白术15g	玉 竹15g
	麦 冬15g	五味子10g	茯 苓15g	炒神曲15g
	鸡内金15g	车前草15g	厚 朴10g	酸枣仁15g
	全瓜蒌15g	百 合15g	丹 参12g	当 归12g
	黑顺片10g（先煎）			
	浓煎14剂，早、晚服。			

患者病情趋于好转，心力衰竭症状不甚明显，纳食渐复，小便量可，但仍有外感之症状，因此在上方标本兼治基础上，稍减弱补益肺气之力（去南沙参），适当增加活血药物（丹参、百合）及温补肾阳（黑顺片）药物以治病之本。

复诊（2014年4月24日） 家属代述。静息无喘憋，乏力，倦怠，大便成形，未腹泻，饮食增加，体重增加，间断服托拉塞米、呋塞米，尿量可。

处方				
	太子参12g	党 参12g	生黄芪15g	北沙参12g
	麦 冬10g	五味子10g	玉 竹15g	白 术15g
	茯 苓15g	猪 苓12g	丹 参15g	鸡内金15g
	玉米须20g	厚 朴10g	酸枣仁15g	当 归15g
	桔 梗15g	地肤子15g	生晒参10g（先煎）	
	浓煎14剂，早、晚服。			

患者病情平稳，外感之后脾胃功能或有受损，故诊疗基础上加强健运脾胃之气之力，在益气活血利水基本方基础上，合四君子汤益气健脾。生脉Ⅱ号口服液，每次1支，每日2次。

复诊（2014年5月7日）　家属代诉。当日腹泻1次，有时腿发沉，有时头晕，无喘息，每日尿量约1300ml，乏力，疲倦。患者病情平稳，脾虚仍有泄泻，故在益气活血、利水养阴基础上继续加强补益后天脾气之力。

处方	生黄芪15g	太子参12g	桔　梗15g	炒白术15g
	杏　仁10g	玉　竹15g	葶苈子12g	麦　冬15g
	五味子10g	茯　苓15g	玉米须15g	炒神曲15g
	厚　朴10g	百　合15g	丹　参12g	当　归12g
	砂　仁6g	佛　手12g	生晒参10g（先煎）	

浓煎14剂，早、晚服。

复诊（2014年5月25日）　纳眠改善，每日尿量900～1300ml，大便不干，1～2日一次，可在家适量活动，站立时间较长时，自觉不适，皮肤凉感，舌红，少津，苔中黄，脉沉细。

处方	茯　苓15g	炒神曲12g	红　花12g	五味子10g
	葶苈子12g	佛　手12g	玉米须20g	百　合15g
	炒白术15g	玉　竹15g	赤　芍12g	北沙参12g
	丹　参12g	生黄芪15g	焦山楂15g	远　志10g
	桔　梗12g	当　归12g	麦　冬10g	党　参12g
	生晒参10g（先煎）			

浓煎14剂，早、晚服。

患者病情基本稳定，证属气虚血瘀水停。治以益气活血利水为法，同时注重顾护脾胃、理气安神。予炒白术、焦山楂健脾消食；佛手、百合解郁安神。体现了翁老治病注重后天脾胃之气与"双心同调"的理论。

复诊（2014年6月8日） 饮食睡眠好，出汗多时每日尿量600～700ml，出汗少时尿量1200ml，大便正常。脉弦细，舌质红，苔花，薄黄。

处方	川 芎12g	郁 金12g	赤 芍12g	玉 竹15g
	焦山楂12g	生黄芪20g	大腹皮15g	葶苈子12g
	车前草15g	广藿香12g	红 花12g	佩 兰12g
	桂 枝12g	鸡内金12g	茯 苓15g	生晒参10g（先煎）
	黑顺片10g（先煎）			
	浓煎14剂，早、晚服。			

患者病情平稳，证属气虚血瘀水停证。治以益气活血、利水养阴。因天气炎热，故在基础方上佐藿香、佩兰芳香化暑湿；焦山楂、鸡内金消食以健脾，顾护后天之本以防疾病复发。

复诊（2014年6月29日） 现可慢行，站立时头晕，无一过性黑蒙，无视物旋转，进食量增加。大便1～2日一行。舌质红，苔薄黄剥脱，脉沉弦细。2014年6月23日外院查：BNP 5227.0pg/ml，尿酸（UA）576μmol/L，钾（K）5.95mmol/L。

患者病情较为稳定，利尿药可减量，无明显不适，体力有所恢复。在益气活血、利水养阴治法下，继续服用上方。现停螺内酯，托拉塞米、呋塞米减半量。减药后每日尿量大于800ml。

复诊（2014年7月13日） 下肢沉重感，时有头晕，可步行十几分钟，体力有所恢复，纳可，二便调，小便800～1000ml。舌暗红，苔有裂纹，苔黄剥脱，脉沉细无力。

处方				
	川　芎12g	北沙参12g	丹　参15g	郁　金12g
	玉　竹15g	赤　芍12g	佩　兰12g	车前草15g
	薄　荷3g	红　花12g	广藿香12g	葶苈子12g
	黄　精15g	大腹皮15g	生黄芪20g	茯　苓15g
	鸡内金15g	桂　枝12g	生晒参10g（先煎）	

浓煎14剂，早、晚服。

　　患者病情稳定，在益气活血、利水养阴基础上继续服用汤药。天气炎热，耗气伤阴，故头晕，予薄荷、藿香、佩兰清暑热，避免阴液耗伤明显；予生晒参、北沙参加强益气之功。

　　复诊（2014年7月27日）　药后头晕消失，下肢沉重感减轻，能步行15分钟，站立5分钟后下肢无力感，纳可，二便调。舌暗红，有裂纹，苔黄厚，脉沉细弱。

处方				
	北沙参12g	玉　竹15g	丹　参15g	生黄芪20g
	赤　芍12g	郁　金12g	红　花12g	荷　叶12g
	佩　兰12g	玉米须15g	广藿香12g	薄　荷3g（后下）
	葶苈子12g	黄　精20g	大腹皮15g	茯　苓15g
	炒神曲15g	桂　枝12g	生晒参10g（先煎）	

浓煎14剂，早、晚服。

　　复诊（2014年8月31日）　药后头晕减轻，可步行20分钟，纳可，眠可，二便调。血压控制在（127～150）/（41～92）mmHg。2014年8月19日超声心动图示：左心室收缩功能减低，左心及右心房扩大，二尖瓣、三尖瓣关闭不全（轻、中度），三尖瓣反流（少、中量），肺动脉高压（轻度）。LVEF43%。舌红，苔剥脱，脉沉细。

　　患者病情平稳，LVEF由30%上升为43%。血压有所上升，病情好转。诊疗时在益气温阳、活血利水养阴治法基础上，佐以天麻调整血压。

处方	川 芎12g	丹 参15g	赤 芍15g	炒白术12g
	玉 竹15g	北沙参12g	天 麻12g	生黄芪15g
	泽 泻12g	郁 金12g	麦 冬10g	大腹皮15g
	五味子10g	桂 枝12g	红 花12g	生晒参10g（先煎）
	茯 苓15g	炒神曲15g	黑顺片10g（先煎）	
	浓煎14剂，早、晚服。			

复诊（2014年9月14日）　服药后时有头晕，血压控制在（120～170）/（60～90）mmHg，可步行20分钟，时有后背、双下肢、足心发热，体温正常。纳眠可，大便调，利尿药由每天半片转为隔日1片，每日尿量600～1500ml，双下肢凹陷性水肿。舌紫暗，剥落苔，脉沉细。

处方	川 芎12g	丹 参15g	黄 芩12g	郁 金12g
	赤 芍12g	玉 竹15g	生黄芪20g	葶苈子12g
	红 花12g	玉米须15g	车前草15g	黑顺片10g（先煎）
	桂 枝12g	菊 花12g	茯 苓15g	猪 苓15g
	生晒参10g（先煎）			
	浓煎14剂，早、晚服。			

复诊（2014年9月28日）　服药后后背下至腿外侧、足发热，手足心转热。可步行20分钟，站立5分钟。头晕，血压控制在（140～170）/（65～70）mmHg，纳眠可，小便1500ml（服利尿药）。舌紫暗有裂纹，苔白，脉沉弱。

处方	玉 竹15g	丹 参15g	川 芎12g	葛 根15g
	生黄芪15g	赤 芍12g	郁 金12g	桂 枝12g
	猪 苓15g	茯 苓15g	菊 花12g	红 花12g
	车前草15g	生晒参10g	黑顺片10g	
	浓煎14剂，早、晚服。			

患者心力衰竭病情平稳，阳气渐复，经络逐渐通畅，故躯体有热象。但因血压升高明显，出现头晕。故在益气温阳、活血利水治法基础上，佐以葛根、菊花，取天麻钩藤饮之意，缓解头晕症状。

复诊（2014年10月12日）　自觉双手渐有发热感。1周前下肢麻木感，服用血府逐瘀胶囊后麻木感减轻，现双足掌麻木感，有热感后麻木缓解。现步行时间15～20分钟，可自己洗衣服。无头晕、胸闷胸痛，时有晨起咳吐白痰，质稀。现小便量800～1300ml。舌质红，面有裂纹，苔薄黄微腻（饭后），脉沉滑。目前血压（150～160）/60mmHg。

处方	炒神曲15g	红　花12g	枇杷叶12g	生晒参10g（先煎）
	肉　桂6g	细　辛3g	玉米须15g	鸡血藤15g
	茯　苓15g	玉　竹15g	赤　芍12g	丹　参15g
	川　芎12g	高良姜6g	生黄芪15g	桔　梗15g
	郁　金12g	黑顺片10g（先煎）		

浓煎14剂，早、晚服。

患者病情平稳，经络通畅之象明显。继续服用益气温阳、活血利水养阴方。天气渐冷，加之目前肢体末端麻木感增强，故在上述治法基础上合并肉桂、细辛、高良姜增强补益阳气之功，阳气复则助血行脉络，同时佐鸡血藤活血通络，以改善肢节末端麻木的症状。

患者病情平稳可继续服用本方，不适随诊。

复诊（2014年11月16日）　患者服药后1个月，因感冒、咳嗽在外院住院治疗，对症治疗好转后出院。流涕，咳嗽痰多，易咳出，白痰。无头晕、胸闷，纳可，眠中易醒，二便调。舌暗红，剥落苔，脉沉细。

处方	川　芎12g	丹　参15g	玉　竹15g	生　地15g
	白　前12g	赤　芍12g	桔　梗15g	远　志10g
	郁　金12g	生黄芪20g	泽　泻12g	生晒参10g（先煎）

葶苈子15g　　车前草15g　　红　花12g　　鸡内金15g

茯　苓15g　　肉　桂6g　　火麻仁15g　　黑顺片10g（先煎）

浓煎14剂，早、晚服。

　　患者再次因外感住院，但此次住院心力衰竭症状加重情况较前减轻，提示机体免疫功能有所恢复。现仍有外感之症状，故在益气温阳、活血利水治法基础上，佐以白前、桔梗止咳化痰以治标，同时佐生地、火麻仁注意通畅大便。

　　按 翁老认为，心血管疾病一般为本虚标实证，本虚以气虚、阳虚、阴虚为主。心病日久，心气虚则血脉鼓动无力，流行不畅，气滞血瘀，诸脏腑因失血所养而虚衰；脾虚则纳差腹胀，不能正常运化水谷而生痰成饮；肺气虚，肺血瘀阻则气短咳喘；肾阳虚，不能利水，出现尿少水肿；肝藏血，肝血瘀滞而肝大。其主要原因为心气不足，心阳虚，导致心脉运行不畅而瘀滞，形成瘀血阻滞，临床有畏寒、眩晕、心悸、下肢水肿、脉沉结代等阳虚血瘀的表现。

　　患者年事已高，心力衰竭病情较重，且患者有多种慢性疾病，病情严重、复杂、容易反复。翁老辨证为气虚血瘀，以益气养阴、活血通脉、温阳利水为主，获得了非常显著的疗效。患者初诊时无法自主站立行走，胸闷喘憋严重，精神萎靡，下肢水肿，且自觉有寒冷之感，血压时有波动，最高170/100mmHg。服药2周后，症状减轻，气短喘憋明显好转，下肢水肿消失，头晕基本消失，睡眠、饮食均有好转。患者服药4个月后，自觉全身冷寒之感消失，并形容有经络通畅之感，双下肢自觉轻松，血压亦趋于稳定，最高126/69mmHg。虽然患者治疗期间曾因肺部感染入院治疗，病情略有反复，但据患者与家属所述，其症状逐渐减轻，复发次数减少，且患者恢复能力增强。经1年多无间断地服用汤药后，心脏彩超示：左心室射血分数已从2013年6月初诊时的30%，增长至2014年8月的43%。患者自觉喘憋等症状明显缓解，并可以自行行走，甚至可以做少量家务。

高龄患者，病程日久，体质虚弱，脏腑气虚，阴阳俱虚，易感外邪，寒邪入侵，损伤机体阳气，使得心肾阳气虚甚，此时宜药专力猛，温补心肾，一防阳气虚脱，一助驱邪外出。待阳气得复，须根据患者体质及时进行调整用药，兼顾阴液亏虚之证，以平衡气血阴阳为本。后病情趋于稳定，缓则治其本，该例心力衰竭患者原发病为冠心病，气虚血瘀是发病的基础，因此在后期调护方面，以益气活血为基本治法，标本兼治，同时注重顾护后天脾胃之本，故得良效。

翁老常在活血化瘀的基础上配合益气滋阴的药物，方能使气血生化有源，阴血相生，血为气之母，气为血之帅，气行则血行畅通。故治以益气养阴、活血化瘀，多管齐下方能使机体进入一种可以自我恢复平衡的良性循环状态。

治病求本。翁老在活血化瘀的同时，亦常配伍温阳利水之药物，从心、脾胃、肾阳方面着手。在辨证施治上，宜温阳利水、理气活血，佐以益气阴、养心神之法。常以生晒参（10g）或太子参（10g）、生黄芪（15～20g）、黑顺片（10g）、高良姜（6g）、肉桂（6g）益气、温煦肾阳，黄芪、白术、防风又为玉屏风散之意，固护卫阳，防外邪入侵；以猪苓（12g）、泽泻（10g）、车前子（12～15g）、玉米须（15g）、藿香（12g）、佩兰（12g）利水除湿；以丹参（15g）、红花（12g）、赤芍（12g）、郁金（12g）活血化瘀；茯苓（12～15g）、白术（12～15g）、炒神曲（15g）健脾化湿；以柏子仁（10～15g）、炒酸枣仁（15g）、五味子（10g）等养心安神；适时佐以少量滋阴养血、养心安神之品，如当归（10～12g）、北沙参（10～15g）、玉竹（12～15g）、麦冬（10g）

益气养阴，以防益气温阳活血之品温燥伤阴。方药共奏益气温阳、利水活血之功。

（于洁馨　程苗苗）

治疗风湿性心脏病难治性心力衰竭验案

医案　陈某，女，77岁。2009年9月3日就诊。

主诉　发作性心悸10余年，加重伴气短、水肿3个月。

初诊　患者1967年因反复感冒、发热、全身淋巴结肿大住院治疗，于北京某医院行淋巴结活检，提示"链球菌感染"；心脏彩超示：升主动脉扩张、主动脉瓣受损、主动脉瓣关闭不全、二尖瓣狭窄。诊断为风湿热，风湿性心脏病，联合瓣膜病。患者的日常生活和工作虽未受到疾病影响，但体力稍差，上4层楼中间需要稍作休息。20世纪80年代初期，时感头晕脑胀，发现血压升高，160/80mmHg左右，最高180/70mmHg，坚持服用降压药，血压基本控制在130/（60～70）mmHg。20世纪90年代出现椎-基底动脉供血不足，发作时眼前黑蒙、头晕、头痛，呕吐不止，经治疗后缓解。1992年以后，时感心悸不适，24小时心电图示：心律失常，房性期前收缩、室性期前收缩，未予药物治疗。2002年10月因心悸不适去医院就诊，心电图显示心房颤动，后自行恢复窦性心律。2004年4月，再次发作心房颤动2次，于北京某医院急诊输液治疗后恢复窦性心律。出院后服用胺碘酮半年多，因PR间期逐渐延长停用。2007年7月27日再次发作心房颤动，前往医院治疗，但未能纠正，转为持续性心房颤动。自述期间每年因肺炎、菌血症住院治疗2～3次。2007年7月至2009年9月，先后8次急诊住院，其中3次因菌血症住院。因服用硝酸酯类药物出现眼压升高，眼眶痛、视力模糊、疑似青光眼，因此停用；服用美托洛尔后发生肌肉疼痛性痉挛，腰背痛难忍，不得不停药；服用福辛普利后发生咳嗽，影响睡眠，不得不住院。因长期服用利尿药，造成血尿酸升高，诊断为痛风。在不断更换药物的情况下，心律失常、椎－基底动脉供血不足反复发作，经常头晕、头痛、剧烈呕吐不止，住院治疗3次。就诊前长期服用地高辛、氯沙坦钾（科素亚）、地尔硫䓬、阿司匹林等药物。现时有心悸、动则气短，咳嗽无痰，纳差腹胀，下肢水肿，二便调，舌灰黑，脉结代。超声心动图示：EF 50%；血尿酸700μmol/L。

中医诊断　心悸。

西医诊断　慢性心力衰竭，心功能3级，风湿性心脏病，持续性心房颤动，高血压3级（极高危），椎－基底动脉供血不足，痛风。

辨证　心气阳虚，血瘀水停。

治法　益气温阳，活血利水。

处方	太子参15g	生黄芪15g	白　术12g	防　风12g
	茯　苓15g	丹　参15g	车前草15g	泽　泻12g
	赤　芍12g	郁　金12g	红　花12g	桂　枝12g
	槐　花12g	炮附子10g（先煎）		

7剂，水煎，早、晚服。

复诊（2009年12月24日）　药后心悸、气短明显减轻，患者每2周就诊1次；每次根据症状，药物会有加减。以上方为基本方，服用3个月，病情相对稳定。此次就诊前1周因天气变冷，患者胸闷憋气，上楼气短，轻微咳嗽，食后腹痛，纳差，口干，小便量不多，下肢水肿。舌暗红，苔黄，脉沉细结代。从心气阳虚转入气阴两虚、血瘀水停。治疗仍以益气养阴、活血利水为法。

处方	太子参15g	黄　精15g	山茱肉12g	麦　冬12g
	五味子10g	车前草15g	茯　苓15g	泽　泻12g
	丹　参15g	百　合15g	玉　竹15g	红　花12g

　　赤　芍12g　　　生黄芪15g

　　28剂，水煎，早、晚服。

　　复诊（*2010年7月1日*）　患者每2周就诊1次，上方基本用药未变，病情基本稳定。近日因阴雨天，胸闷憋气，偶心悸，手指关节、膝关节、踝关节疼痛，纳可，口干，眠可，大便每日3～4次，小便量可。每日活动2次，每次200ml。舌暗红，苔黄腻，脉结代。气虚不显，暑湿当令，继以养阴活血利水，兼化暑湿。

处方	藿　香12g	佩　兰12g	荷　叶12g	百　合12g
	车前草15g	大腹皮12g	焦三仙15g	丹　参15g
	郁　金12g	北沙参12g	玉　竹15g	杏　仁10g
	土茯苓12g	薄　荷3g（后下）		

　　14剂，水煎，早、晚服。

　　复诊（*2010年12月9日*）　胸闷、心悸未明显发作，下肢肿胀减轻。1个月前生化检查示空腹血糖6.2mmol/L，尿酸432μmol/L。近1周由于天气变冷，时有头晕，走路多时膝关节痛，下肢发凉，腹胀，小便量多。舌暗红，苔黄厚，脉结代细。证属心肾阳虚、血瘀水停，治从温通心肾、活血利水。

处方	生黄芪12g	太子参15g	肉　桂6g	干　姜6g
	茯　苓15g	丹　参15g	赤　芍12g	玉　竹15g
	五味子12g	焦三仙15g	车前草15g	大腹皮12g
	炮附子10g（先煎）			

　　14剂，水煎，早、晚服。

　　复诊（*2011年1月20日*）　近1个月，每2周就诊1次，胸闷、心悸未出现，下肢肿胀、头晕不明显。1周前出现咳嗽，咽部干痒，咳嗽无痰，气短乏力，口唇起泡。舌暗红，苔根部黄，脉结代无力。证属气阴两虚、血瘀水停证，从益气养阴、活血利水治疗。

处方			
生黄芪15g	北沙参12g	黄　精15g	玉　竹15g
五味子6g	大腹皮15g	丹　参15g	泽　泻12g
茯　苓15g	酸枣仁15g	黄　芩12g	黄　连6g
白　术12g	赤　芍12g		

14剂，水煎，早、晚服。

复诊（*2011年6月9日*）　头晕和下肢肿胀明显改善，偶咳嗽伴心悸，地高辛每日半片，基本方未变。近1周，下肢及眼睑水肿，胸部憋闷，咳嗽少痰，多汗，舌暗红，苔薄黄，脉结代。证属气虚血瘀水停，兼有暑湿，治以益气活血利水，兼化暑湿。

处方			
北沙参12g	党　参12g	白　术12g	玉　竹15g
冬瓜皮15g	猪　苓12g	茯　苓15g	枳　壳10g
藿　香12g	佩　兰12g	菊　花12g	大腹皮15g
车前草15g			

14剂，水煎，早、晚服。

复诊（*2011年12月16日*）　偶有胸闷憋气、心悸、气短、失眠，时有咳嗽伴少量黄痰，每2周就诊1次，基本方未变，去化暑湿的药物，加上酸枣仁、桔梗、杏仁等药。利尿药改为1天呋塞米，1天螺内酯，停1天，3天1个循环。9月23日查尿酸为384μmol/L。11月3日凝血分析示：纤维蛋白原（FIB）4.1g/L，D-二聚体（D-Di）547.3μg/L。11月10日加服蚓激酶，11月24日加服碳酸氢钠片。近2周因服用蚓激酶后腹泻，又出现心悸、气短，下肢水肿，手关节凉痛，走路膝关节痛，纳可，夜尿频。舌暗红、有齿痕，苔薄黄，脉结代。证属心肾阳虚、血瘀水停，治以温通心肾、活血利水。

处方	生黄芪15g	桂　枝10g	党　参12g	白　术12g
	茯　苓15g	猪　苓15g	干　姜6g	地　榆15g
	地　龙12g	当　归12g	姜　黄12g	补骨脂10g
	川牛膝12g	炮附子10g（先煎）		

14剂，水煎，早、晚服。

嘱患者心悸、气短出现时服用麝香保心丸。

复诊（2012年3月15日）　因痛风住院治疗，经治疗关节痛明显减轻。近1周，胸闷、心悸、乏力，夜间憋醒，不能平卧，每天需吸氧气，纳可，大便次数多，小便量可。舌暗红，苔薄黄，脉结代。证属气虚血瘀水停，治以益气活血利水。

处方	桔　梗12g	鱼腥草12g	黄　芩12g	北沙参12g
	太子参10g	党　参12g	丹　参12g	郁　金12g
	茯　苓15g	车前草15g	大腹皮15g	白　术12g
	地肤子12g	川牛膝12g	炒薏苡仁12g	
	炙延胡索12g	炮附子10g（先煎）		

7剂，水煎，早、晚服。

复诊（2012年4月12日）　偶有活动后心悸，关节痛，地高辛减量每日半片，每周五加半片，最近未服用利尿药，大便溏，次数增多。舌质暗红，苔白，根中部微黄，脉结代。患者病情基本稳定，尝试地高辛减量、利尿药停用，为防病情反复，予炮附子、桂枝增强温补心肾阳气之力。

处方	太子参12g	党　参12g	生黄芪15g	玉　竹15g
	葶苈子12g	茯　苓15g	白　术12g	炙延胡索15g
	桂　枝12g	川牛膝12g	秦　艽12g	车前草12g

羌　活10g　炮附子10g（先煎）

14剂，水煎，早、晚服。

复诊（2012年5月15日）　无明显心悸不适，有黏痰偏黄，不易咳出，自觉肺中有热，全身疼痛，右手关节变形、压痛，右脚关节疼。眠差，舌质暗红，苔黄少津，脉结代细。心力衰竭病情基本稳定，或因天气渐暖，或因阴虚内热灼伤肺叶，肺热内蕴之证显著。因此，在基本治法基础上，予鱼腥草、黄芩清热解毒，同时予桔梗恢复肺之宣发肃降。

处方			
桔　梗12g	鱼腥草12g	黄　芩12g	北沙参12g
太子参10g	党　参12g	丹　参12g	郁　金12g
茯　苓15g	车前草15g	大腹皮15g	白　术12g
地肤子12g	川牛膝12g	炒薏苡仁12g	炙延胡索12g
炮附子10g（先煎）			

7剂，水煎，早、晚服。

嘱症状缓解后，停用本方，继续服用前方。

复诊（2013年1月31日）　近半年，心力衰竭病情基本稳定，每月复诊1次，主诉均为痛风症状。近20天以来，盗汗明显，夜间胸闷憋气，须抬高枕头，尿量较前减少，双下肢中度水肿。舌质暗红，舌苔黄腻，舌下脉瘀滞，脉结代。根据症状表现，气虚水内停之证有所加重，正常津液停聚为水饮，致使阴虚盗汗。故调整治法为益气活血、利水养阴。

处方			
生黄芪20g	防　风10g	白　术12g	北沙参12g
党　参12g	玉　竹15g	葶苈子12g	茯　苓15g
猪　苓12g	车前草15g	丹　参12g	赤　芍12g
红　花12g	五味子6g	浮小麦15g	炒酸枣仁15g

煅牡蛎20g

14剂，水煎，早、晚服。

复诊（2013 年 4 月 19 日） 服药 3 个月余，仍有心悸胸闷，关节痛，心脏彩超示：左心房增大，二尖瓣重度狭窄，中度反流，主动脉瓣少量反流，EF 57%。脉结代，舌质暗红，苔薄黄。上方加秦艽、独活、桂枝以祛风除湿，缓解关节痛。

处方			
党　参15g	生黄芪15g	麦　冬10g	五味子10g
玉　竹15g	葶苈子15g	丹　参15g	川　芎12g
茯　苓15g	猪　苓12g	大腹皮15g	防　风10g
桂　枝10g	独　活12g	秦　艽12g	黑顺片10g（先煎）

14剂，水煎，早、晚服。

复诊（2013 年 7 月 18 日） 服上方 3 个月余，症状基本改善。近 3 周来出现头晕，视力模糊，下肢水肿明显，仍有盗汗，偶有憋喘、心悸，但程度明显好转，纳眠可，二便调，舌质红，苔薄黄，脉结代。阴虚日久，阴不敛阳，阳亢于上致头晕、视物模糊。治疗时，在上方基础上，增加清热、平肝、明目之品。

处方			
葛　根15g	菊　花12g	生黄芪15g	三七粉3g（冲服）
北沙参15g	丹　参15g	川　芎12g	红　花12g
郁　金12g	猪　苓12g	大腹皮12g	玉　竹15g
葶苈子12g	白　薇12g	生薏苡仁15g	地肤子12g

14剂，水煎，早、晚服。

复诊（2013 年 11 月 29 日） 服上方 3 个月余，病情基本稳定，症状好转，偶有左上肢指尖麻木，盗汗，活动时心悸，自测心率 110 次/分，偶有头晕，但程度较前明显减轻。纳眠可，尿频，大便调，舌质红，苔薄黄，脉结代。天气转凉，予玉屏风散增强体质预防感冒，另加桂枝、木瓜、秦艽、延胡索等加强祛风除湿、活血通脉之力，改善肢体麻木症状。

处方			
生黄芪15g	北沙参15g	玄　参12g	党　参12g
防　风10g	炒白术12g	丹　参15g	赤　芍12g
郁　金12g	川牛膝12g	怀牛膝12g	玉　竹15g
葶苈子15g	茯　苓15g	猪　苓15g	车前草15g
桂　枝12g	高良姜6g	土茯苓15g	木　瓜15g
秦　艽15g	延胡索12g		

14剂，水煎，早、晚服。

复诊（2014年3月13日）　患者近期活动后自觉心悸气短，阵发性头晕，伴一过性黑蒙，偶有口干，纳眠可，尿频，每晚2～3次，近1个月腹泻，每日3次，便常规未见异常。舌质红，苔薄黄，脉结代。患者心悸气短加重，方中加生晒参、黑顺片以补益心气。

处方			
干　姜6g	麦　冬10g	玉　竹15g	生晒参10g（先煎）
葶苈子15g	大腹皮12g	茯　苓15g	玉米须15g
炒白术15g	地肤子15g	秦　艽12g	当　归12g
丹　参15g	赤　芍12g	川牛膝12g	炒神曲15g
佛　手12g	黑顺片10g（先煎）		

14剂，水煎，早、晚服。

复诊（2014年8月17日）　以活血化瘀为总的治法，根据临床症状不同，采用益气活血利水、益气养阴活血利水、温阳活血利水等治法，平均每2周就诊1次，2013年4月心脏彩超示：EF 57%。关节痛交替外用十味金黄膏和双氯芬酸二乙胺乳膏剂（扶他林软膏）。下肢肿胀不明显时停服利尿药，肿胀严重时加服呋塞米、螺内酯。2014年8月17日就诊时胸闷次数明显减少，可出门缓慢行走、散步，但劳累后胸闷，每次持续 20 分钟，吸氧气后缓解，偶头晕，血压控制在 130/70mmHg，手指关节微痛，纳眠可，二便调。舌淡暗，苔薄白，左脉弦滑，右脉沉弱。证属气阴两虚，瘀血水停，兼有暑湿，治以益气养阴、活血利水、兼化暑湿。

处方

麦 冬10g	玉 竹15g	葶苈子12g	生晒参10g（先煎）
生黄芪15g	玄 参12g	广藿香12g	佩 兰12g
炒白术12g	玉米须12g	大腹皮15g	茯 苓15g
泽 泻12g	川牛膝15g	地肤子15g	炒薏苡仁15g
丹 参15g	川 芎12g	红 花12g	桂 枝12g
焦山楂15g	百 合15g	桔 梗15g	三七粉3g（冲服）

14剂，水煎，早、晚服。

按 中医学认为，心力衰竭为本虚标实、虚实夹杂之证。本虚为气虚、阳虚、阴虚，标实为血瘀、痰饮、水停。心气虚、心肾阳虚是发病基础，瘀血、水停是其病理产物。病位在心，涉及肺、肝、脾、肾。各种病理因素相互影响，形成恶性循环，最终酿成虚实夹杂的复杂证候，终至阴竭阳脱而死亡。翁维良老师认为心力衰竭与血瘀证有一定的关系。心力衰竭病程长，在病理发展过程中，可见心气不足、气虚血瘀、瘀血阻滞、血不利则为水的病理改变。气虚血瘀水停、心肾阳虚是贯穿疾病始终的基本病理环节，故益气活血利水、益气养阴活血利水、温阳活血利水是主要治法。

该患者既有左心力衰竭的劳力性呼吸困难、乏力、虚弱和早期夜尿频，又有右心力衰竭体液潴留引起的水肿。本案患者为全心力衰竭，经治疗病情有所改善。①心功能明显改善：将近4年，未再因心脏问题住院。生活基本自理，头晕、恶心、不能自行走路、下肢水肿现象等症状减轻，还可出门缓慢行走、散步。从历年的24小时动态心电图可看出，平均心率有所下降，从2009年以前的91～98次/分，逐渐下降到70～83次/分。心脏彩超提示EF由2009年的50%升至2013年4月的57%。②自身抵抗力明显增强，4年来未再因感染、发热住院。即便偶有风寒感冒，服药后即愈。③停用利尿药后，血尿酸有所下降，基本维持在400μmol/L左右。因痛风未系统治疗，每3～5个月疼痛便发作1次。

翁老认为，风湿性心脏病心力衰竭属中医"喘证""心悸""水肿"范畴。病变部位在心，与肾密切相关，病理因素为气、血、水。《黄帝内经》云："脉痹不已，复感于邪，内舍于心"。脏腑气血虚弱，外感风寒湿邪，阻遏血脉经络，使气血运行不畅而致脉痹；脉痹病久，复感风湿外邪，内舍于心，致心气虚弱，心气虚则鼓动无力，表现心悸气短、胸闷；心气虚无力推动血液、津液运行，瘀血阻于脉内，血不利则为水，加之津液失于输布，停聚于四肢、胸胁则为水；气虚卫外失固，易感外邪，内舍于心，加重心气损伤；心气大虚则伤心阳，"五脏之伤，穷必及肾"，肾阳为五脏阳气之根，心阳虚日久耗伤肾阳。《景岳全书》云："气化者，即肾中之气也，即阴中之火也，阴中无阳则气不能化，所以水道不通，溢而为肿"。瘀血水湿停聚日久伤耗阴液；服用辛热温燥之品温补心肾阳气，使得阴液暗耗，出现舌红少津、脉细等的阴虚表现。故本病病机以心肾阳气亏虚为本，瘀血水湿停聚为标。病机复杂，症状易反复。治疗当标本兼顾，宜益气温阳、活血利水、兼顾阴液。方以真武汤合冠心3号方加减，温补阳气、活血利水的同时，佐生脉饮等养阴之品兼顾阴液。

方以真武汤加味温阳利水。附子为回阳救逆第一药，能使肾阳得复、气化得行，水为阴邪，"阴得阳助则化"，此即"壮元阳以消阴翳"；桂枝辛甘性温，能助心阳，通血脉，止悸动；干姜、肉桂加强温补心肾阳气之功；黄芪、党参、茯苓、白术、山药益气健脾利水；薏苡仁、车前草、泽泻利水渗湿；合冠心2号方加减（丹参、赤芍、红花、川牛膝、姜黄）活血利水；合生脉饮加减（玄参、麦冬、五味子、玉竹、芍药）养阴，敛阴护液，防姜、术、附等温燥之品伤阴之弊。诸药合用，心肾阳气并补，瘀血水湿齐驱，同时兼顾阴液，攻补兼施，标本同治，温阳不化燥，利水不伤阴。心肾阳气充足，心力增强，正气存内，邪气不可干，则病情稳定。

翁老强调临证当辨病、证、症相结合，常根据病情变化灵活加减运用。水肿甚，加葶苈子、大腹皮、冬瓜皮、玉米须利水消肿；肺气不宣，咳嗽无痰，加桔梗、杏仁宣降肺气止咳；山萸肉、黄精补益肾精，使阳气有所化；心悸明显，加苦参清心火、生龙骨重镇安神；秦艽、羌活舒筋络以止痹痛；玫瑰花、佛手疏肝理气行滞；厚朴、枳壳理气除胀满；砂仁、竹茹止呕；酸枣仁、夜交藤安神；风湿内蕴，日久化热，予金银花、金莲花清热解毒；北五加皮益气强心，协同洋地黄类药物的强心作用，从而减少洋地黄用量，以及避免不良反应的发生。

本例患者因在服用多种西药治疗过程中出现严重不良反应，不得已停用，症状逐渐加重，生活质量严重下降而转来服用中药。翁老通过益气温阳、活血利水养阴之法调理，症状明显改善，抵抗力逐渐增强，检查指标四年内表现稳定好转，生活质量提高。翁老在治以益气活血利水、益气养阴活血利水、温阳活血利水的同时，其用药有以下特点。①用药注意时令季节的变化。夏季注意化暑湿，常用藿香、薄荷、佩兰；冬季注意温补阳气，常用炮附子、肉桂、干姜。②常用方剂为自创的冠心3号方（丹参、赤芍、川芎、红花、郁金）；生脉散（太子参、麦冬、五味子）；玉屏风散（生黄芪、白术、防风）（图3）。③善用生黄芪、丹参、茯苓与其他药物配对。其中健脾利水常用茯苓、泽泻、生黄芪，生黄芪、黄精、茯苓，茯苓、党参、延胡索；益气活血利水常用丹参、红花、生黄芪，丹参、泽泻、茯苓、生黄芪；养血安神常用生黄芪、丹参、酸枣仁；此外，宣肺利水养阴常用玉竹与葶苈子配伍（图4）。

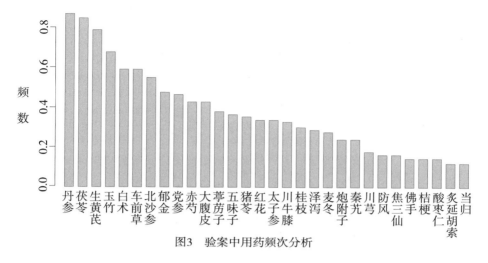

图3　验案中用药频次分析

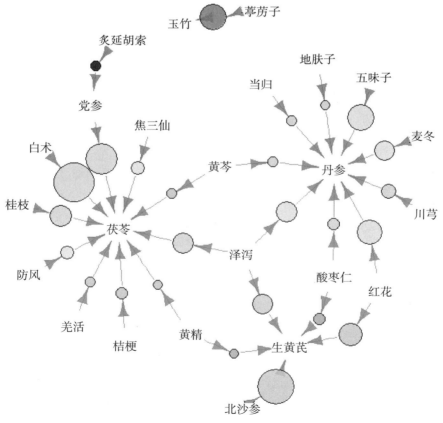

图4　验案中用药药对分析

（宇文亚）

治疗心脏室壁瘤验案

医案 邵某，男，57岁。2013年3月14日就诊。

主诉 反复胸闷憋气伴乏力4年余，加重1年。

初诊 患者于2010年3月因劳累后出现心前区不适，到医院检查发现心律失常、心肌缺血，诊断为冠心病，未予重视，未服药治疗。2011年4月24日开车过程中觉心前区不适，亦未引起注意；次日凌晨自觉胸闷、心前区疼痛，后背不适，到医院就诊查心电图提示广泛前壁大面积心肌梗死，立即行经皮冠状动脉介入治疗（PCI），于前降支置入2枚支架。当时发现右冠脉亦有狭窄，建议至心血管专科医院手术。2011年7月19日北京某医院冠脉造影示：冠脉有8处狭窄，其中1处狭窄50%～70%，其余80%～90%狭窄，遂再次置入5枚支架。心脏彩超示：EF 51%。之后1年内，患者精神状态逐渐变差，体力逐渐下降，总觉全身疲乏，周身不适，胸闷、憋气，心悸，易激动，情绪变差，脾气急，不愿与人交流。遂于2012年再次至北京某医院就诊，心脏彩超示：EF 38%，疑室壁瘤。后至中医院就诊，服用汤药半年，效果不明显。遂至翁老门诊就诊。现乏力，懒言，周身不适，稍有活动即感疲乏加重，胸闷、憋气，时有心悸，自觉脉搏有期前收缩，心率慢，脾气急，情绪差，易激动，激动时心律失常，期前收缩增多，纳眠可，二便调。舌体胖大，质紫，苔中心黄，脉弦滑。

高血压病病史30余年，早期未规律服药，血压最高达190/100mmHg，心肌梗死之后始规律服药，血压平稳，在110/60mmHg左右。12年前脑梗死，无明显后遗症。现服用药物：替米沙坦、曲美他嗪、螺内酯、阿司匹林、比索洛尔、瑞舒伐他汀、生脉Ⅱ号口服液。2013年3月14日超声心动图示：PCI术后，阶段性室壁运动异常，左心扩大并左心室功能减退，心尖部室壁瘤形成；主动脉瓣关闭不全（轻度）；二尖瓣反流少量（少量）；EF 46%。

辨病辨证分析　心脏室壁瘤是心肌梗死后的并发症，是由冠状动脉闭塞引起。心脏室壁瘤的形成是正常的心肌组织逐渐地被纤维瘢痕所代替，心内膜小梁消失，50%的患者有血栓形成。因此，中医辨证为"血瘀证"。此病机贯穿疾病始终。室壁瘤的形成，在血瘀的基础上更为加重，"死血""坏血"残留在心脏之中。因此，室壁瘤属"血瘀重证"。

"瘀血不去则新血不生""气为血之帅，血为气之府""血载气，气行血"，瘀血残留，则气无所载，血无所运，打破了气血运行的常规，血瘀、气滞、气虚格局形成，终致气短乏力、胸闷、心痛。室壁瘤的形成，使局部收缩功能减退或消失，因而心脏射血分数明显下降，气短、乏力症状明显。因而室壁瘤属"气虚重证"。

本患者乏力，懒言，周身不适，稍有活动则疲乏加重，为典型的气虚的表现；胸闷、憋气，为瘀血阻滞心脉、心脉不通的表现；时有心悸，心率慢，为心气不足、鼓动无力之象；脾气急，情绪差，易激动，为肝郁之表现。结合舌体胖大、质紫、苔中心黄、脉弦滑，为气虚血瘀又有郁热的表现，因此辨证为气虚血瘀兼有郁热证。

中医诊断　胸痹。

西医诊断　心脏室壁瘤，冠心病，支架置入术后，高血压病，脑梗死。

辨证　气虚血瘀，兼有郁热。

治法　益气活血，清热通络。

处方							
生黄芪15g	北沙参12g	丹　参15g	川　芎12g
红　花12g	赤　芍12g	郁　金12g	三　棱10g
莪　术10g	川牛膝15g	天　麻10g	葛　根15g
黄　芩15g	黄　连10g	黄　精15g	茯　苓15g
广地龙15g	白　术12g		
水煎服，日1剂，早、晚服。			

以益气活血、清热通络为法治疗。处方以生黄芪、茯苓、白术健脾益气，丹参、川芎、红花、赤芍、郁金加三棱、莪术、地龙加强活血通络之力，北沙参养阴，黄精平补气血，补气与养阴并进，气阴双补，补而不燥，滋而不腻。结合患者高血压多年、脾气急等表现，属肝阳偏亢，天麻、葛根潜阳息风通络；川牛膝活血利水，引血下行。患者舌苔黄，内有郁热，黄芩、黄连清内热，并使补气不致热生。

复诊（2013 年 3 月 21 日）　心悸，期前收缩次数多，左心前区时疼，活动后气短，眠可，大便稀，苔黄腻，舌质暗红，脉弦滑。

处方			
生黄芪15g	党　参12g	北沙参12g	黄　精15g
丹　参15g	川　芎12g	红　花12g	赤　芍12g
当　归12g	川牛膝12g	茯　苓15g	玉　竹15g
车前草15g	五味子6g	郁　金12g	炒薏苡仁15g
远　志12g	黄　连12g		
水煎服，日1剂，早、晚服。			

其他药物　生脉Ⅱ号口服液，每次 1 支，每日 2 次。

本次以益气养阴、活血利水、健脾祛湿、养心安神为法治疗。较上方增加健脾利湿之药物，仍以生黄芪补气，北沙参、黄精补气养阴；丹参、川芎、红花、赤芍、郁金加当归养血活血化瘀，川牛膝活血利水。因患者大便稀，为脾虚之证，加党参、茯苓、炒薏苡仁健脾利湿，车前草清热利湿，利小便以实大便。患者心悸、期前收缩次数多，心神不宁，加玉竹养阴、五味子养心安神、远志化痰安神、黄连清心安神。从养心安神方面治疗。

复诊（2013 年 4 月 19 日）　期前收缩次数较前减少，血糖稍高，停比索洛尔，心率加快至 80～90 次/分，面色改善，睡眠好，大便正常，多矢气，活动量增加，每日可活动 40～50 分钟。舌质暗，苔黄腻，脉弦数。

生黄芪12g　北沙参12g　党　参12g　丹　参15g

红　花12g　郁　金12g　赤　芍12g　茯　苓12g

五味子10g　远　志10g　黄　连10g　莲子肉15g

银　杏10g　川　芎12g　川牛膝15g　天　麻10g

珍珠母20g（先煎）

水煎服，日1剂，早、晚服。

本次以益气养阴、活血化瘀、健脾补肾、安神为法治疗。仍以生黄芪、北沙参、党参补气养阴，丹参、红花、郁金、赤芍、川芎活血化瘀，珍珠母、茯苓、五味子、远志、黄连安神，天麻活血通络息风，党参、莲子肉、茯苓健脾益气，银杏补肾。

复诊（2013年5月30日）　期前收缩次数较前减少，空腹血糖5.7～6.6mmol/L，纳眠可，二便调，矢气多。舌质红，苔黄（服中药后），脉弦。2013年5月30日心脏彩超示：EF 40%。

生黄芪15g　党　参12g　麦　冬10g　五味子10g

玉　竹15g　丹　参15g　川　芎12g　红　花12g

远　志10g　黄　连10g　银　杏10g　郁　金12g

天　麻10g　茯　苓15g　炒薏苡仁15g　珍珠母20g（先煎）

水煎服，日1剂，早、晚服。

本次治疗与上次法则相同，生黄芪、党参、麦冬、五味子、玉竹益气养阴，丹参、川芎、红花、郁金活血，远志、黄连、珍珠母、茯苓安神，天麻活血通络，炒薏苡仁健脾祛湿，银杏补肾。

复诊（2013年7月4日）　期前收缩发作较前频繁，血糖正常，纳可，睡眠时呼吸不通畅，二便调。舌质暗红，苔黄略腻，脉弦结代。

处方	生黄芪20g	黄　精15g	北沙参12g	丹　参15g
	川　芎12g	红　花12g	郁　金12g	赤　芍12g
	黄　芩12g	土茯苓15g	藿　香12g	生薏苡仁15g
	佩　兰12g	川牛膝12g	三七粉3g（冲服）	

水煎服，日1剂，早、晚服。

本次以益气养阴、活血化瘀、清热芳香化湿为法治疗。以丹参、川芎、红花、郁金、赤芍活血化瘀，生黄芪、黄精、北沙参益气养阴，黄芩、土茯苓、生薏苡仁、藿香、佩兰清热祛湿，川牛膝活血利水，三七粉活血益气。7月正值夏季湿热之时，热邪易耗气伤阴，湿邪易伤阳气，病情出现反复，因时制宜而加重清热利湿之药物。

复诊（2013年9月12日）　期前收缩仍发生较频繁，9月4日于北京某医院行冠脉造影显示：左主干（LM）50%，前降支（LAD）近段狭窄70%～80%，前降支第1分支（LAD-D1）支架内膜增生，回旋支（LCX）近段狭窄70%～80%，中段原支架通畅，右冠状动脉（RCA）原支架通畅。感乏力明显，偶头晕心悸，纳可，二便调，眠可。舌暗红，苔黄厚腻，脉弦滑。

处方	生黄芪15g	玉　竹15g	葶苈子12g	三七粉3g（冲服）
	茯　苓15g	丹　参15g	川　芎12g	生晒参10g（先煎）
	生蒲黄12g	郁　金12g	赤　芍12g	红　花12g
	黄　连10g	天　麻10g	五味子10g	炒酸枣仁15g

水煎服，日1剂，早、晚服。

本次以益气养阴、活血利水、安神强心为法治疗。方以丹参、川芎、生蒲黄、郁金、赤芍、红花活血化瘀，生黄芪、三七粉、生晒参补气，玉竹、葶苈子养阴利水，增强心脏功能。黄连、五味子、炒酸枣仁安神，天麻息风通络。因乏力明显，加生晒参加强补气的功能，大便已调，因此党参换为生晒参。

复诊（2013年11月21日）　服上方70剂，活动剧烈仍有气短，期前收缩较前改善，11月6日超声心动图示：EF 44.9%。舌质暗，苔黄腻，脉弦滑。

处方			
生黄芪15g	北沙参15g	玄　参12g	三七粉6g（冲服）
丹　参15g	川　芎12g	红　花12g	生晒参10g（先煎）
郁　金12g	三　棱10g	莪　术10g	鸡血藤15g
当　归12g	川牛膝12g	五味子10g	玉　竹15g
黄　连10g	黄　芩10g	黄　柏10g	
水煎服，日1剂，早、晚服。			

本次治疗法则与上次基本相同，用药方面以丹参、川芎、红花、郁金活血化瘀，加三棱、莪术加强活血作用，鸡血藤活血通络，当归活血养血，川牛膝活血利水，生黄芪、三七粉、北沙参、生晒参、玄参、五味子、玉竹补气养阴。在养阴方面药物稍有增加，又加当归、鸡血藤活血养血通络。

复诊（2014年1月16日）　乏力明显，胸闷憋气，夜间平卧时有时憋醒，头晕，咽部不适。纳可，二便调。

处方			
柴　胡10g	银柴胡10g	郁　金12g	香　附10g
夏枯草10g	生黄芪12g	北沙参15g	三七粉6g（冲服）
川　芎12g	丹　参15g	红　花12g	生晒参10g（先煎）
三　棱10g	莪　术10g	川牛膝15g	鸡血藤15g
葛　根15g	黄　连10g	关黄柏10g	黄　芩12g
玉　竹12g	五味子10g		
水煎服，日1剂，早、晚服。			

本次治疗以疏肝清热、理气活血通络为法。在以前处方的基础上加

柴胡、郁金、香附疏肝理气解郁；银柴胡清虚热，防柴胡之燥；夏枯草清肝；川芎、丹参、红花、三棱、莪术活血化瘀；生黄芪、三七粉、北沙参、生晒参补气；川牛膝、鸡血藤、葛根活血通络利水；黄连、关黄柏、黄芩清热；玉竹、五味子养阴。方中增加了疏肝理气药物，能增强气血运行，帮助补气药更好地发挥作用。

复诊（2014年4月3日） 乏力好转，无胸闷、憋气，活动后心悸，夜间仍有憋醒，头晕，二便正常，纳可。舌暗红，苔薄黄，脉弦。

处方			
生黄芪15g	党 参12g	丹 参20g	三七粉6g（冲服）
川 芎12g	红 花12g	三 棱10g	生晒参10g（先煎）
莪 术10g	川牛膝15g	鸡血藤12g	麦 冬10g
玉 竹15g	五味子10g	茯 苓15g	猪 苓12g
柴 胡10g	郁 金12g	黄 连10g	关黄柏12g
佛 手12g	炒神曲15g		
水煎服，日1剂，早、晚服。			

本次治疗与上次基本相同，以生黄芪、生晒参、三七粉、党参补气，丹参、川芎、红花、三棱、莪术、川牛膝、鸡血藤活血通经利水，麦冬、玉竹、五味子养阴，茯苓、猪苓利水，柴胡、郁金、佛手疏肝理气，黄连、关黄柏清热，炒神曲健脾助运。佛手易香附，香附稍燥，佛手较为平和，疏肝理气而不伤阴。

复诊（2014年6月8日） 时有期前收缩，空腹血糖6.5～6.8mmol/L，餐后血糖9.5～9.8mmol/L，血压（90～110）/（50～70）mmHg，午后血压偏低，90/50mmHg。乏力，时有咬舌情况，纳眠可，二便调。舌紫红，有裂纹，苔白腻，寸脉、尺脉沉弦紧，关脉浮弦。

处方			
鸡血藤12g	茯 苓15g	苏 木12g	生晒参10g（先煎）
黄 柏12g	佩 兰12g	玉米须15g	三七粉3g（冲服）
红 花12g	藿 香12g	黄 连10g	薄 荷3g（后下）

生黄芪15g	五味子10g	郁　金12g	玉　竹15g
银柴胡10g	莪　术10g	北沙参15g	川　芎12g
丹　参15g	玄　参12g	川牛膝15g	三　棱10g

水煎服，日1剂，早、晚服。

本次治疗增加祛湿清热之法，因夏季湿热来临，加之患者咬舌，为内有热象。方以生晒参、三七粉、生黄芪补气，川芎、丹参、红花、苏木、三棱、莪术活血，鸡血藤、川牛膝活血通经利水，藿香、佩兰、薄荷、黄连、黄柏清热祛湿，五味子、玉竹养阴，银柴胡、郁金理气，茯苓、玉米须健脾利水。

复诊（2014年8月17日）　药后期前收缩次数明显减少，无咬舌，乏力，头晕，多汗，纳眠可，二便调。血压（100～110）/（50～65）mmHg，舌暗红，体胖大、有齿痕，脉沉弦。

处方

柴　胡10g	银柴胡10g	生黄芪20g	生晒参10g（先煎）
藿　香12g	北沙参15g	玄　参12g	三七粉3g（冲服）
丹　参12g	红　花12g	川　芎12g	薄　荷3g（后下）
川牛膝15g	莪　术10g	三　棱10g	鸡血藤15g
苏　木12g	玉　竹15g	五味子10g	茯　苓10g
关黄柏12g	郁　金12g	佩　兰12g	

水煎服，日1剂，早、晚服。

本次治疗与上次基本相同。生黄芪、生晒参、三七粉补气，北沙参、玄参、玉竹、五味子养阴，丹参、红花、川芎、川牛膝、莪术、三棱、鸡血藤、苏木活血，柴胡、银柴胡、郁金理气，藿香、薄荷、佩兰、关黄柏祛湿清热，茯苓健脾。

复诊（2014年10月19日）　冠心病支架术后3年，无胸痛胸闷，有时心悸，为期前收缩，乏力，纳眠可，二便调，舌淡红胖大，苔黄，脉弦。2014 年 10 月 15 日超声心动图示：EF 50%。

处方			
柴　胡10g	银柴胡10g	郁　金12g	生黄芪20g
北沙参15g	玉　竹15g	丹　参15g	三七粉3g（冲服）
川　芎12g	赤　芍12g	红　花12g	三　棱10g
莪　术10g	麦　冬10g	五味子10g	肉　桂10g
黄　柏10g	鸡血藤15g	制附片10g（先煎）	

水煎服，日1剂，早、晚服。

本次治疗增加温阳补肾之法。方以柴胡、银柴胡、郁金理气疏肝，生黄芪、三七粉、北沙参、玉竹、麦冬、五味子补气养阴，丹参、川芎、赤芍、红花、三棱、莪术、鸡血藤活血，肉桂、制附片温阳补肾，黄柏清热。较前应用了肉桂、制附片温阳之药，用于冬季寒冷季节，预防寒易伤阳。

复诊（2014 年 12 月 28 日）　无明显诱因胸部隐痛发作 1 次，持续 5 天，吸氧后缓解。劳累后易心悸，可步行 45 分钟，纳眠可，右侧躯体怕冷，咽中有痰，夜尿频（4 次）。舌体胖大，边有齿痕，苔薄黄，脉弦滑。

处方			
柴　胡10g	银柴胡10g	郁　金12g	姜　黄10g
青　蒿10g	北沙参15g	生黄芪15g	三七粉3g（冲服）
丹　参15g	川　芎12g	川牛膝12g	赤　芍12g
红　花12g	地　龙12g	三　棱15g	莪　术10g
黄　连10g	黄　芩12g	黄　柏10g	络石藤15g
桂　枝12g	肉　桂6g		

水煎服，日1剂，早、晚服。

本次治疗与上次基本相同，柴胡、银柴胡、郁金、姜黄、青蒿疏肝理气清热，北沙参、生黄芪、三七粉补气养阴，丹参、川芎、川牛膝、赤芍、红花、地龙、三棱、莪术活血，络石藤、桂枝通经络，黄连、黄芩、黄柏清热，肉桂温阳补肾。去附子，因其热燥，又有毒性，因而慎用。

复诊（2015年3月1日）　服药期间胸痛未发作，期前收缩次数较前增多，易心悸，伴右侧肢体发冷，体力较前好转，面色好转，平地可活动40分钟，可上2层楼，纳食可，眠可，愿意与他人进行交流，夜尿频，每晚3次。容易激动，每激动则出现期前收缩，略感憋闷，含服硝酸甘油可在1～2分钟内缓解，同时期前收缩减少。血压控制在126/72mmHg，心率58次/分，空腹血糖6.3～6.5mmol/L。舌暗红，边有齿痕，苔薄黄，脉沉弱。

处方				
	生黄芪15g	玄　参12g	玉　竹15g	三七粉3g（冲服）
	麦　冬12g	五味子10g	合欢皮15g	酸枣仁15g
	柴　胡10g	银柴胡10g	青　蒿10g	郁　金12g
	丹　参15g	川　芎12g	红　花12g	赤　芍12g
	三　棱10g	莪　术10g	地　龙12g	黄　连10g
	黄　柏10g	黄　芩10g	茯　苓15g	玉米须15g

水煎服，日1剂，早、晚服。

本次治疗去肉桂、桂枝温热之品。以三七粉、生黄芪、玄参、玉竹、麦冬、五味子补气养阴，合欢皮、酸枣仁养心安神，柴胡、银柴胡、青蒿、郁金疏肝理气清热，丹参、川芎、红花、赤芍、三棱、莪术、地龙活血，黄连、黄柏、黄芩清热，茯苓、玉米须健脾利水。

按　心脏室壁瘤是心肌梗死后，心肌组织于2～8周逐渐地被纤维瘢痕所代替，收缩功能减退或消失，不能如正常心肌那样承受心腔内的压力，向外呈囊状膨出进而形成室壁瘤，多见于大面积的心肌梗死。据统计，90%以上的心脏室壁瘤是由于左前降支或右冠状动脉后降支闭塞所造成。急性心肌梗死造成的室壁瘤从解剖学上可分为两种类型：一类是真性室壁瘤，又称解剖性室壁瘤，或慢性纤维化室壁瘤。其壁薄，分界清楚，并为瘢痕组织所代替，心内膜小梁消失，50%的患者有血栓形成。真性室壁瘤大多数位于左心室前尖部，这部位心肌为单支血管供血，很少有侧支循环。后下室壁瘤常累及后乳头肌，并易引起二尖瓣关闭不全或室间隔穿孔，可带来致命性左心室心力衰竭，所以很少在生前被发现。未累及后乳头肌和室间隔的后下室壁瘤，常局限于后乳头肌和室间隔之间。此部位的室壁瘤通常和占优势的右冠状动脉闭塞有关；左冠回旋支保护了乳头肌。另一类是假性室壁瘤，往往是由于心室游离壁梗死区出现小面积破裂。破裂孔由于与心包粘连和（或）机化血栓所局限，于左心室腔外形成一个小"憩室"，即假性室壁瘤，瘤腔直接与左心室相交通。假性室壁瘤瘤壁无心肌组织，仅包含心外膜或心包组织，30%有机化血栓。

室壁瘤形成后导致心室壁肌张力增强，影响射血功能，增加心肌耗氧量；此外，较大的室壁瘤突入心包腔内，使心包腔的容积缩小，妨碍心室的充血和功能。10%左心室室壁受累可致射血分数下降；15%受累，可导致左心室舒张终末压和容量升高；25%受累，可出现充血性左心力衰竭；40%受累，可导致心源性休克。

心脏室壁瘤常有以下临床表现。①心绞痛是大多是室壁瘤患者最常见的症状。心室壁肌张力增强，心肌耗氧量增加。②呼吸困难：因心功能不全或充血性心力衰竭所致的呼吸困难是室壁瘤的第二常见症状。③心律失常：室壁瘤的组织特异性（坏死组织、纤维组织及心肌细胞）使其局部电生理特性如传导性及不应期发生紊乱，局部形成折返通路。瘤体周围的肾上腺素能受体密度改变，β受体表达上调，自律性增强。④体循环栓塞，不多见，约10%。

本患者至今已服用中药治疗2年，服药后患者体力较前好转，心功能得到改善。病后的不良情绪也逐渐在好转，表现为活动量较前增加、愿意与他人主动进行交流、面色好转，生活质量逐渐提高。患者心肌梗死后室壁瘤形成，主要表现为乏力、憋气、心悸、活动后加重，以气虚血瘀为主。翁老辨病与辨证相结合，认为患者冠心病心肌梗死面积大，则瘀血重，瘀血越重，气虚也越重，瘀血不去，新血难生。故以益气活血为法，活血为重，以通为补，通补结合，祛瘀生新。翁老在治疗本病案时有以下特点。

（1）本病案补气活血同用，补气养阴同用，补气清热同用，补气疏肝理气同用，活血通络同用，活血利水同用，养阴利水同用，温阳清热同用，温阳利水同用。补气的同时，注重疏导，通、散为法，疏肝理气，使气血疏通，活血化瘀使血液疏通，清虚热、散郁热，使郁滞之热去。湿邪易损伤阳气，阻滞气机，芳香化湿则湿去而气机通畅。以通为补，在通、散的基础上方能进补，补气更为有效。①补气方面：生黄芪、党参、生晒参、太子参等药物，根据不同情况的区别应用；②活血方面：根据不同情况在冠心2号方基础上选择各种活血药物；③清虚热方面：凡虚则有郁，郁则有热，常以青蒿、银柴胡、茵陈、黄芩、黄连清热；④养阴方面：补气养阴，利水养阴，生黄芪与北沙参，玉竹与葶苈子相伍应用；⑤通经络方面：常常用狗脊、鸡血藤、当归、天麻；⑥寒热兼杂时：寒温并用，肉桂、桂枝、附子与黄芩、黄连、黄柏并用。

（2）本病案历经2年治疗，在夏季用药增加芳香化湿之品，在冬季加用温阳补肾之品。因夏季为暑湿季节，湿邪重浊黏腻，易伤阳气，心脏室壁瘤为胸痹之病，胸中阳气不振，遇夏季湿邪弥漫之时，胸阳不展，因而表现在病情上为容易反复，出现胸闷、憋气、心悸、乏力等不适。芳香化湿法正是夏月祛湿之平和之法。冬季为寒冷季节，寒凝则血瘀，与冠心病的发病息息相关。《灵枢·岁露论》云："岁火不及，寒乃大行……民病胸中痛，胁支满……心痛暴喑"。冠心病心绞痛患者常常于气候变化，特别是每遇寒冷，则易发病。冬季发病率较高，因寒邪凝滞，主收引。寒为阴邪，易伤阳气。寒邪侵入机体后，会引起经脉收缩，血脉绌急而痛。《素问·举痛论》云："寒气客于脉外则脉寒，脉寒则缩蜷，缩蜷则脉绌急，绌急则外引小络，故猝然而痛"。寒邪凝滞则血瘀。《素问·至真要大论》云："寒淫所胜，血变脉中……民病厥心痛"。《医林改错》云："血受寒，则凝结成块"。寒为阴邪，寒邪内侵，易伤阳气，《素问·调经论》云："寒气积于胸中而不泻，不泻则温气去，寒独留而血凝泣，凝则脉不通"。《诸病源候论·心痛病诸候》云："心，阳气也，冷，阴气也。冷乘于心，阴阳相乘，冷热相击，故令痛也"。心脏室壁瘤患者本为气虚、阳虚之体，因而遇寒更易发病。《圣济总录》云："卒心痛者，本于脏腑虚弱，寒气卒然客之"。

（3）疏肝方面。肝与心的关系为母子关系。肝属木，心属火，木生火，肝与心是相生关系。肝主疏泄、主藏血与心主血脉的功能密切相关。肝主疏泄的功能，能够疏通气机，助心主血脉的运行。因此，临床疏肝理气，调节气机，使心功能得到改善。心行血的功能失常，则影响肝藏血的功能，因而也会影响肝之疏泄功能，而临床表现为情绪抑郁或急躁焦虑。患者经过疏肝理气的治疗，往往情绪好转，抑郁减轻，焦躁不安得到控制。肝之疏泄正常，情绪好转，诸多心脏不适也随之好转，临床往往用柴胡配银柴胡、郁金、香附、佛手、合欢皮之类治疗。

（4）时时注重安养心神。因心主神明，心神不宁，则易出现心悸、易惊、恐惧、不安、失眠、多梦等症状。而心脏室壁瘤患者往往在病后出现上述症状，为心神不宁的表现。在治疗时安养心神显得尤为重要，而且在用药后有明显的疗效，这也反证了中医养心安神理论的科学性。心脏室壁瘤的患者心气不足，心血瘀阻，血不养神，临床应用酸枣仁、五味子、柏子仁、茯苓、夜交藤等药物养心安神，常常获效。

翁老治疗心脏室壁瘤的有以下特点。

（1）病证结合辨证思路。心脏室壁瘤的患者临床主要表现为胸痛，胸闷，憋气，心悸，气短，乏力，动则加重，可伴有纳食差，腹胀，失眠，情绪不佳，易紧张，易激动等。根据个体情况不同，伴见症状也有个体性差异。症状的收集主要是问诊所得。而患者望其面容，一般面色少华、晦暗，口唇色暗甚或发绀，舌质暗红、紫红者多见。切其脉象，弦、细、弱最为多见，也有结、代之脉。根据其主要表现，属中医"胸痹""心悸"范畴，"气虚血瘀兼气滞"最为常见。

疾病日久，可寒热兼杂，阴阳不调。热郁其由有二：一则气虚不运，虚热郁结，出现虚烦、失眠；二则血瘀内阻，气运不畅，形成气滞，气滞热郁，实火内生，热扰心神，也可出现心烦、失眠、汗出。其寒则缘由也有二：一则气虚则寒邪内侵，易伤阳气，寒凝经脉，则有遇寒心背痛、手足凉；二则体内本身阳气不足，心阳、肾阳虚，不能温煦，而有怕冷、肢凉等表现。热郁则伤阴，表现为口干、盗汗，火盛则炼液为痰，又有痰浊的表现，如咽中异物感、有痰、舌苔白腻或黄腻。气、血、阴、阳、寒、热之变引发的一系列较为复杂的情况，根据个体不同而进行辨证论治。

室壁瘤患者心功能不全，直接影响心、脑、肾及其他脏气的供血，表现为头晕、消化不良、肾脏供血不足、肾功能的减退、反复肺部感染等。中医几千年前已有"心为五脏六腑之大主，心动则五脏六腑皆摇"的认识。心气不足、心血瘀阻，则心主血脉之功能不能正常发挥，五脏六腑失去气血之濡养。脾胃虚弱则消化不良；脾升清降浊之功能失常，则清阳不升，故见头晕；心肾不交，水火不济，心神失养，则失眠、多梦。心行血功能失常，则影响肝藏血功能。心肝血虚，心血不足，则心神不安；肝血不足，则肝魂魄不定，则失眠、易惊，胆小。肝气虚，则肝之疏泄功能失常，肝气郁滞，则急躁易怒、情绪抑郁。心气不足，渐及心阳，心阳不足，则四肢不温、形寒肢冷、心悸气短、动则尤甚；心阳虚损及肾阳，则出现尿少、水肿等重证。

（2）心脏室壁瘤的治则治法。

1）根据室壁瘤之证候特点。血瘀之重证，治以活血化瘀之法；气虚之重证，治以益气之法。因此，以益气活血为基本治则。去除残留之瘀血，使气血畅行之障碍逐渐消退，瘀血去、新血生，建立新的气血循环，心脏功能方能逐渐恢复。因此，"祛瘀生新"是治疗之目标。在补气时考虑气血运行之规律，须加入适当的理气之品，使补而不滞，能推动气之活动，同时也促进血液之运行。因而，益气活血理气是治疗大法。

2）根据室壁瘤的形成特点。心脏室壁瘤的形成是正常的心肌组织逐渐地被纤维瘢痕所代替。心肌坏死的细胞其周边有些细胞因缺血处于休克状态，若血供不能恢复，则休克细胞也逐渐被纤维瘢痕所代替；若血供恢复，则部分休克细胞可以恢复功能状态。因此，翁老认为，改善血供、"挽救细胞"是室壁瘤中医治疗的目的。

3）根据疾病日久，证候演变之特征。气虚气滞热郁，气虚日久心阳不足，而出现寒热兼杂，可出现心胸热、汗出、烦躁、失眠、后背凉、下半身怕冷、下肢发凉，既要益气理气、疏肝清热，又要温阳通脉。阳气不足，水湿内停时，又要温阳利水。既有阴虚，又有痰浊时，既要养阴清热，又要理气化痰。心阳不足、心气不足、心血不足，心血瘀阻，均可使心神失养，出现失眠、多梦、恐惧、心悸、不安等症状，此时要养心安神治疗。

（3）处方用药。心脏室壁瘤处方用药以活血益气为法。活血以冠心2号方为基础，降香改用郁金。根据具体情况，应用不同的活血药物，如养血活血、活血化瘀、破癥逐瘀、通络逐瘀等不同的活血药物。补气药也根据气虚程度，应用不同的补气之品，如生黄芪、太子参、生晒参、党参、三七粉等。阴虚加北沙参、玉竹、玄参、黄精、麦冬、五味子等。痰浊者，加陈皮、法半夏、白术、竹茹、苏梗等化痰。温阳用肉桂、制附子、高良姜、菟丝子、巴戟天等。清热去火用黄芩、黄连、黄柏、青蒿、茵陈等。化湿用藿香、佩兰、薏苡仁。利水用玉米须、猪苓、茯苓、车前草。疏肝用柴胡、银柴胡、郁金、香附、合欢皮、佛手等。通络补肾用鸡血藤、络石藤、狗脊、川断等。失眠多梦者，加五味子、酸枣仁、柏子仁、珍珠母、合欢皮、夜交藤、茯神等药物。各种药物可配合应用，如补气药与活血药的配伍应用、补气药与养阴药的配伍应用等。

（张兰凤）

治疗酒精性心肌病验案

医案 张某，男，58岁。2008年4月10日就诊。

主诉 胸闷、心悸2年余。

初诊 患者2005年9月夜间，突感胸闷憋气，心悸，呼吸困难，不能平卧。次日至北京某医院就诊，查心电图示：心房颤动，对症治疗，给予静脉滴注胺碘酮、去乙酰毛花苷注射液（西地兰）后心率较前下降，症状缓解后出院。其间未规律服药症状再发，于2005年12月19日住院治疗。查胸部正侧位片示：两肺瘀血，心影明显增大，心室左房增大为主；心胸比0.59。超声心动提示：左心房前后径54mm；左心室室间隔厚度12mm，舒张末期前后径74mm，EF 46%，后壁厚度13mm；右心室前后径26mm。心脏MRI示：左心室腔内径偏大（横径约6cm），左心室整体收缩功能偏低，左心房内径明显扩大（前后径约6.5cm），右心房内径正常高限，右心室内径不大，房室瓣未见明显反流信号。心电图检查提示心房颤动。诊断为扩张型心肌病、心脏扩大、心律失常（心房颤动）、高血压病、2型糖尿病、高脂血症。住院期间用硝酸异山梨酯、氯沙坦钾氢氯噻嗪片、盐酸曲美他嗪片、呋塞米、地高辛、二甲双胍、格列吡嗪控释片，恢复良好。出院后继续上班工作，坚持服用西药，初期控制可，于2006年6月16日复查胸部正侧位片：心胸比0.42。超声心动M型及二维示：左心房前后径47mm；左心室室间隔厚度9mm，舒张末期前后径56mm，EF 60%，后壁厚度10mm；右心室前后径27mm。后西药控制无效，自2007年以来心力衰竭逐渐加重，肺瘀血，全心增大，左心功能减退，动则胸闷、心悸，但尚能平卧。2008年3月6日北京某医院查胸部正侧位片示：两肺轻瘀血，主动脉结宽；肺动脉段平直；心室大为主；心胸比0.6。超声心动M型及二维示：左心房前后径58mm；左心室室间隔厚度11mm，舒张末期前后径64mm，EF 43%，后壁厚度10mm；右心室前后径30mm。追问患者曾有大量饮酒史30年，每天饮酒200～400ml。现患者自觉乏力，时有胸闷、心悸，汗多，心烦，日夜均有汗出，尚能平卧，咳嗽，痰不多，苔黄腻，脉沉细。

中医诊断　酒癖。

西医诊断　酒精性心肌病，高血压病，2型糖尿病，高脂血症。

辨证　心气亏虚，痰瘀互结。

治则　益气活血，祛痰利水。

处方			
生黄芪15g	丹　参15g	北沙参15g	太子参15g
川　芎12g	红　花12g	全瓜蒌15g	薤　白12g
土茯苓15g	陈　皮10g	法半夏10g	白　术12g
杏　仁10g	猪　苓12g		

水煎服，日1剂，早、晚服。

方中生黄芪益气固表、敛汗固脱；北沙参益气养阴；太子参补益脾肺，益气生津。三药合用益气养阴，补益心脾。丹参活血祛瘀，清心除烦；川芎行气活血；红花活血通经、散瘀止痛。瓜蒌化痰散结；薤白通阳散结，行气导滞；半夏燥湿化痰。三药是瓜蒌薤白半夏汤的组成，可行气解郁、通阳散结、祛痰宽胸。陈皮理气祛痰，燥湿以助半夏化痰之力，同时配伍土茯苓清热燥湿、祛湿解毒，配伍猪苓淡渗利湿、利水渗湿，以增强祛湿之功。再辅以白术健脾益气，杏仁宣肺止咳平喘。

复诊（2008年5月8日）　下肢不水肿，咳嗽明显减轻，精神略有改善，痰灰色易咳出，自觉乏力，每天走路2～3小时，出汗多，纳可，大便正常，耳鸣，项背僵痛，每日注射胰岛素24U，苔黄腻，脉沉细。

处方				
	生黄芪20g	太子参15g	丹　参15g	川　芎12g
	赤　芍12g	红　花12g	郁　金12g	桔　梗15g
	茯　苓15g	杏　仁10g	白　术12g	防　风10g
	葛　根15g			

水煎服，日1剂，早、晚服。

在上方基础上减半夏、陈皮；加防风与黄芪、白术组成玉屏风散以增益气固表止汗之功；桔梗祛痰；增郁金、赤芍，以增强活血化瘀之效，葛根缓解项背僵痛。

复诊（2008年6月30日）　空腹血糖7～9mmol/L，胰岛素已加量，乏力，每天活动3小时，出汗多稍减，多梦，痰黏不易咳出，耳鸣。

处方				
	生黄芪15g	黄　精15g	土茯苓15g	泽　泻15g
	杏　仁10g	桔　梗15g	远　志10g	玉　竹12g
	丹　参15g	红　花12g	赤　芍12g	葛　根15g
	郁　金12g			

水煎服，日1剂，早、晚服。

在冠心3号方（丹参、红花、赤芍、郁金）基础上，针对患者汗多的症状，酌加益气养阴的补益药如生黄芪、黄精、玉竹，以补卫气之虚，固表止汗。患者舌苔黄腻，以土茯苓、泽泻清利湿热；痰黏不易咳出，以杏仁、桔梗、远志祛痰止咳。

复诊（2008年12月20日） 心悸胸闷，痰不多，可上6层楼，舌质紫，苔黄，脉滑。2008年12月12日外院复查胸部正侧位片提示：两肺瘀血，未见实变；两侧肋膈角稍钝；主动脉结宽；肺动脉段平直；左心室增大；心胸比0.53。超声心动M型及二维示：左心房前后径49mm，左心室室间隔厚度8mm，舒张末期前后径62mm，EF 50%，后壁厚度8mm，右心室前后径27mm。

处方			
太子参15g	北沙参15g	玉　竹15g	麦　冬10g
五味子10g	银　杏10g	土茯苓15g	白　术12g
泽　泻12g	黄　芩15g	丹　参15g	生薏苡仁15g
赤　芍12g	红　花12g		
水煎服，日1剂，早、晚服。			

以生脉散为主方加减，以太子参、北沙参代替人参重在养阴益气，以避人参辛温之性，以免助湿生热。麦冬滋阴润燥，玉竹滋阴润肺、养胃生津，五味子益气生津、敛阴止汗，既可固气津之外泄，又能复气阴之耗损。同时，"春夏养阳，秋冬养阴"，是指春夏养阳，以养阳之生长；秋冬养阴，以养阴之收藏。秋冬，阴令也，秋时阴收，冬时阴藏。秋冬之时燥邪为患，易伤阴，故秋冬之时宜服用滋阴之品。丹参、红花、赤芍活血祛瘀止痛；白术、土茯苓、泽泻、薏苡仁健脾祛湿；黄芩清热燥湿，用于肺热咳嗽；银杏敛肺气、定喘嗽。

复诊（2009年7月30日） 患者服上方半年有余，活动量加大，生活自理，出汗减少，精神体力有改善。出汗多，心烦易怒，精神体力可，质暗，苔黄腻，脉沉细。2009年7月28日外院复查胸部正侧位片示：两肺轻瘀血；主动脉结宽；肺动脉段平直；心室大；心胸比0.5。超声心动 M 型及二维示：左心房前后径 49mm；左心室室间隔厚度 8mm，舒张末期前后径 60mm，EF 52%，后壁厚度 8mm，右心室前后径 20mm。

处方	藿　香12g	佩　兰12g	荷　叶15g	玉　竹12g
	北沙参12g	丹　参15g	川　芎12g	红　花12g
	五味子10g	山萸肉10g	麦　冬12g	土茯苓15g
	郁　金12g	黄　芩15g		
	水煎服，日1剂，早、晚服。			

翁老遣方用药特别注意时令特点，如夏月常用藿香祛暑解表、化湿和胃，佩兰解暑化湿、辟秽和中，荷叶消暑利湿、健脾升阳。上三药合用可解暑化湿。丹参、红花、川芎、郁金活血祛瘀、行气解郁，北沙参、麦冬、五味子、玉竹益气养阴、固表止汗，山萸肉收敛固涩、止汗、生津止渴，土茯苓、黄芩清热祛湿。

复诊（2010 年 1 月 28 日）　患者一般活动基本正常，EF 57%，可上几层楼，不咳嗽，有痰仍吸烟，每日 7 支。酒已戒，空服血糖 5.8 ～ 6mmol/L，大便干改善，苔黄质暗，脉沉细。2010 年 1 月 27 日外院复查胸部正侧位片示：两肺轻瘀血；主动脉结偏宽；肺动脉段平直；心室圆隆偏大；心胸比 0.47。超声心动示：左心房前后径 50mm；左心室室间隔厚度 8mm，舒张末期前后径 57mm；EF 52%；后壁厚度 9mm；右心室前后径 14mm。

处方	生黄芪15g	太子参12g	玄　参12g	丹　参15g
	赤　芍12g	红　花12g	郁　金12g	泽　泻12g
	白　术12g	火麻仁15g	决明子12g	野菊花12g
	水煎服，日1剂，早、晚服。			

生黄芪、太子参、玄参益气生津、养阴清热，丹参、红花、赤芍、郁金活血祛瘀、行气解郁，白术、泽泻健脾燥湿，火麻仁、决明子、野菊花清热解毒、润肠通便。

患者每诊仍随证加减，坚持服用中药，治疗期间患者坚持服用治疗高血压、糖尿病、高脂血症等疾病的西药，症状已基本好转，精神体力恢复如常。

按 酒精性心肌病指长期大量的酒精摄入，引起心肌损伤，表现为心脏扩大、心功能不全的一种心肌病，是心源性猝死的常见原因。本病具有典型扩张型心肌病的血流动力学变化、症状、体征及影像学表现，属特异性心肌病的一种，戒酒后病情可自行缓解或痊愈，多见于成年男性。患者最终可出现心力衰竭、心脏扩大，3年病死率高达40%，4年病死率接近50%。

中医古代文献中并无"酒精性心肌病"病名，但对过度饮酒而引起的一系列病证有全面的认识，本病应当归属于"酒癖"范畴。本病早期多无典型临床表现，随着病情进展逐渐出现乏力、心悸、头晕、劳累后呼吸困难、气急、心前区疼痛、下肢水肿、腹水、晕厥甚至猝死。患者多口唇紫暗，舌质暗红或有瘀点，脉沉细涩。根据并发症不同属"心悸""喘证""胸痹""水肿""痰饮"等范畴。"心主手厥阴心包络之脉……动甚则胸胁支满，心中澹澹大动"，这些描述均属本病的典型表现。

本病的内因在于长期饮酒过度，损伤心气致心虚气弱，心肾阳衰。气阴两虚为本，毒邪、瘀血、水饮、痰浊为标。心气虚，引起心脉瘀阻，血运不畅，渐致心体胀大，继而心气耗散，心阴受损，终致阳气虚衰，血瘀水停。其病位在心，涉及脾、肺、肾诸脏。病性为本虚标实，以心肾阳（气）虚衰为本，血瘀水停为标。心主血脉，血液在全身经脉中畅流不息，才能提供身体所需要的营养。心气不足，则推动无力，必然影响心主血脉的功能，造成血流不畅，闭阻心脉；毒邪、水饮、痰浊等亦可影响血液正常运行，终致瘀血产生。故心肌病内因为心气虚，瘀血为必然结果；饮酒无度，亦可损伤脾胃，脾失健运，聚湿成痰，痰浊内生，阻滞气机，血脉瘀阻，痰瘀互结。西医病理表明，酒精性心肌病肿大心脏的心肌壁上可以形成纤维瘢痕和血栓，这种病理现象符合中医血瘀之证，故治疗常用抗凝剂来预防血栓形成，也证明酒精性心肌病与瘀血的关系密切。

　　该患者为酒精性心肌病合并高血压病、高脂血症和2型糖尿病，自2005年12月诊断为扩张型心肌病、高血压病、高脂血症、2型糖尿病，开始服用西药治疗。开始时心力衰竭有所改善，逐渐疗效降低，心力衰竭进行性加重，心功能减退，时有胸闷、心悸、汗多、心烦，寻求中医药治疗。翁老治疗该患者以益气活血、祛痰利水法对证治疗。治本以黄芪、丹参、北沙参、太子参、黄精补气养心为主，兼以生脉散益气生津敛汗，玉屏风散益气固表止汗；治标以翁老经典方"冠心2号"红花、川芎、赤芍、郁金行气活血化瘀，兼以瓜蒌薤白半夏汤祛痰宽胸，二陈汤理气燥湿化痰；杏仁、桔梗、银杏祛痰止咳，敛肺定喘；茯苓、泽泻、薏苡仁利水祛湿。中医治疗标本兼顾，以调整脏腑功能为主，祛除病理产物为辅。瘀血为心肌病的必然产物，活血化瘀治疗应贯穿心肌病治疗的始终。经过近2年治疗，病情明显好转。患者活动量逐渐增加，临床症状明显改善：胸闷、心悸、汗多等症状消失，一般活动基本正常，能缓慢步行，可上几层楼。肺瘀血明显改善，心胸比降低（图5）；心功能改善（图6）；左心室变小（图7）。

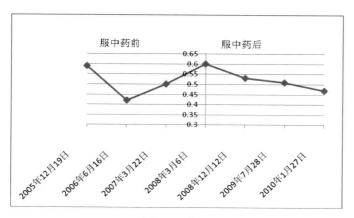

图5　心胸比

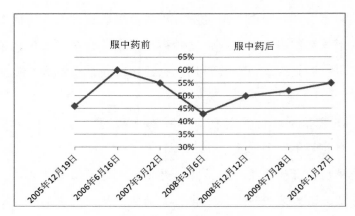

图6　左心室射血分数

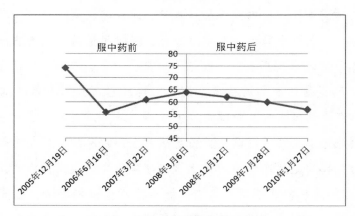

图7　左心室舒张末期前后径

（李　睿　孙爱军）

第三节
专病专方

冠心3号方

〖组成〗

丹参20g，川芎15g，郁金15g，红花15g，赤芍15g。日1剂，水煎2次，分2次服用，每次200ml，饭后半小时温服。

〖功用〗

理气活血，芳香温通。

〖方解〗

冠心3号方作为翁老治疗冠心病的基础方，疗效显著。具有活血而不破血、行气而不破气、通阳而不补阳的特点，方药组成有主有辅。

丹参为君药，气味苦平微温，通利血脉，活血散结，行气止痛，具有益气之功，所谓"一味丹参，功同四物"；川芎作为臣药，辛温无毒，消瘀血，养新血，为血中之气药，能活血化瘀，且辛香走窜，通阳散结；翁老在继承郭士魁老中医"冠心2号方"辨治精髓的基础上，根据诊治患者的特点，改降香为郁金作为臣药，在临床上应用更加得心应手。首先，虽然降香用于冠心病急性期有较好的缓解心绞痛的作用，但因其具有芳香耗散之性，若长期服用有伤正之弊；而郁金既保留了降香活血、行气、通窍的长处，又较为温和。其次，郁金性味寒凉，改降香为郁金，是变"温通"为"凉通"，更适合现代比较多见的血瘀有热不适合温通的冠心病患者。最后，郁金能够行气活血，对于冠心病常见的气滞血瘀类型尤为适合，体现了"气为血之帅"的制方原理。红花气味辛温，功能通瘀活血；赤芍苦平无毒，疏通血脉，助川芎行血中之滞，与红花共为使药。所选主药同时具有活血、行气、通阳的作用，而辅药则起协同作用，提高活血化瘀能力，共同达到疏通血脉的目的。

这五味药集理气活血、芳香温通于一体，成为翁老师活血化瘀的基础方剂，称为"冠心3号方"。

〖 主治病证 〗

冠心病血瘀证。可见胸闷胸痛，心悸气短，胁肋胀痛，憋气，口唇青紫，舌质紫暗或青紫，有瘀斑瘀点，舌底脉络迂曲紫暗，脉象弦细涩或结代。或无典型临床表现，客观检查有冠状动脉狭窄、血液流变学异常、血液黏度增高等。

〖 临床应用及加减化裁 〗

⋄ 适应证
冠心病、心律失常、心肌病、高血压病等心血管疾病有瘀血表现者。

⋄ 特殊使用情况
该方使用范围相当广泛，凡符合血瘀证诊断，均可根据辨证及个体情况在此方基础上加减化裁使用。如全身各系统动脉硬化患者、糖尿病晚期并发症、血液系统疾病属于血瘀证诊断者以及一些疑难杂病患者。

⋄ 加减规律
（1）瘀血痹阻。重者，本方合血府逐瘀汤加减。兼寒者，可加姜黄、桂枝等温通散寒化瘀之品；兼气滞者，可加枳壳、香附理气止痛；兼气虚者，加黄芪、党参、白术等补中益气。若瘀血重证，表现胸痛剧烈，可加延胡索、三棱、莪术等加强活血理气止痛的作用。

（2）气滞血瘀。本方合柴胡疏肝散加减。若兼有脘胀、嗳气、纳少等脾虚气滞的表现，可加白术、焦三仙以健脾理气；若气郁日久化热，心烦易怒，口干，便秘，舌红苔黄，脉数者，加牡丹皮、栀子清肝泻火；如胸闷心痛明显，可加延胡索粉、三七粉活血止痛。

（3）气虚血瘀。本方合补中益气汤加减。若大便干结加大黄；眩晕加决明子、牛膝；失眠加酸枣仁、珍珠母；头晕血压高加葛根、天麻；痰浊血脂高加土茯苓、泽泻。

（4）阴虚血瘀。若失眠多梦，可用酸枣仁、夜交藤养心安神；若心悸怔忡症状明显，脉结代者，用炙甘草、阿胶以养心阴；若兼见头晕、耳鸣、腰膝酸软，用黄精、枸杞子滋肾养阴清热；若阴虚阳亢，风阳上扰，加珍珠母、石决明、天麻、钩藤等滋阴潜阳；若兼动则气喘、乏力等气虚表现，可加黄芪、党参等益气之品。

（5）痰浊闭阻。本方合瓜蒌薤白半夏汤加减。若患者痰黏稠、色黄，大便干，苔黄腻，脉滑数，加黄连、黄芩以清化痰热；痰浊闭阻亦可酌情选用竹茹、苍术、桔梗、浙贝母等化痰散结之品。

（6）心肾阳虚、血脉瘀阻。本方合当归四逆汤加减。心肾阳虚兼见水饮凌心射肺，而出现水肿、喘促、心悸，加茯苓、白术健脾利水，生姜温散水气。

（李秋艳）

冠心4号方

【组成】

生黄芪20g，丹参20g，川芎15g，三七粉3g（冲服），红花15g，赤芍15g。日1剂，水煎2次，分2次服用，每次200ml，饭后半小时温服。

【功用】

益气活血，通脉止痛。

〖方解〗

冠心4号方作为翁老治疗冠心病的基础方，疗效显著。具有益气活血、通脉止痛的特点，方药组成有主有辅。

方中君药为丹参，具有活血通脉、益气止痛之功，所谓"一味丹参，功同四物"；翁老在自拟经验方"冠心3号方"辨治精髓的基础上，根据老年冠心病发病情况、病情发生发展多气虚多血瘀、且合并多种并发症者病情愈发严重等特点，将郁金改为生黄芪，与丹参共为君药，在临床应用上更加广泛。生黄芪味甘，性微温，能够补气活血，对于冠心病常见的气虚血瘀类型尤为适合，体现了"气为血之帅"的制方原理；改郁金为生黄芪是变"凉通"为"温通"，可温通血脉，相对更适合冬春季节发病并逐渐进展的老年患者，又可防止郁金久服辛散伤正之弊。川芎，为血中之气药，能活血祛瘀，行气止痛；现代药理研究表明，三七粉可提高机体免疫力，三七粉味甘、微苦，性温，擅入血分，具有止血而不留瘀、化瘀而不伤正的特点，并能止痛，尤以冠心病心绞痛发作者为宜，与川芎同为臣药。红花辛温，功能通瘀活血；赤芍苦平无毒，疏通血脉，行血中之滞，与红花共为使药。所选主药同时具有益气、活血、通脉的作用；而辅药则起协同作用，提高活血化瘀能力，共同达到疏通血脉的目的。

这六味药集益气活血、通脉止痛于一体，成为翁老益气活血化瘀的基础方剂，称为"冠心4号方"。

〖主治病证〗

气虚血瘀证。可见心悸，乏力，气短，胸闷胸痛，舌胖大、有齿痕，舌质淡暗，有瘀斑瘀点，脉沉细涩无力或结代。

⊡ **适应证**

适用于老年冠心病、心律失常、心肌病、高血压病等心血管疾病表现为气虚血瘀者。

⊡ **加减化裁**

血瘀重者，加大丹参、红花用量；气虚甚者，加党参、茯苓、北沙参、炙甘草、白术；兼气滞者，减生黄芪用量，加柴胡、郁金、香附；胸闷痛，甚或肩痛彻背、背痛彻心，加瓜蒌、薤白。

（李秋艳）

冠心5号方

【组成】

三七粉3g（冲服），生黄芪20g，延胡索15g，丹参20g，川芎15g，红花15g，赤芍15g。日1剂，水煎2次，分2次服用，每次200ml，饭后半小时温服。

【功用】

活血止痛，益气化瘀。

【方解】

冠心5号方作为翁老治疗冠心病的基础方，疗效肯定。具有活血化瘀止痛、益气通脉的特点，方药组成有主有辅。针对门诊老年患者病程长、病情重而复杂的特点，翁老结合多年临证经验，提出"老年多瘀"，认为老年人由于脏腑功能减退，气血阴阳失调，血液运行不畅，身体"如积秽沟渠""必多壅塞"。临床表现方面，老年血瘀证多表现为固定性疼痛，如心绞痛等，其他如烦躁、狂躁、心悸、口燥渴、但欲漱水不欲咽等。在体征方面表现相对客观，如老年人多见舌质紫暗、舌上瘀斑瘀点、舌下静脉曲张及面色、目眶、口唇、指甲暗黑等。在客观指标方面，老年患者最多见的是血液黏度升高、血小板聚集率增高、血栓易于形成、血液成分异常及红细胞变形能力降低等，进一步证实了老年人血瘀的普遍存在。故翁老在自拟经验方"冠心3号方""冠心4号方"辨治精髓的基础上，选用延胡索为君药。延胡索性辛、苦、温，归肝、脾经，功能活血化瘀、理气止痛，能行血中之气滞、气中之血滞，可以治疗一身上下诸痛，如胸痛、腹痛、胁痛、痹痛，治疗胸痛有速效，为活血、理气、止痛之良药。其用于冠心病心绞痛治疗不仅可以有效缓解心绞痛，还可显著改善心脏血液供应。以生黄芪、三七粉、丹参、川芎为臣，其中生黄芪、三七粉并用以益气活血、化瘀止血，尤其适用于现代老年人多瘀多气虚的体质。丹参、川芎配伍具有养血活血、益气通脉止痛之功。红花辛温，功能通瘀活血；赤芍苦平无毒，疏通血脉，助川芎行血中之滞，与红花共为使药。所选主药同时具有益气、活血、通脉、止痛的作用；而辅药则起协同作用，提高活血化瘀能力，共同达到疏通血脉、理气止痛的目的。

这七味药集活血止痛、益气化瘀通脉于一体，成为翁老活血化瘀的经典方剂，称为"冠心5号方"。

〖 主治病证 〗

血瘀胸痛重证。可见心前区疼痛，固定不移，夜间尤甚，烦躁、狂躁、心悸、口燥渴、但欲漱水不欲咽，舌质紫暗，舌上瘀斑瘀点，舌下静脉曲张，面色、目眶、口唇、指甲暗黑，脉弦涩无力。

⊡ 适应证

可用于老年冠心病患者表现为血瘀证而见胸痛重证者。

⊡ 加减化裁

血瘀重者，重用三七粉，加大丹参、红花用量；气虚甚者，加大生黄芪用量，酌加党参、太子参、西洋参、北沙参、茯苓、炙甘草、白术等补气药；兼气滞者，减生黄芪用量，加柴胡、银柴胡、香附、郁金等理气药；胸闷痛甚，兼有痰浊痹阻胸阳者，配伍瓜蒌薤白半夏汤加减。

（李秋艳　马学竹）

冠心6号方

【组成】

丹参15g，川芎12g，红花12 g，赤芍12g，郁金12g，三棱10g，莪术10g。日1剂，水煎2次，分2次服用，每次200ml，饭后半小时温服。

【功用】

破血逐瘀。

【方解】

冠心6号方由治疗冠心病心绞痛的基本方冠心3号方加减演变而来，为翁老治疗冠心病心绞痛血瘀重证验方，疗效非常显著。其功能特点为破血行气、化瘀止痛，适用于治疗血瘀重证、体质较强的患者。

本方以丹参为君药，其性苦、微寒，归肝经，与红花并入心经，并有养血活血、除烦安神之功。且丹参活血之余亦有补益气血之效，有"一味丹参，功同四物""补血活血""破宿血，补新血"之说，为活血补血代表药物之一。翁老临证对安全合理使用药物最为注重，丹参药性平和，药效显著，故在冠心病及其他以血瘀为主要病机的心血管疾病中使用率较高。川芎为本方臣药，其性辛、温，归肝、胆、心包经，为活血化瘀、理气止痛之要药。《本草纲目》中，便记载有以川芎治疗心痛的条文。其气香味辛，通行十二经，为血中之气药，有血府逐瘀汤行气活血、"气为血帅"之意。郁金味辛、苦，性寒，归心、肝、胆经。其活血化瘀、理气解郁的功效较为突出。在冠心2号方中，郁金本为降香，但降香为进口药，药物来源较为稀少，质量难以控制，故翁老结合患者特点，在辨证的基础上将其于冠心3号方中改为郁金。郁金理气疏肝之力更佳，而冠心病患者多见气滞血瘀之证，故使用郁金可以更有效地缓解心绞痛。同时，郁金药物来源更为充足，且价格低廉，更有利于本方的广泛应用。红花辛、微温，归肝、心经，活血化瘀通经之功显著，并可"破血""和血""调血""通利血脉"。与赤芍、丹参合用，活血又可防温燥伤阴。赤芍味苦、性微寒，与川芎、红花同归肝经，有活血化瘀、清热凉血的功效。由于气滞血瘀日久极易化热，赤芍活血化瘀作用虽然较弱，但可清热凉血、柔肝缓急，其微寒质润之性可以制其他活血药物之温燥，刚柔济济。赤芍善入肝经，对肝郁气滞血瘀或气郁化热伤阴之证均有疗效。对临证时常见的更年期妇女，或因久病情绪抑郁、焦躁不安兼有血瘀的患者极为合适。三棱辛、苦、平，归肝、脾经，可破血行气、消积止痛。莪术辛、苦、温，归肝、脾经，可行气止痛、破血消积。若细分二药之间区别，三棱破血之力胜于莪术，而莪术则有较强的理气作用。二药相须为用，能破血行气、消积止痛，起到其他活血化瘀药所不及的功效，加强本方破血逐瘀之功。且相较于同属破血药的动物药，三棱、莪术更为安全，更适于长期服用。

本方以破血逐瘀为主，故活血力量较强，以达到疏通血脉的目的。由于西医不能从根本上进行治疗，所以患者病情容易反复。翁老认为，此类患者多为瘀血阻滞心脉，不通则痛，故治疗上可加强活血化瘀的力量，以减少病情的反复。

【主治病证】

瘀血阻滞证。可见胸部疼痛明显，疼痛剧烈，位置固定，痛彻肩背，夜间加重，舌暗红或紫红，舌下络脉粗大瘀滞明显，舌苔薄黄，脉涩或弦紧。相关检查有冠状动脉狭窄、血液流变学异常、血液黏度增高等。

【临床应用及加减化裁】

▫ 适应证

冠心病、冠状动脉支架置入术后、高血压病等心血管疾病有明显瘀血表现者。

▫ 特殊使用情况

该方对于冠心病心绞痛发作频繁、程度较重，多次置入支架、置入数枚支架、或支架后反复狭窄，但体质较好的患者，符合血瘀较重证候诊断，可根据辨证及个体情况在此方基础上加减化裁使用。

▫ 加减化裁

（1）瘀血阻络。本方加络石藤、路路通。兼寒可加高良姜、桂枝等温通之品，散寒化瘀；兼气虚者，可加生黄芪、党参、炒白术等益气健脾。若胸痛剧烈，可加延胡索、三七粉等进一步加强活血理气止痛之功。

（2）血瘀兼肝郁气滞。本方合柴胡疏肝散加减。兼有腹胀、纳差、嗳气等脾虚气滞表现者，可加炒神曲、焦三仙等理气健脾；若久病，气机不利，郁而化热，兼烦躁易怒，舌红苔黄，脉数者，加牡丹皮、栀子清肝泻火；若夜寐不安，可加酸枣仁、合欢皮、夜交藤、珍珠母等养心安神之品。

（3）气虚血瘀。本方合补中益气汤加减。高血压眩晕、头部不适加天麻、钩藤；眠差加酸枣仁、合欢皮、夜交藤、珍珠母等。

（4）阴虚血瘀。本方加麦冬、玉竹、沙参等。若夜寐不安，眠差加酸枣仁、合欢皮、夜交藤、柏子仁等养心安神；若兼有耳鸣，腰膝酸软，可加黄精、枸杞子养阴清热益肾；若阴虚阳亢，风阳上扰，可加石决明、天麻、钩藤等滋阴潜阳；若兼乏力、气短等气虚表现，可加生黄芪、党参等益气之品；若瘀久化热，内热较重者，可加黄芩、黄连、黄柏、栀子等清热解毒。

（5）痰浊阻络。本方加瓜蒌、陈皮、法半夏、苍术等理气祛痰。

（6）血瘀兼心肾阳虚。本方加高良姜、黑顺片、桂枝等。心肾阳虚，水气凌心，见水肿、心悸、喘憋不能平卧，加葶苈子、泽泻、车前草等利水。

（于洁馨）

心衰1号方

【组成】

生晒参10g（先煎），麦冬12g，丹参15g，红花12g，泽泻15g，五味子6g，桂枝12g。日1剂，水煎2次，分2次服用，每次200ml，饭后半小时温服。

【功用】

益气养阴，活血利水。

【方解】

方中生晒参性较平和，不温不燥，益元气，补心脾之气，生津液，为君药。麦冬与生晒参合用，则益气养阴之功益彰；泽泻直达膀胱，渗湿利水；丹参、红花活血祛瘀以利水行，为臣药。五味子酸温，敛阴止汗；桂枝温通心阳，助气血运行，通膀胱经之阳以助水行，为佐使药。

翁老认为，慢性心力衰竭（简称心衰）的病机可以从"气（阳）""血""水"立论，气（阳）虚、血瘀、水停被认为是慢性心衰的基本病理因素，存在于所有的心衰患者中。慢性心衰基本病机是以心气（阳）虚为本，血瘀、水饮为标的虚实夹杂证。故在治疗因各种心脏疾病导致的慢性心衰时，多在上方基础上随证加减，起到益气养阴、活血利水之功。

【主治病证】

气阴两虚，血瘀水停证。可见气短，胸闷憋喘，活动加重，双下肢水肿、沉重乏力，面色晦暗，口唇发绀，心烦或手足心热，口干口渴，汗出，尿量减少，舌质红，少苔，脉沉细数。

【临床应用及加减化裁】

□ 适应证

心力衰竭1号方可用于冠心病、高血压、风湿性心脏病、扩张型心肌病等引起的慢性心力衰竭，证属气阴两虚、血瘀水停者。

□ 加减化裁

心阳虚重，改生晒参为红参，加强温补心阳之功效；肾阳虚重，加黑顺片、干姜、肉桂，温补心肾阳气，取"益火之源，以消阴翳"之意；脾阳虚，加党参、茯苓、白术，取苓桂剂之意，温阳化饮，健脾利水；阴虚重，加北沙参、玉竹、生地滋补阴液；气虚重，加生黄芪、党参、防风补气；水肿甚，加葶苈子、大腹皮、冬瓜皮、玉米须利水消肿；肺气不宣，加桔梗、杏仁、银杏，宣肺降气止咳；心悸明显，加苦参清心火、生龙骨重镇安神；痰湿重，加半夏、瓜蒌、陈皮理气化痰；肝气郁结，加郁金、佛手、柴胡、玫瑰花疏肝理气；瘀血水湿停留日久化热者，加黄芩、知母、栀子。同时注重因时制宜，夏季暑湿季节，加藿香、佩兰、荷叶、薄荷清暑利湿；冬季加防风、白术、黄芪益气固表，以防外感。

（程苗苗）

四参汤

〖组成〗

太子参10~15g，丹参10~15g，北沙参10~12g，苦参10~12g。日1剂，水煎2次，分2次服用，每次200ml，饭后半小时温服。

〖功用〗

益气养阴，活血化瘀，兼清热燥湿。

〖方解〗

方中君药为太子参，微苦，能益气养阴，为清补之品，气行则血行，气旺则推动血液运行，使血行不滞。丹参苦，微寒，虽不能补血，但药性平和，前人有"一味丹参，功同四物"之说，故为应用广泛的养血活血药；北沙参甘、微苦，微寒，广泛用于滋养肺胃之阴，共为臣药。佐药为苦参，《神农本草经》谓其："主心腹气结，癥瘕积聚"，现代药理研究本品对心脏有明显的抑制作用，可使心率减慢、心肌收缩力减弱、心输出量减少，且具抗心律失常作用。

全方以益气养阴、活血化瘀为主，兼清热燥湿，紧扣心血管疾病以气阴两虚、瘀血阻滞为主及兼湿热内蕴的病机，是治疗冠心病、高血压、心律失常的常用主方。翁老治疗心血管系统疾病多以本方为基本方再加味配伍。

【主治病证】

气阴两虚，瘀血阻滞，兼见湿热。可见乏力气短，胸闷或伴有胸痛，心悸不宁，口干口苦，声低气怯，面色晦暗，舌暗，舌苔薄白或微腻，脉细数或结代。

【临床应用及加减化裁】

□ 适应证

四参汤是临床治疗冠心病、高血压、心律失常的常用主方，全方紧扣心血管系统疾病的病机，而以益气养阴、活血化瘀为本，以清热燥湿为标。治疗心血管系统常见疾病属气阴两虚、瘀血阻滞、兼见湿热证者。

□ 加减化裁

气虚较重者，配伍生黄芪、党参；阴虚较重者，配伍玉竹、麦冬；血瘀较重者，配伍赤芍、桃仁、红花、姜黄；心火旺盛者，配伍莲子心、百合；心烦失眠者，配伍酸枣仁、夜交藤、远志；兼痰浊者，配伍陈皮、法半夏；兼见水肿者，配伍五加皮、泽泻、薏苡仁、猪苓、车前子。

（于大君）

葛根天麻汤

【组成】

天麻12g，葛根12g，钩藤10g，赤芍10g，郁金10g，夏枯草10g，黄芩10g，杜仲10g，珍珠母12g。日1剂，水煎2次，分2次服用，每次200ml，饭后半小时温服。

〖功用〗

平肝潜阳，滋补肝肾。

〖方解〗

此方取材于天麻钩藤饮和葛根汤，经过加减化裁合成此方。翁老治疗高血压以天麻、钩藤平肝潜阳为主。天麻润而不燥，主入肝经，长于平肝息风，凡肝风内动、头目眩晕之证，不论虚实，均为要药。《本草纲目》认为："钩藤，手、足厥阴药也。足厥阴主风，手厥阴主火，惊痫眩晕，皆肝风相火之病，钩藤通心包于肝木，风静火息，则诸症自除。"天麻、钩藤常配伍为用，平肝潜阳。珍珠母，镇肝息风，性味咸寒，《中国医学大辞典》云："珍珠母滋肝阴，清肝火。咸入肾，肾属水，水能生木，咸寒清火，兼养肾阴，滋水以涵木。"诸药合用，共奏平肝潜阳之功。翁老补肝肾常常用杜仲平补肝肾，《玉楸药解》云："杜仲，益肝肾，养筋骨"，其为平补肝肾之要药。翁老常常用黄芩清肺热，佐金平木以清肝火。

〖主治病证〗

肝阳上亢。可见眩晕耳鸣，头目胀痛，面红目赤，急躁易怒，心悸健忘，失眠多梦，腰膝酸软，口苦咽干，舌红，脉细数等。

〖临床应用及加减化裁〗

❐ 适应证

高血压病属肝阳上亢证者。

❐ 加减化裁

（1）合并心血管疾病，心血瘀阻者，本方合冠心3号方。

（2）合并脑血管疾病，以活血通络为主，用藤类药如络石藤、路路通，虫类药如地龙，可以搜剔络脉。

（3）合并肾脏损伤的，以活血通络为主，络石藤配伍路路通为对药，活血药用丹参、红花、赤芍、川芎、川牛膝引血下行。

（4）见气虚者，用玉屏风散益气固表，黄芪、白术健脾补气，亦补益肺气；防风祛风散邪，肺脾同治。

（5）更年期综合征的女性，多是肝肾阴虚所致，以阴虚火旺为主，治疗多兼用滋阴补肾、清虚热，同时注意安神养心。以女贞子、旱莲草的二至丸为主。

（6）兼肝气郁结，常用香附、柴胡、郁金，疏肝理气，调畅情志。

（7）兼心神不宁，失眠多梦者，加酸枣仁、五味子、夜交藤等安神定志。

（8）夏季兼有湿热者，用藿香、佩兰、荷叶、薄荷化湿清热。

（9）秋季时节，天气干燥易伤阴，常常加用北沙参、麦冬等养阴之品。

（张　东）

安神解郁活血方

〖组成〗

郁金12g，川芎12g，丹参15g，赤芍12g，红花12g，合欢皮15g，柴胡10g，香附10g。日1剂，水煎2次，分2次服用，每次200ml，饭后半小时温服。

〖功用〗

理气活血，解郁安神。

【方解】

方中郁金，辛苦而寒，能入气分而疏肝木之郁，入血分而活血化瘀，并能开心窍，通胸阳，安心神；丹参，苦平，微温，入心、肝经，活血通心包络，《滇南本草》谓其能补心定志、安神宁心，两者为方中主药。柴胡、香附疏肝解郁，二药合用，助郁金疏肝理气之功；川芎乃血中气药，功善通达气血，活血行气止心痛；赤芍凉血散瘀止痛；红花活血化瘀止痛，三药协力加强活血化瘀止痛之力，为臣药。合欢皮，甘平，入心、肝经，《神农本草经》谓其："主安五脏，和心志，令人欢乐无忧"，能解郁活血安神，为使药。诸药相合，共奏理气活血、解郁安神之效。该方活血不忘理气，解郁以助安神，心肝同治，神安则气血调和，对冠心病心绞痛缓解期及支架置入术后患者十分适宜。

【主治病证】

气滞血瘀，心神不安证。可见胸闷胸痛，或疼痛向肩背放射，心悸失眠，胆怯易惊，忧思抑郁或焦虑不安、急躁易怒，善太息，舌质紫暗，脉弦弦细。

【临床应用及加减化裁】

❑ 适应证

适用于气滞血瘀型冠心病心绞痛缓解期患者及冠脉支架术后患者改善冠脉循环，预防心绞痛发作及稳定病情。

❑ 加减化裁

翁老认为，冠心病血瘀证病因复杂，证候多变。故在理气化瘀、解郁安神的同时，应结合具体患者，审因辨证，进行合理加减。气虚明显者，加大生黄芪用量，并可加党参（人参、太子参、西洋参）、山药、炒白术等；阴虚明显者，选麦冬、北沙参、玉竹、黄精、百合、白薇等；阳虚明显者，选加制附子、巴戟天、菟丝子、补骨脂等；气郁明显者，选加苏梗、合欢皮、佛手、玫瑰花等；气滞血瘀明显者，可选加姜黄、三棱、莪术、枳壳、厚朴等；血瘀络阻明显者，加鸡血藤、络石藤、路路通、水蛭、土鳖虫等；痰阻者，选加瓜蒌、半夏、陈皮、远志、茯苓、地龙等；寒凝者，选加高良姜、桂枝、细辛等；心悸明显者，选加甘松、苦参、珍珠母等；心烦失眠明显者，选加炒酸枣仁、柏子仁、合欢皮、首乌藤、珍珠母等；内热明显者，选加黄连、黄芩、土茯苓、菊花、莲子心、黄柏等；心绞痛明显者，加三七粉、延胡索粉、琥珀粉冲服加强活血止痛，或加宽胸丸宣痹止痛；胸阳不振明显者，选加瓜蒌、薤白、半夏、枳壳宣痹通阳化浊，或加宽胸丸等。

（郭明冬）

安心方

〖组成〗

人参15g，丹参15g，酸枣仁15g，五味子10g，柏子仁15g，珍珠母20g，郁金12g，茯苓12g，合欢皮20g，夜交藤15g。日1剂，水煎2次，分2次服用，每次200ml，饭后半小时温服。

〖功用〗

益气活血，养心安神。

〖方解〗

人参、丹参为君药。《神农本草经》云："人参，味甘，微寒，主补五脏，安精神，定魂魄，止惊悸，除邪气，明目，开心益智"。《本草乘雅半偈》云："人参功力，安定精神魂魄意志，于仓忙纷乱之际，转危为安，定亡为存。生处背阳向阴，当入五脏，以类相从也。人身卫气，日行于阳道则寤，夜入于五脏则寐。则凡病剧张惶，不能假寐者，人参入口，便得安寝，此即入脏养阴，安精神，定魂魄之外征矣"。丹参，味苦，性微寒，归心、心包、肝经，主入血分，能祛瘀止痛、活血通经、养血安神。《药性解》云："丹参，味苦，性微寒，无毒，入心经。养神定志……"《日华子本草》谓之："安神定志，通利关脉……血邪心烦"。《滇南本草》谓其："补心定志，安神宁心，治健忘怔忡，惊悸不寐"。《本草纲目》曰："丹参色赤……入手少阴、厥阴之经，心与包络血分药也……盖丹参能破宿血，补新血"。《本草求真》云："书载能入心包络破瘀一语，已尽丹参功效矣……调经除烦，养神定志及一切风痹"。《得配本草》云："心血不足以养神，神不安而虚火动者，丹参补之"。方中人参入气分，补益心气，安养心神；丹参入血分，养血安神，活血消瘀。两药同为君药，一治气一治血，益气活血养血，气血充足流畅，心神得安。

臣药是酸枣仁、柏子仁、五味子、珍珠母、郁金。酸枣仁甘、酸、平，归心、肝、胆经，能养心益肝、安神、敛汗。多用于阴血虚、心失所养之心悸、怔忡、失眠、健忘等症状。《名医别录》谓其："补中，益肝气，坚筋骨，助阴气"。柏子仁甘、平，归心、肾、大肠经，养心安神，润肠通便，用于阴虚不足、心神失养之心悸、怔忡、虚烦不眠。《神农本草经》谓其："主惊悸，安五脏，益气，除风湿痹"。《本草纲目》谓其："养心气，润肾燥，安魂定魄，益智宁神""性平而不寒不燥，味甘而补，辛而能润，其气清香，能透心肾，益脾胃"。酸枣仁与柏子仁养心安神；酸枣仁又入肝、胆经，柏子仁入肾经，两药又能益肝肾，使心肝得养、心肾得交、神志安宁。君药人参、丹参从补益气血，从气血的活动入手，臣药酸枣仁、柏子仁甘润滋养，从润养入手。五味子性酸、甘、温，归肺、心、肾经。功能敛肺滋肾，生津敛汗，涩精止泻，养心安神。治疗心悸、失眠、多梦。五味子从收敛入手。珍珠母咸寒，归心、肝经。功能平肝潜阳，清肝明目，镇心安神。五味子收敛心肺之气，补心肾之阴，助君药人参益气养阴，气阴相调，使气阴归于心，心神得安。珍珠母潜阳镇静，阳入于阴，阴阳协调，魂魄得安，心神安宁。《饮片新参》谓其："平肝潜阳，安神魂，定惊痫，消热痞、眼翳"。郁金性辛、苦、寒，归肝、胆、心经。功能活血行气止痛，解郁清心，利胆退黄，凉血。其性辛散，能行气解郁，清心开窍。郁金助丹参活血行血，与人参相伍，使补气而不滞气；与酸枣仁、五味子甘酸相伍，收敛而不敛邪。

佐药是茯苓、合欢皮。茯苓味甘、淡，性平，归心、肺、脾、肾经。功能利水渗湿，健脾，宁心。用于水肿尿少，痰饮眩悸，脾虚食少，便溏泄泻，心神不安，惊悸失眠。《本草正》谓其："能利窍祛湿，利窍则开心益智，导浊生津，祛湿则逐水燥脾，补中健胃"。合欢皮甘、平，归心、肝经。功能解郁安神，活血消肿。用于心神不安，忧郁失眠。《神农本草经》云："合欢，味甘平，主安五脏，利心志，令人欢乐无忧"。《全国中草药汇编》谓其："安神解郁，和血止痛。治心神不安，失眠，肺脓疡，咯脓痰，筋骨损伤"。《中药学》谓其："安神解郁，活血消肿。用治心神不安、忿怒忧郁、烦躁失眠；跌打骨折、血瘀肿痛；肺痈、疮痈肿毒"。茯苓助君药人参健脾补气安神，又能使其他诸药不碍胃。合欢皮助君药丹参活血行气，解郁安神；助臣药郁金行气，并能使酸枣仁、柏子仁、五味子润而不滞、不腻。

使药是夜交藤。其性甘、平，归心、肝经。功能养心安神，祛风通络。用于虚烦不眠，多梦等。《本草从新》谓其："补中气，行经络，通血脉，治劳伤。"《本草正义》谓其："治夜少安寐。"

〖主治病证〗

临床用于心悸、怔忡、惊悸不安、失眠、多梦、心烦、神志恍惚、或狂躁妄动等多种心神不宁的病证。证属气虚血瘀，心神不安。

〖临床应用及加减化裁〗

◻ 适应证

西医的心脏神经官能症、更年期综合征、心肌炎、冠心病、心律失常、抑郁焦虑症等多种疾病。

◻ 加减化裁

有热者，加黄连、莲子心、连翘清心火；有痰者，加石菖蒲、远志化痰开心窍；心神不安较重者，加生龙骨、生牡蛎重镇安神。

（张兰凤）

下篇

医论医话

第一节
"活血化瘀"的学术思想

翁老从事心血管内科临床工作50余年，在继承传统中医理论"血瘀证""活血化瘀"的基础上，跟随岳美中、赵锡武、郭士魁等名老中医学习临证经验，以冠心病为突破口，以提高疗效为目的，对血瘀证及活血化瘀治法，从理论、基础及临床等方面进行深入系统地研究，取得了重大进展，揭示了血瘀证的科学内涵和活血化瘀的基本作用原理，在国内外产生重大影响。

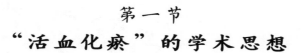

【血瘀证及活血化瘀理论溯源】

中医学对血瘀证和活血化瘀疗法积累了丰富的理论知识和临床实践经验。自先秦《黄帝内经》总结了气血流通的重要性和血瘀证形成的病因病机、证候表现、治则治法及方药之后，历代医家都在此基础上对其进行了发挥和创新，不断丰富和完善血瘀证和活血化瘀治法的理论和临床，并形成了较为系统的理、法、方、药诊疗体系。

❏ 先秦时期

我国中医经典著作《黄帝内经》中虽无"瘀血"一词，但对血瘀证已有相当丰富的总结。有"血凝涩""血脉凝泣""脉不通""恶血""留血""血著"等30余种近似瘀血名称的记载，并在一些篇章里谈到了瘀血产生的原因及瘀血导致的症状，如"有所堕坠，恶血留内"。在治疗上，《黄帝内经》指出了以疏决通导为主的基本治疗原则。如《素问·阴阳应象大论》指出："血实者宜决之"；《素问·至真要大论》指出："疏其血气，令其调达，而致和平""坚者消之""结者散之""留者攻之"；《素问·汤液醪醴论》曰："去菀陈莝"；《灵枢·小针解》曰："菀陈则除之者，出恶血也"；《素问·腹中论》还创立了活血散瘀方剂四乌贼骨一芦茹丸。以上可以认为是活血化瘀治法的理论雏形，形成了活血化瘀的基本概念，从而为后世医家研究和发展活血化瘀理论、创制活血化瘀方药奠定了理论基础。

▢ 西汉时期

《神农本草经》反映了公元前二百多年运用活血化瘀药物品种之丰富。全书总结了365种药物的性能功用，其中41种具有明确的活血、化瘀、破血、消瘀和攻瘀的作用，如丹参"破癥除瘕"、牡丹皮"除癥坚瘀血"、牛膝"逐血气"、赤芍"除血痹"、桃仁"治瘀血、血闭、癥瘕邪气"、水蛭"主逐恶血、瘀血血闭、破血癥积聚"、䗪虫治"血积癥瘕、破坚下血闭"、蒲黄"消瘀血"，以及鳖甲、蛴螬、乌贼骨等；并认为大黄、柴胡的作用具有"推陈致新"的性质。这些药物经多年临床及现代药理研究明确具有活血化瘀作用。

▢ 东汉时期

汉代张仲景是血瘀理论的奠基人。他在《金匮要略·惊悸吐衄下血胸满瘀血病脉证并治》中总结前人的经验，首先提出了"瘀血"这个病名，并用活血化瘀法治疗各科疾病，开后世论治瘀血证之先河，并在治疗蓄血、血痹、血结、虚劳、癥瘕、产后腹痛等疾病中，叙述了瘀血的几种主要症状及脉象，且在其他篇章中谈到了瘀血产生的原因和治疗；在《伤寒论》的太阳和阳明病篇中，对血瘀证做了比较详细的阐述。

他总结了血瘀证的辨证论治规律，提出了动物药特别是虫类药物可以治疗血瘀重证，制定了桂枝茯苓丸、桃仁承气汤、抵当汤、鳖甲煎丸、大黄䗪虫丸、旋覆花汤、温经汤、当归芍药散等一系列具有活血化瘀功效的方剂。张仲景所用活血化瘀诸方，可谓用药精当，法度严谨，配伍巧妙，旨在"五脏元真通畅，人即安和"，其指导临床遣药组方意义深远，开拓了杂病、伤寒和妇科瘀血论治的新领域，为后世应用活血化瘀药树立了典范。

☐ 隋唐时期

汉之后，活血化瘀方得到进一步发展与补充。代表性医书有《诸病源候论》《千金要方》《外台秘要》及一些本草学著作，其论血瘀证皆引述《黄帝内经》《伤寒论》《金匮要略》，并增添了不少活血化瘀方剂和药物。如《千金要方》，除引述张仲景活血化瘀方外，还增加了泽兰丸治产后恶血未尽；桃仁煎治妇人产后百疾；蒲黄汤治产后余疾，有积血不去；牡丹丸治新产后瘀血不消。《外台秘要》所列从高坠下瘀血及折伤内治方16首，以及折腕瘀血方4首，均为活血化瘀药，并论述"白虎风"是"血气凝涩"所致，其卷十九治水气肢肿方中就用了川芎、丹参、牛膝、五加皮等。唐代《新修本草》增加了血竭、延胡索、降真香、琥珀等活血化瘀药，现在应用仍极广泛，效验甚著。

☐ 宋金元时期

宋代《太平惠民和剂局方》对于"产后心腹痛欲死，百药不救"者，以药性平和、善能活血化瘀止痛的五灵脂与蒲黄同用，组成失笑散一方。由于该方有良好的化瘀止痛之功，故后世对其运用有较大的发展。《普济方》强调慢性病久治不愈者注意瘀血治疗。金元四大家之一的朱丹溪虽为养阴派，但对活血化瘀药的应用，也富有经验。其重视解郁散结，创立气、血、湿、痰、食、热六郁之说，尤以气血之郁为重，认为"气血冲和，万病不生，一有怫郁，诸病生焉"。故人生诸病，多生于郁。他所谓的郁，可看作是血瘀的早期或轻证。如治热痰方中加桃仁，治酒糟鼻用四物汤，治一切瘀血为痛用香附、桃仁、瓦楞子、牡丹皮、大黄、当归、川芎、红花。李东垣重补土，但也强调调和气血、通血脉，创著名活血化瘀方剂——复元活血汤，至今仍广泛应用。

□ 明清时期

明清时期，随着医学的发展，人们对瘀血的认识不断深入，使活血化瘀治法日益发展与完善。如张景岳《景岳全书·杂证谟·血证》称："血有蓄而结之，宜破之逐之，以桃仁、红花、苏木、玄胡、三棱、莪术、五灵脂、大黄、芒硝之属""血有涩者，宜利之，以牛膝、车前、木通、益母草之属"等，并认为，"补血行血无如当归""行血散血无如川芎"。傅山对于活血化瘀治疗妇科疾病有独到见解。清代温热学派在温病的察舌、验齿、辨别斑疹等方面的临证经验，对于血瘀证的诊治多有可资借鉴者。叶天士认为，初病在经，久病入络，经主气，络主血。他说："大凡经主气，络主血，久病血瘀"，提出"久病入络"的理论，倡导"通络"之说。他在《临证指南医案》一书中，对痹证、郁证、积证、癥瘕、疟母、噎膈、便秘及月经胎产等多种病证，广泛应用了活血化瘀通络的药物，对瘀血严重及有干血内结者，还常使用蜣螂、䗪虫、水蛭等虫类逐瘀药。叶氏治疗出血病，提出"入血尤恐耗血动血，直须凉血散血"之观点，对近世治疗出血病证，如弥散性出血、流行性脑炎败血症、弥散性血管内凝血等应用清热凉血化瘀之法，颇有指导意义。晚清对活血化瘀治法有发扬者，首推王清任和唐容川。王清任的《医林改错》对活血化瘀治法尤有心得，对瘀血诸病证论述颇详，丰富和发展了补气活血和祛瘀活血等治法，并创制了八大活血方，这些方药对后世医家临床治疗瘀血病证具有重要的指导意义。继王清任之后，唐容川对瘀血学说也有较大的贡献。他所著的《血证论》详述了各种出血证的证治，同时，阐明了瘀血和出血之间的关系，把消瘀作为活血四法之一，并认为祛瘀与生新有着辩证关系，主张"凡吐血衄血，不论清、凝、鲜、黑，总以祛瘀为先"，极大地扩展了活血化瘀治法的应用范围。张锡纯在王清任学术思想的启发下，创制活络效灵丹，用活血化瘀药治疗虚劳，擅用且喜用三棱、莪术，创内托生肌散治疗外科久不生肌。

〖"活血化瘀"学术思想的主要内涵和思想脉络〗

◫ 法于《黄帝内经》

翁老认为，虽然现代对血瘀证的研究越来越深入，应用越来越广泛，但其实早在《黄帝内经》中，对血瘀证就已有很丰富的论述，并提出了关于治疗血瘀证的活血化瘀思想。《素问·至真要大论》指出："疏其血气，令其调达。"重视去"恶血"，即祛瘀。《素问·阴阳应象大论》指出："审其阴阳，以别柔刚。阳病治阴，阴病治阳。定其血气，各守其乡，血实宜决之，气虚宜掣引之。"《素问·三部九候论》说："必先度其形之肥瘦，以调其气之虚实，实则泻之，虚则补之，必先去其血脉，而后调之。"《素问·离合真邪论》说："此攻邪也，疾出以去盛血，而复其真气"，以上都强调要祛除"恶血"。《素问·针解》更明确指出："菀陈则除之者，出恶血也"，强调瘀阻宜通。此为翁老活血化瘀学术思想的理论基础。

◫ 方出《医林改错》

王清任是我国清代杰出的医学家，其著作《医林改错》对血瘀证的辨证及所创制的活血化瘀诸方对后世活血化瘀理论的发展具有极为重要的指导意义。王清任强调治病以气血为主，对瘀血诸病证论述颇详，丰富和发展了补气活血和祛瘀活血等治法。他创立以活血为主的方剂33首，其中八大活血方如通窍活血汤、血府逐瘀汤、膈下逐瘀汤、少腹逐瘀汤，通经逐瘀汤、解毒活血汤、会厌逐瘀汤、身痛逐瘀汤及补阳还五汤等方药，对后世医家临床治疗瘀血病证具有重要的指导意义。翁老对王氏应用活血化瘀药物的情况进行了系统的分析。从药物分类、用药频次等进行统计，并对常用的10种活血化瘀药的作用进行了现代药理研究，对临床颇有启发。翁老临证中注重气血辨证、擅用活血化瘀之法，以及常用的赤芍、红花、当归、川芎、延胡索等，与王氏思想颇多相似。

□ 师从岳美中、赵锡武、郭士魁

翁老曾先后拜三位名老中医岳美中、赵锡武、郭士魁为师。三位老先生不仅是中医理论与临床根底深厚、饱读中医典籍的中医临床大家，而且也是熟识中药习性、形态、功效、炮制、归经的中药学专家。他们坚持在辨证论治的基础上走中西医结合之路，敢于创新，运用现代科学技术发展中医。他们严谨的治学精神、难得的创新意识、对中医事业的热爱，都深深影响着翁老。

岳美中老中医指出，辨证论治是中医学术特点和精华所在。同时他提出了专病专方专药与辨证论治相结合的原则，善用经方治大病，促进了中医治疗水平的提高，并于中医老年病学领域有新的创见。赵锡武老中医一贯主张中西医相结合、辨病与辨证相结合。他强调中西医要互相学习，找到中西医的相互结合点，并在这个点上有所突破。翁老在活血化瘀领域受郭士魁老中医影响最大。在20世纪60年代之前，中医对于"胸痹"也就是冠心病、心绞痛、心力衰竭等疾病的认识和治疗与现在大不相同，认为这类疾病属于心气不足的虚证，治疗上倾向于使用温通胸阳、补气宣痹的瓜蒌薤白半夏汤一类的经方，活血化瘀的治疗方法除清代医家王清任外鲜有人采用，原因是认为活血药会损伤正气致虚证加重。此时，西苑医院心血管病研究室在与北京阜外心血管病医院的合作中发现，瓜蒌薤白半夏汤虽有效果，但起效缓慢，对心绞痛难以与硝酸甘油、洋地黄这样的西药相比。于是郭士魁老中医针对"胸痹"不通则痛的标证——血瘀，开始大量应用活血化瘀类药物，收效显著，研究并取得了应用活血化瘀法治疗冠心病以及运用芳香温通药物速效缓解心绞痛的科研成果，以他为首创制了冠心2号方、宽胸丸、宽胸气雾剂，令西医刮目相看，开创了血瘀证和活血化瘀研究的时代。

□ 形成独特学术思想

20世纪60年代后期，心血管病发病率逐年上升，西医治疗方法有其局限性，且安全性差。作为年轻一代的中西医结合医师，翁老开始积极探索中医治疗心脏病的有效药物。为此，他一方面尽量多地观察病例，参与各种心脏病患者的治疗；一方面向郭士魁、岳美中等老一辈中医大师学习，同时深入钻研医学著作，特别是清代著名医家王清任的《医林改错》，潜心钻研中医气血理论。他与同事合作，参与多项国家重大课题的研究，对患者进行"甲皱微循环""血液流变学"等的数据观察，证实了血瘀阳性指征在心脏病患者中的普遍性，同时证实了经活血化瘀治疗后，心脏病患者不仅症状改善，相应的实验室指标也明显好转。尤其在冠心病患者治疗方面，认为冠心病无论虚实，"血脉瘀滞、不通则痛"总是其病机的一个重要方面，倡导以活血化瘀为主治疗冠心病。活血化瘀成为翁老临床诊疗的一大特色，为心血管病的临床研究做出了重大贡献，而且活血化瘀法的应用范围也在不断扩大。

"活血化瘀"学术思想和临床经验的整理与研究

【理论的认识与应用】

❏ 百病多瘀

百病多瘀是翁老广泛应用活血化瘀治疗疾病的理论基础，但绝非认为所有疾病均为瘀血所致。他认为，百病多瘀包含以下几层含义。

（1）各种疾病都可能出现血瘀证型，可采用活血化瘀治法，即中医所说的异病同治。辨证论治是中医学的基础，所谓"证"是对机体在疾病发展过程中某一阶段病理反应的概括，包括病变的部位、原因、性质及邪正关系，反映这一阶段病理变化的本质。不管何种疾病，只要出现疼痛、疼痛如针刺刀割、痛有定处而拒按、常在夜间加剧、肿块色呈青紫、出血反复不止、色泽紫暗、大便色黑如柏油、面色黧黑、肌肤甲错、口唇爪甲紫暗、皮下紫斑、肌肤微小血脉丝状如缕、腹部青筋外露、下肢青筋胀痛、妇女常见经闭、舌质紫暗或见瘀斑瘀点、脉象细涩等以痛、紫、瘀、块、涩为特点的疾病，就均可辨证为血瘀证。所以翁老把活血化瘀治疗广泛应用于内、外、妇、儿等各个疾病领域，并取得肯定疗效。

（2）同一疾病在其发展的不同阶段可能出现不同程度的血瘀证候，采取相应的治疗方法，即中医所说的同病异治。疾病并非一成不变，而是受到病程、年龄、治疗效果、诱因、气候等多种因素的影响，不断发生变化或呈规律性演变，所以证候也随之发生变化。如慢性肾功能不全患者血浆比黏度明显增高呈高黏血症，所以肾衰竭早中期应用活血化瘀治疗可降低血液黏度并推迟肾透析时间；冠心病患者大多病程较长，表现各异，反复发作并呈逐渐加重趋势，活血化瘀治疗主要用于有心前区疼痛、舌质紫黯、脉象弦涩等瘀血阻滞表现典型或冠状动脉（以下简称冠脉）造影检查等证实有严重瘀血表现者。对于虚弱患者切不可大量应用活血化瘀药物，尤其是破血药，以免攻伐正气致病情加重。

（3）利用现代医学检测方法的血瘀证诊断客观化研究和活血化瘀药物的现代研究成果，使血瘀证的疾病诊断范围不断扩大。如微循环、血液流变学、血小板功能检测、生化免疫技术等使血瘀证诊断由定性向定量发展，越来越多的研究发现许多疾病虽无血瘀表现，但客观检查发现瘀血严重且活血化瘀治疗可取得良好疗效。如翁老治疗的一些中年冠心病患者并无临床症状，但冠状动脉造影检查发现冠脉阻塞严重；如真性红细胞增多症患者多有头晕、面赤、脉弦等肝阳上亢表现或无不适，可无血瘀的临床指征，往往在辨证治疗的基础上加用活血化瘀治疗效果极佳。

▫ 老年多瘀

向翁老求诊的患者以老年人为主。他认为，血瘀证是老年人常见病证和多发病证，一部分"健康"老年人也存在着血瘀、血滞现象，所以老年患者尤要重视活血化瘀治疗。

（1）"女子七七任脉虚，男子七八肾气衰"。老年人由于脏腑功能减退，气血阴阳失调，血液运行不畅，身体犹"如积秽沟渠""必多拥（壅）塞"，是老年多瘀的病理基础，所以血瘀证在临床上比较常见，亦即"老年多瘀"之说。

（2）老年血瘀证多表现为固定性疼痛，如心绞痛、各种出血症状、烦躁、狂躁、心悸、口燥渴、但欲漱水不欲咽等；在体征方面表现相对客观，如老年人多见舌质紫暗、舌上瘀斑点、舌下静脉曲张及面色、目眶、口唇、指甲的暗黑等。

（3）在客观指标方面，老年患者最多见的是血液黏度升高、血小板聚集率增高、血栓易于形成、血液成分异常及红细胞变形能力降低等，从现代研究方面进一步证实了老年人血瘀的普遍存在。

（4）老年血瘀的临床治疗有其特殊性。同是血瘀证，青壮年与老年人由于年龄及体质上的不同，治疗则有所偏重；同是老年血瘀证的患者，如高血压病、冠心病、充血性心力衰竭、心律失常、糖尿病、中风后遗症、脑梗死等，同证而病不同，有时治疗上差别颇大；老年人急性血瘀与慢性血瘀在程度及病性上均有差别，急性血瘀证临床表现的多是热证、实证，而多种疾病导致的慢性血瘀证，表现的却是虚证及寒证的征象。所以翁老在临床辨证用药上也有所不同，如心血管病宜选用丹参、红花、川芎、赤芍之类，脑血管病宜选用川芎、牛膝之类，女性宜选用桃仁、红花、当归、赤芍之类，既体现了疾病的特殊性，又不失中医辨证论治的根本。在三类活血化瘀药物的选择上，养血活血类药物应用最多，活血化瘀类适用于老年血瘀证的一般情形，破血逐瘀类主要用于具有急性冠状动脉阻塞及血栓形成且体质坚实者。

❏ 久病多瘀

翁老在长期的临床实践中发现，许多慢性病和久治不愈的疾病都与瘀血有关，多数表现出血瘀证的症状。部分疾病虽无瘀血指征，但适当配伍活血祛瘀的药物，往往能起到较满意的效果。

（1）久病必虚。王清任曰："元气亏五成，下剩五成，周流一身，必见气亏诸态。"指出病程日久，耗伤正气，亏于气血，机体失于濡养，五脏六腑充盈无力，气虚生化无权，诸病派生，小疾积大，缠绵难愈。翁老临床中以治疗心血管系统慢性病为主，多数患者虚实夹杂，但以虚为主，治疗上黄芪、党参等益气药物应用较多。

（2）因虚致瘀。《素问·痹证》曰："病久入深，荣卫之行，经络时疏，故不通"；叶天士曰："大风经主气，络主血，久病血瘀"。指出疾病久治不愈，气虚无力鼓动血运，气机逆乱，血滞留于经络或络脉空虚，气滞而血瘀。所以翁老认为，冠心病患者以气虚血瘀和气滞血瘀两证最为多见。

（3）现代医学证实，疾病病程日久，反复发作，造成人体免疫功能下降，抵抗疾病的能力降低，是虚证表现；血液流变学证实，久病患者血流变缓，新陈代谢减慢，血液黏度增高，血循环减慢，是瘀证表现。这些为"久病多瘀"提供了科学依据。

❏ 怪病多瘀

所谓"怪病"，是指少见病、无规律可循、现代医学手段尚无法明确诊断、无有效治疗手段的疾病。翁老认为，怪病多为功能性疾病，亦即疑难杂证。

（1）瘀血的症状表现错综复杂，其临床表现随着病变部位、瘀血程度、病程长短、个人体质的不同而异，所以临床上似无规律可循，亦是称其为"怪病"的原因。

（2）因临床表现各异，可从舌脉特点、疼痛性质、部位辨别是否有瘀血迹象，询问起病前是否有外伤、出血、月经胎产等病史。而且瘀血为病常见神志方面的怪病，如头痛眩晕、幻觉幻视、健忘、精神抑郁、梦魇失眠、无故哭笑但又非精神疾病者，比如临床活血化瘀治疗面色发黑、抑郁症、更年期患者均有疗效，也说明该类病与瘀血有关。

（3）《证治准绳》曰："人知百病生于气，而不知血为病之胎也。"疑难杂证虚实兼夹、寒热错杂，有些疾病虽然瘀血的征象不太显著，但多种方法治疗仍无效者，多属瘀血作祟，可投以活血化瘀之剂。

〖重视建立"血瘀证"诊断标准，以规范诊断和治疗〗

西苑医院于 1963 年成立了心血管病研究室。翁老是研究室的筹建者之一，该研究室主要从事心血管病的科研及临床研究工作，尤其强调建立血瘀证诊断标准的重要性。这些标准的建立标志着心血管病研究室开启了血瘀证和活血化瘀研究的时代。

（1）明确了血瘀证的概念与诊断。血瘀学说与活血化瘀治法在中医理论中具有十分重要的地位和意义，在临床各科得到广泛应用并取得疗效。但由于血瘀证临床表现复杂，涉及面广，历代医家有着各自的见解与经验，缺乏统一的诊断标准。心血管病研究室不仅深入挖掘、拓展了中医血瘀证理论，且从血瘀问诊（外伤史、出血史、久病史、老年瘀血史、七情史、妇女经带胎产史、寒热史）、临床证候（疼痛、出血、神经精神症状、咳喘、发热、心悸怔忡、腹满、紫舌有瘀点瘀斑、癥积块、血管异常、月经病、血瘀脉象、肢体麻木偏瘫、肌肤甲错、舌下络脉曲张瘀血、黑便、毛发、上腭黏膜血管曲张）、实验室依据（微循环障碍、血液凝固性增高或纤溶活性降低、血液流变性异常、血小板黏附率增高和聚集性增强、血小板释放功能亢进、血流动力学障碍以及CT、超声、磁共振等显示血管堵塞、病理的组织学变化）等方面进行了规范，制定了"血瘀证诊断标准"，为血瘀证的临床与实验研究奠定了基础。

（2）明确了活血化瘀药的概念和分类。按照历代本草的记载，有活血化瘀作用的草药有 100 多种，如临床上常常用来治疗消化疾病的山楂和大补元气的人参都有这方面的功效。心血管病研究室用专家共识的方法，在这 100 多味药中筛选出 34 味，并按照作用的强度分为养血活血、活血化瘀、破血逐瘀三类。按照这个分类，现在人们所熟悉的丹参、生地属于养血活血药，川芎属于活血化瘀药，水蛭、虻虫等虫类药属于破血逐瘀药。

（3）对活血化瘀药及常用方剂进行了深入研究，创制了一系列的中成药。当年，研究室对活血化瘀药物及常用方剂进行了临床和现代药理方面的研究，并在心血管疾病临床中广泛使用。同时提出了"能中不西"的口号，力争做到心绞痛不用硝酸甘油，心力衰竭不用洋地黄。在这样的背景下，研制出了活血化瘀的冠心2号方、芳香温通的宽胸丸、现代剂型的川芎嗪注射液。

〖 "以通为补"治疗原则的延伸 〗

❑ "以通为补"理论

"以通为补"理论源于《黄帝内经》的脏腑学说，《素问·五脏别论》谓："五脏者，藏精气而不泻也，故满而不能实。六腑者，传化物而不藏，故实而不能满。"五脏满而不实，六腑泻而不藏。胃腑以通为补，是六腑以通为补的延伸。通与泻，虽作用类同，但两者的概念明显有别。张子和谓："通剂者，流通之谓也。泻剂者，泄泻之谓也"。中医扶正祛邪的治疗方法，是具有对立统一辩证法思想的治疗总则，扶正与祛邪相辅相成，所谓扶正即所以祛邪，祛邪即所以安正。许叔微《本事方》说："邪之所凑，其气必虚。留而不去，其病则实"，可见攻补兼施的重要性。以通为补，非"通而不补"，而是"通中寓补，补中寓通"。现以通为补的治疗方法已广泛应用于各系统疾病的治疗中。

❑ 活血化瘀法是"以通为补"理论的具体体现

病理性的瘀血，属于自内而生的邪气之一，从而构成机体内部邪正斗争的病理变化而发生疾病。瘀血不去，新血当生而不生，造成血愈瘀而愈虚，愈虚而愈瘀，致患者体内同时存在着血瘀与血虚两个方面。《血证论》中说："瘀血在身，不能加于好血，而反阻新血之化机。故凡血证，总以去瘀为要。"瘀血不行，则新血不生，这就强调了活血化瘀法的作用，也说明活血化瘀法的原理是"以通为补"。

❑ 活血通脉是心血管系统疾病的基本疗法

《素问·灵兰秘典论》曰："主不明则十二官危，使道闭塞而不通，形乃伤。""主"是指心脏，"主不明"是心脏有了病理变化，"使道"是指周身的经脉，"使道不通"是指经脉流行的通而不畅或部分的不通。所以翁老认为，心血管系统疾病病位在心，"心主一身之血"，心脉瘀阻不通即出现胸痛等表现，活血通脉是治疗大法。如心绞痛主要表现为痛，精血亏虚为本，气滞血瘀、胸阳不振为标。初为因虚致实，继而因实致虚，最后为本虚标实，痛因不通，临证当以通为补，欲补先通，用药应通而不损其正气，补而不助其阻塞。翁老常选用活血化瘀、芳香温通、宣痹通阳等治法。以通为补、以通为主，这也是郭士魁治疗冠心病、心绞痛的主导思想。

〖在辨证论治基础上总结出"活血化瘀十二法"〗

翁老擅长用活血化瘀法治疗心血管系统疾病，但因血瘀证患者常兼有气虚、气滞、血虚、热邪等，翁老在临证治疗中除根据活血化瘀各类药物的不同特点加以选择应用外，还针对形成瘀血的不同病因病机，随证配伍，标本兼顾，取得了较好疗效。常用的配伍有以下几种。

▢ 益气活血法

气虚不足以推动血液运行而发生瘀血。补气药有推动血行功能，常用的有黄芪、党参、太子参、白术、大枣、山药等。活血药可选用三七，以活血定痛，化瘀止血，有"止血而不留瘀，化瘀而不伤正"之特点，现代药理研究表明其有显著抗凝、增加冠脉流量、降低心肌耗氧的作用；还可选用较平和的丹参、川芎等。临床上一些心绞痛患者的病情较为顽固，常常服用多种中药、西药仍难以控制。翁老认为，这些患者瘀血较重，日久耗伤气血，气虚运血无力，瘀血日益加重，气虚与瘀血形成恶性循环。对于此类患者，翁老认为在补气的基础上必须应用破血药，补气常用黄芪、党参或太子参，破血则在常用活血药的基础上加用三棱、莪术，以攻逐顽血，缓解顽痛。

▢ 理气活血法

气行则血行，气滞则血瘀。理气药有加强活血药功效的作用。常选用配伍的理气药有柴胡、枳壳、香附、白芍、陈皮、厚朴等。活血药选用川芎，活血行气，用于血瘀气滞的胸痛证，辛散温通，既能活血，又能行气，为血中之气药；郁金能活血行气止痛、解郁清心，《本草纲目》有"治血气心腹痛"之说；延胡索活血行气止痛，能行血中之气滞，气中之血滞，专治各种痛证；乳香、没药活血行气止痛，乳香偏于行气、没药偏于化瘀。

🔲 温阳活血法

血遇寒则凝，得温则行。对由寒邪引起或有阳虚的血瘀证，宜加温经散寒药，常用的有肉桂、桂枝、干姜、高良姜、附子、细辛等。活血药可选用姜黄，其辛、苦、温，活血行气、通经止痛，使瘀散滞通而痛解，常用于阳虚血瘀证或严寒之时；也可选用辛苦温通的延胡索。

🔲 养阴活血法

有阴虚及血瘀证候时，用滋阴活血法。常用生地黄、玄参、天冬、麦冬、五味子、石斛、玉竹等。活血药可用桃仁活血祛瘀、润肠通便，用于多种瘀血证，尤其是老年便秘者。

🔲 祛痰活血法

痰瘀同源，痰浊阻遏经脉造成或加重血瘀，宜活血与祛痰同用。常用的祛痰药有瓜蒌、半夏等，活血药选用丹参、川芎、延胡索、郁金等。

🔲 清热活血法

血瘀证而有热毒，见于伴有温热病或外感痈肿者。常用金银花、金莲花、白茅根、黄芩、黄连、黄柏。活血药可选用茜草，其性苦寒，凉血化瘀止血，应用于血热夹瘀的患者；郁金辛苦寒，能清心热、破瘀血；丹参为活血化瘀要药，广泛应用于各种瘀血证，能化瘀清热、凉血安神。

🔲 利水活血法

血瘀又有水肿、小便不利者，常配用利水药，如车前子、茯苓、猪苓、泽泻、防己。活血药可选用蒲黄，化瘀止血利尿，无论寒热，且能化瘀止痛，常配五灵脂加强活血作用；益母草活血调经、利水消肿，对水瘀互结的水肿尤为适宜；牛膝活血通经、补肝肾、利水通淋，用于肾虚水肿的血瘀证患者。

✿ 补血活血法

血瘀而又血虚时，宜配用阿胶、红枣、龙眼肉、首乌、鸡血藤。活血药可选用鸡血藤，行血补血，对血虚血瘀之证均适用；当归补血活血止痛，用于心肝血虚又气血瘀滞者。

✿ 软坚活血法

血瘀积滞、癥瘕，常配用软坚散结药。常用的软坚散结药有昆布、海藻、鳖甲、夏枯草。活血药可选用红花，能活血祛瘀消癥，用于心脉瘀阻、胸痹心痛；桃仁入心、肝血分，善泄血滞，祛瘀力量较强，为破血药；三棱、莪术相须为用，能破血行气、消积止痛，治疗血瘀深重且体质较强的患者。

✿ 祛风活血法

血瘀而又有风寒邪者，常配用秦艽、羌活、独活、防风等。活血药可选用川芎祛风止痛，川芎能"旁通络脉"，祛风活血止痛。

✿ 通下活血法

血瘀又兼见腑气不通，热结于里证候时，宜配用番泻叶、芒硝等。

✿ 凉血活血法

血瘀见于温热病时，宜配清热药如虎杖、黄连、栀子、黄芩、黄柏、生石膏等。

〖灵活应用活血化瘀药物〗

✿ 活血化瘀药物分类

活血化瘀类药物品种繁多，各有特点。根据古代文献论述，结合临床观察和现代实验研究，目前将常用活血化瘀中药分为和血药、活血药和破血药三类。和血类药物指有养血、和血作用者，包括当归、丹参、牡丹皮、生地黄、赤芍、鸡血藤等；活血类药物指有活血、行血、通瘀作用者，包括川芎、红花、三七、牛膝、蒲黄、穿山甲、刘寄奴、五灵脂、郁金、姜黄、益母草、泽兰、苏木、海风藤、一枝蒿、马鞭草、延胡索、鬼箭羽、紫葳等；破血类药物指破血消瘀作用峻猛者，包括大黄、桃仁、水蛭、虻虫、蛴螬、自然铜、乳香、没药、血竭、三棱、莪术等。

⊡ 擅用活血与和血类药物，慎用破血类药物

翁老在治疗心脏病患者中，根据各种药物的特点，广泛使用活血药物取得良好疗效。通过对翁老治疗心血管病患者初诊用药的统计，翁老和血类药物使用频率的高低依次为：丹参、赤芍、当归、牡丹皮，活血类药物使用频率的高低依次为：郁金、川芎、红花、姜黄、牛膝、延胡索等。翁老很少使用破血类药物，对于瘀血深重者偶用三棱、莪术等，且剂量较小。在用药上，用得最多的是丹参、赤芍、郁金、川芎、红花配合，这5味药普通易得，价格便宜，且疗效显著，安全性好。

⊡ 翁老常用活血化瘀药物

（1）川芎。味辛，性温；归肝、胆、心包经；功能活血化瘀、理气止痛。川芎气香味辛，通行十二经，具有理气活血化瘀作用，为血中之气药，用途十分广泛。《本草纲目》中有用大川芎治疗心痛的记载，翁老多用于心脑血管病的患者。常用量：10～15g。

（2）红花。味辛，性微温；归肝、心经；功能活血化瘀、通经，为活血化瘀常用药，广泛用于各科血瘀证。治疗冠心病心绞痛患者时，翁老将其常与赤芍合用。因红花历来为妇科要药，更年期妇女冠心病患者尤其适用。常用量：10g。

（3）郁金。味辛、苦，性寒；归心、肝、胆经；功能活血化瘀、理气解郁。郁金活血化瘀又理气，为血中之气药。故翁老临床上常将其用于治疗冠心病心绞痛属于气滞血瘀者，对各类心律失常患者亦选择应用，对于郁久有热者，常与生地、牡丹皮等合用凉血止血。常用量：12g。

（4）延胡索。味辛、苦，性温；归肝、脾经；功能活血化瘀、理气止痛。延胡索能行血中之气滞，气中之血滞，可以治疗一身上下诸痛，如胸痛、腹痛、胁痛、痹痛，治疗胸痛有速效，为活血、理气、止痛良药；用于冠心病心绞痛治疗不仅有缓解症状作用，而且有改善供血作用；还广泛用于头痛、胁肋痛、三叉神经痛等多种痛证中，起到活血行气、通则不痛的作用。常用量：12～15g，延胡索粉2.5g冲服。

（5）姜黄。味辛、苦，性温；归肝、脾经；功能活血化瘀、行气止痛、通经消肿。姜黄活血化瘀作用较强，且性辛散善行，通利经络关节。在治疗冠心病心绞痛常于严寒季节发作或阴寒较盛的患者，翁老用姜黄代替郁金。常用量：10～15g。

（6）川牛膝。味苦、辛，性平；归肝、肾经；功能活血化瘀、补益肝肾。牛膝有怀牛膝和川牛膝之分，怀牛膝以补益肝肾、强筋壮骨为主，川牛膝以活血化瘀、通经利尿为主。故翁老多以川牛膝治疗有胸痹、头晕、半身不遂、下肢水肿等肝肾阴虚表现的血瘀证患者。常用量：12g。

（7）丹参。味苦，性微寒；归心、肝经；功能养血活血、除烦安神。丹参为活血化瘀代表性药物，药性温和，不良反应小，临床应用十分广泛，有"一味丹参，功同四物，能补血活血"之说。翁老临证十分注意安全性，故丹参以其疗效好、安全性高成为翁老治疗心血管疾病应用最广泛、最普遍的和血类药物，广泛应用于各种血瘀证，如冠心病、心律失常、心肌病、高血压病、高脂血症、更年期综合征等各类疾病有血瘀表现者，尤以冠心病患者为多。常用量：15～20g。

（8）赤芍。味苦，性微寒；归肝经；功能活血化瘀、清热凉血。赤芍活血化瘀作用不是很强，但有清热凉血等作用，尤其适用于血热瘀滞所致冠心病、高血压病、心律失常、心肌病、脑血管病等。赤芍入肝经，对肝郁气滞血瘀或气郁化热之瘀滞更适合。常用量：10～15g。

（9）鸡血藤。味辛、甘，性温；归肝经；功能活血补血、舒筋活络。鸡血藤属养血活血药，具有补血活血作用，应用于血虚兼有瘀血的冠心病、高血压病、心律失常、中风等老年人或女性患者。常用量：15g。

（10）牡丹皮。味苦、辛，性寒；归心、肝、肾经；功能活血化瘀、清热凉血。《本草纲目》称牡丹皮有"和血、生血、凉血、治血中伏火、除烦热"等作用。翁老将其多用于冠心病、心律失常、更年期综合征、高血压病等有阴虚血瘀表现者。常用量：12g。

（11）生地。味甘、苦，性凉；归心、肝、肾经；功能补血活血、滋阴凉血。地黄为补血活血药，活血作用较弱，但有滋阴作用，可补五脏不足，为常用药之一。翁老常将其用于老年人血瘀伴失眠、盗汗、潮热、消渴、便秘等阴虚内热患者。常用量：10~20g。

（12）当归。味甘、辛，性温；归肝、心、脾经；功能补血活血、止痛调经、润肠通便。当归补血活血，通补兼施，为血瘀证治疗中的主要药物之一，有"血中之圣药"之称。翁老将其广泛应用于冠心病、心律失常、更年期综合征、心肌病等有头晕、耳鸣、目眩、心悸、胸闷痛、月经不调、肠燥便秘等症状者。常用量：12~15g。

〖将现代研究成果应用于临床〗

▢ 注重血瘀证的现代机制研究

为统一血瘀证诊断标准，做到辨病与辨证相结合，发挥中西医结合的优势，翁老不仅注重血瘀证问诊内容、症状的规范统一，还充分利用现代科学技术的成果，进行血瘀证的现代机制研究。血瘀证的实验室诊断依据包括：微循环障碍、血液凝固性增高或纤溶活性降低、血液流变性异常、血小板黏附率增高、血小板聚集性增强和释放功能亢进、血流动力学障碍以及CT、超声、磁共振等显示血管堵塞、病理组织学变化。在此基础上针对不同疾病进行了客观化研究，如"准健康人"血瘀证诊断特征包括：微循环异常（血色变暗、血流缓慢、血流停滞、红细胞聚集、异型血管袢增多）、血液流变性异常（全血、血浆黏度增高、血细胞比容和聚集性增强、红细胞膜微黏度增强、变形能力降低）、血液生化异常（胆固醇、甘油三酯升高、高密度脂蛋白降低、低密度脂蛋白增高、血糖增高）及CT、磁共振、超声、心功能等检查异常。通过对68例血瘀证候的患者进行红细胞变形能力、血小板聚集性、黏附性及体外血栓形成实验共7项指标的检查，总结出作为中风血瘀证候客观诊断的指标，以反映血瘀的程度，并作为疗效判定的标准。对冠心病、糖尿病、脑血管病等疾病的瘀血证候进行活血化瘀的客观指标研究，通过这些相关机制研究，为指导临床诊断、用药、疗效标准判定、科研、开发新药等建立了量化指标。

❑ 遣方用药考虑结合现代药理学研究成果

翁老强调"用药如用兵"，临床医生必须熟悉中药。他对中药的现代药理研究颇深，同时强调临床上要注意用药的不良反应，把安全性放在首位。张景岳即有"无药无毒"的说法，但由于古代医学的局限性，多是经验的积累，正如神农"尝百草之滋味、水果之甘苦，令民有所辟就。当此之时，一日而遇七十毒"，所以现在对于中药不良反应报道越来越多，我们更应加强中药的现代化研究，遣方用药注意结合现代中药药理研究成果，以充分利用其治疗作用，减少不良反应的发生。如翁老为了探讨活血化瘀药的作用机制及强度，为分类提供依据，以血液黏滞性、血小板功能、冠状动脉流量、心肌细胞耗氧等26项指标，对34种活血化瘀药作用进行了系统研究。还对王清任常用活血化瘀药作用进行了现代机制的探讨，为临床活血化瘀治疗用药提供依据，如对川芎的研究。他认为，川芎性善走窜，可以活血化瘀、理气止痛，前人说它能"上行头目，下行血海"，为"血中之气药"，"温窜相并，其力上升、下降、内透、外达，无所不至"。翁老十分重视气血在冠心病、高血压病致病中的作用，认为多数患者为气滞血瘀或气虚血瘀所致，所以川芎为首选药。现代药理研究也证实，川芎主要成分为生物碱、挥发油和有机酸，主要有四甲吡嗪即川芎嗪、阿魏酸、川芎酚、川芎内酯、藁本内酯、维生素A、维生素E、叶酸、甾醇等。生物碱部分主要有效成分为川芎嗪，川芎嗪有抗血小板聚集、扩张小动脉、改善微循环和脑血流的作用，用于闭塞性血管疾病、脑血栓形成、脉管炎、冠心病、心绞痛等；阿魏酸是中药川芎有效成分之一，具有改善血液循环、抗凝血、抑制血小板聚集、抗血栓作用，是有效治疗心血管疾病的药物；藁本内酯是川芎有效成分之一，对心脑血管、循环系统及免疫功能等均有较强的药理作用。近代药理研究证实川芎能麻痹神经中枢，有镇痛、镇静之效。这些均从现代药理角度进一步证明了川芎应用于心脑血管病的有效性。

〖血瘀证的病证结合诊疗模式〗

□ 西医诊病，中医辨证

（1）翁老积极主张"衷中参西"，强调中医病因病机要与西医病理变化相结合、药物传统效用与现代实验研究结合，治疗上各取所长、有的放矢，认为只有这样才能做到真正的继承与发展，才能真正地提高疗效。如有些体检发现冠心病高发因素的患者，包括血脂高、心电图ST-T改变等，无自觉症状，辨证时往往无证可辨，此时翁老主张以辨病为主。由于近年从血流动力学及血液流变学方面探索血瘀本质，证明冠心病患者红细胞聚集、血流速度变慢、血细胞比容增加、全血比黏度及血浆黏度增强、血小板聚集性增高、红细胞电泳时间延长、血液处于高度凝聚状态。中医学所谓的"血瘀""不通"与现代医学中的血栓形成、动脉粥样斑块形成、血液流变学异常认识颇为接近，所以说冠心病的血瘀表现，具有现代医学病理学改变，同时也说明血瘀是冠心病的重要病因病理。因而翁老主张采用活血化瘀方药，可以起到改善冠状动脉循环、抗血小板聚集、改善血液流变学性质、减少动脉粥样斑块形成、降低血脂的作用，取得肯定的临床疗效。

（2）翁老认为，中医学重宏观和整体，强调动态、个体化，长于宏观辨证；西医学重微观和局部，强调定量、结构，重视证据，长于微观辨病。有些时候在西医诊断不明或证型不典型时，需要辨症状治疗、辨指标治疗。

（3）辨病方面，可针对不同的病种选用不同的活血化瘀药，如心血管病选用丹参、川芎、赤芍之类；脑血管病选用川芎、牛膝之类；妇科病选用桃红四物汤加味，既体现了疾病的特殊性，又不失中医辨证论治之精髓。辨证方面，主要是针对不同的中医证型配伍治疗，如活血化瘀，适用于血瘀证的一般情形；破血逐瘀，适用于具有急性血栓形成、血瘀程度重且体质强壮者；还有养血活血、益气活血、理气活血、温阳活血、凉血活血、滋阴活血等，不同的配伍均体现了中医辨证施治的精神，临床上更能全面应对，非单病单药、一证一方可比。不同的配伍方法与不同活血化瘀药物的应用，是取得临床疗效的一个很重要的方面。

▢ 辨证论治与专病专方专药

在辨证论治的基础上，加用专病专方专药治疗，也是翁老临证特色之一。他推崇清代徐灵胎《兰台轨范》关于"一病必有主方，一方必有主药"以及岳美中关于"余谓中医治病，必须辨证论治与专病专方相结合"的观点。翁老运用专病专方时，注意在辨病用方的基础上，详查体质禀赋、阴阳虚实、表里寒热等，灵活加减化裁。如治疗冠心病用冠心2号方、心律失常用四参汤、高血压病用葛根天麻汤；苦参治疗快速性心律失常、延胡索止痛、天麻降压等。但并非不论虚实，一概使用，而是力求专药选用既合于"证"，又利于"病"。如高血压病，临床虽有肝热上冲、阴虚阳亢、肝肾阴虚、阴阳两虚、阳虚及夹痰、夹瘀的不同，然总以阴虚阳亢为基本病机，常予自拟葛根天麻汤（基础药为葛根、天麻、钩藤、土茯苓、丹参、红花）。若肝阳上亢偏重，加重平肝潜阳之品，如石决明；若心悸、心烦，加入重镇安神的珍珠母、生龙牡、夜交藤；若肝肾阴虚明显者，加重葛根、生地、白薇以滋阴生津，兼清虚热；若肝经风热者，加入菊花、夏枯草；清胃热加玉竹、郁金；若脾胃虚弱者，加入苡米、焦三仙、白术、泽泻；若痰浊明显者，加入陈皮、半夏；手麻者加入通络之品，如络石藤、夜交藤、路路通；有肺热者，加入清肺的黄芩、金银花；合并消渴者，加北沙参、生黄芪、玉竹；若睡眠差者，加百合、五味子、酸枣仁、珍珠母；若老年便干患者加入增液汤；夏季发病，酌加升清祛湿之品，如藿香、佩兰、荷叶；合并外感者，加入荆芥、防风；汗出过多者，加入生黄芪、白术、防风；对肝气犯胃者，加入佛手、香橼、玫瑰花行气疏肝；对于年轻女性高血压病患者，重用健脾疏肝、活血通络之品。但翁老并不固守专病专方，对气虚下陷或阳虚者，则转用它法，随证治之。专药如苦参味苦、性寒，对心律失常证属痰热扰心、邪热内盛者较多使用；延胡索味辛、苦，性温，功能活血行气，常用于快速性心律失常、冠心病气滞血瘀者，但血热、气虚者不宜。

翁老指出，这些专病专证专方中之专药，与方剂配伍中的"主药"意义颇相接近，且有一定联系。使用它们，既符合辨证论治原则，又都有明显效果，体现了专病专方与辨证论治相结合才是提高中医疗效的可靠措施。

〖天人相应的整体观与体质辨识〗

□ 季节性用药特点

"药合时宜"是中医天人相应整体观的体现之一。《黄帝内经》述"人以天地之气生，四时之法成"，揭示了人的生命和天地自然环境动态的统一性。生理如此，病理亦如此，所以诊断疾病、分析病机、治疗用药要考虑时令气候的影响，提出了"用热远热，用寒远寒，用温远温，用凉远凉"的用药原则，为后世所遵循。具体如张仲景治疗伤寒太阳病表实证麻黄汤，因组方性辛温大热，故只适于冬月严寒时节服用。

翁老在遣方用药时尤其重视气候季节特点。如春天加风药；夏季加黄芩；秋季加桂枝；冬季加姜黄之类。再如夏暑气候炎热，轻用桂附、乌头等大辛大热之品，而酌加清凉涤暑之药；暑热易伤元气，人犯之多短气不足以息，一身乏力，多加黄芪或参、芪并用，亦无助热之弊；暑伤气津，汗出喘渴，脉虚，加沙参、麦冬、五味子等，以益气生津复脉；长夏暑湿较盛，宜加佩兰、藿香，芳香清化，以祛暑湿。

在翁老治疗冠心病患者中，多为老年人，且患病多年，体质较弱。冠心病病情加重或复发多与气候渐冷和感冒有关，所以冬季为心脏病高发期。翁老根据这一特点，在天气转凉入冬的时候，在处方中酌情加入玉屏风散。玉屏风散出自中医名著《世医得效方》，由黄芪、白术、防风三味中药组成。可以说，前两味药，以扶正为主，而防风则以祛邪为主，本方剂正是"标本兼治"的巧妙结合。玉屏风散，被称为中药免疫调节剂，是体质虚弱者预防感冒等感染性疾病的良方。

翁老认为，一年四季的变化与药物的选择有着密切的联系。若不考虑季节的不同，不加辨证分析地使用药物，轻者达不到目的，重者则会加重病情，危及健康，所以四季用药的学问不可忽视。如高血压病患者，排除特殊因素的干扰，在自然状态下，高血压病患者的血压冬季最高，春秋两季次之，夏季最低。不少患者冬天去看医生开药，到了夏天，还按照冬天的剂量服用，则夏天血压偏低，这时服用冬天的剂量显然容易偏大，使血压降得太低，于是就出现诸如头晕、脑供血不足、浑身无力等症状，甚至导致脑梗死、心绞痛发作。而有的患者是在夏季去看医生开药，到了冬天还在按夏天的剂量服用，血压在冬天偏高，夏天的剂量显然容易偏小，血压控制不好，自然就要波动。故翁老在治疗高血压病患者时多结合季节及血压波动情况遣方用药。

所以，中医所讲的"证"，不但是讲明气血阴阳虚实的情况，而且反映出人是一个完整的有机体，反映出人与自然环境的密切关系。在一年当中，春夏秋冬不同的季节，形成了不同的环境，即中医所谓"春温、夏热、暑湿、秋燥、冬寒"，而人的生理病理受这些季节气候的变化影响。因此，无论是在健康的情况下，或是在出现疾病的时候，一定要根据季节特点来使用药物。

❑ 注意体质辨识

即因人制宜，指治疗用药应根据患者的年龄、性别、体质、生活习惯决定。既注意到人体内外环境的联系和统一性，如内外相应与脏腑经络相关的辨证，也注意到个体体质差异等特点，正如赵锡武认为辨证施治的实质就是辨别清楚"病因体异""药随证变"，所以有同病异治、异病同治之说。翁老强调，人到老年，体质差异常比较显著，平时要多留心其舌脉变化规律，纳食、二便及睡眠情况，知其常才能知其变。他还认为，治疗老年病药宜平和，用量要轻，不要急于求成。翁老还十分重视人体在不同生理阶段的特点，即疾病与人体整体的辨证统一。他认为，人体某一局部区域内的病理变化，往往与全身脏腑、气血、阴阳的盛衰有关。如更年期妇女由于卵巢功能逐渐衰退，雌激素水平明显下降，引起自主神经系统、心血管系统等多个系统功能障碍和紊乱，症状有别于一般冠心病患者，临床可出现潮热、抑郁、失眠、烦躁不安、心悸、胸闷、心前区刺痛、月经紊乱、骨关节疼痛、高血压等不同症状。在治疗上侧重从肝肾论治，以理气活血、滋养肝肾为基本治法，调整阴阳、调和气血贯穿于始末，同时还重视患者的心理治疗。

活血化瘀治疗冠心病临证经验

【临证特色】

翁老应用活血化瘀方法治疗冠心病，并不是活血化瘀药物的简单组合，而是遵循中医辨证论治的基本法则，重视气血辨证和脏腑辨证，注重舌诊在辨证中的特异表现，强调天人相应的整体观，同时结合现代医学研究成果，充分认识血瘀证与冠心病的关系及活血化瘀药物治疗冠心病的现代机制研究，做到辨证与辨病的有效结合。翁老在总结前人经验的基础上，自拟"冠心3号方""四参汤"等，为冠心病的中医治疗做出了巨大贡献。

❑ 心病多瘀理论

《素问·痿论》说："心主身之血脉"。心为血液运行之动力，具有推动血液在脉管内运行以营养全身的功能。心、血、脉三者相互关联，构成一个相对独立的系统，心脏的搏动是血液运行的原动力，脉管是血液运行的通道。心脏的搏动是否有力，脉道通利与否，血液的功能是否健全，均直接影响着血液运行的正常与否。翁老认为，冠心病、心律失常、心肌炎、心肌病、肺源性心脏病等各种心脏疾病，病位在心，无论气虚、气滞、痰浊、阴虚、阳虚、寒凝、热结等原因，必然影响心的生理功能，造成心的气血亏虚，行血无力，致瘀血阻滞，脉道不畅，出现面色青紫、心前区闷痛或刺痛、心悸、舌质紫暗、舌底脉络迂曲、脉象细涩或结代。冠心病为血脉之病，冠状动脉粥样硬化形成斑块，斑块或者斑块破裂形成血栓阻塞血管，导致血脉瘀阻，不通则痛，所以冠心病的基本病机是血脉瘀阻。

❑ 重视冠心病的瘀血辨证

翁老多年来应用活血化瘀方法治疗心脑血管疾病取得了良好的疗效，尤其在冠心病的活血化瘀治疗上积累了丰富的经验。现代微循环、血液流变学、血小板功能、超声多普勒、血管造影等检查手段的应用，也进一步证实了冠心病血瘀证的存在。翁老认为，冠心病发病的各个不同阶段都存在不同程度的血瘀证候，早期多为气滞血瘀、痰浊血瘀、寒凝血瘀等实证表现，随着病情的不断进展，常出现气虚血瘀、阴虚血瘀、阳虚血瘀等不同表现。所以翁老不是一味强调活血化瘀药物的简单应用，而是提出了治瘀十二法，在辨证论治的中医治病基本原则的基础上，正确合理地使用活血化瘀药。在活血化瘀药物的选择上，多以活血药物、和血药物为主，较少使用破血药物。

❑ 辨证论治是根本

虽然活血化瘀法在冠心病的治疗中越来越普遍，但在使用时必须辨证准确，切不可不分实际情况滥用。翁老强调为医者时时不可忘记辨证论治的原则，由于冠心病临床表现较为复杂，导致心脉瘀阻的原因是多方面的，除气虚或气滞外，浊阻、寒凝、阴虚、热结均可引起心脉不通，产生心痛、心悸、短气、喘憋等症状。因此，在治疗中必须标本兼顾，不可一味地应用活血化瘀药。应该根据病因的不同，把握病机，知常达变，随证加减，从而达到治疗疾病的目的。如翁老在辨证治疗时，经常撷取王清任治病以气血为主的经验，治病重在辨明气血，重在调理气血。擅于使用补气活血法，重用黄芪、党参、太子参加化瘀药，不用破气药；使用调气活血法，气机畅达则血脉流通，气机阻塞则血脉凝滞，调气活血是通过疏理气机，使气行则血行，再与活血化瘀药同用，达到使血脉畅通的目的。再如翁老辨证治疗不仅限于气血致病的学说，还十分重视瘀血与脏腑的关系，将活血化瘀法与调理脏腑治法结合应用。如治疗中根据脏腑辨证结果，采取益心气、疏肝气、健脾胃、滋肝肾等方法，常取得良效。

▢ 重视气血在冠心病致病中的作用

中医学认为，气血是人体中最重要的两种物质，气血通过全身的一切组织器官，温煦濡养人体的五脏六腑、四肢百骸，维持并发挥正常的生理功能。翁老十分重视气血在冠心病致病中的作用。他认为，无论在生理或病理情况下，气与血之间均存在着极为密切的关系，即气为血之帅，血随气而运行，血为气之守，气得之则静谧，气滞则血凝，气虚则血脱，气迫则血走，血瘀气亦滞。故气虚则推动血行无力，气滞则血行不畅，气虚和气滞均可导致心脉瘀阻而出现胸闷、胸痛、心悸等症状。气血失调既是冠心病的病机结果，反之又成为重要的致病因素。如翁老的就诊患者中多为老年冠心病患者，元气亏虚为发病的根本病因，"元气既虚，必不能达于血管，血管无气，必停留而瘀"，即而出现胸痛、心悸、气短、乏力等症状，属虚中夹实；另外，部分中年患者尤其是更年期冠心病患者，由于久坐、嗜食无度、工作压力或情志因素等，造成气血郁滞、心脉瘀阻而引发胸痹，出现胸闷痛、胁肋胀痛、急躁易怒、睡眠不安等症状。由于气虚血瘀和气滞血瘀是冠心病发病的主要原因，故而翁老倡导临床治疗上要平衡气血，多运用"补气活血"和"理气活血"两大法则，正如《素问·调经论》所说："血气不和，百病乃生变化"，应用"疏其气血，令其调达"的治疗法则。翁老常用补气药有黄芪、太子参、白术、党参、大枣、炙甘草等；常用理气药有柴胡、陈皮、玫瑰花、枳实、枳壳、香附。补气药中，翁老应用最多的为黄芪。黄芪益气又能实卫气，且价廉物美，针对性胜于参类，疗效较好，临床上多配伍党参、白术以加强健脾益气之力。理气药中应用最多的为柴胡。由于气滞血瘀为冠心病常见致病原因，而柴胡能调达肝气，疏肝解郁，常与香附、川芎、白芍配合使用。

◻ 注重望舌诊病

（1）《素问·阴阳应象大论》在论述"心"的时候提到："在色为赤""在窍为舌"；古人还提到"舌为心苗"，是指舌为心之外候；心经的经筋和别络，均上系于舌；心的气血通过经脉的流注而上通于舌，以保持舌体的正常色泽形态和发挥其正常的生理功能。所以，察舌可以测知心脏的生理功能和病理变化。心的功能正常，则舌体红活荣润，柔软灵活，味觉灵敏，语言流利。若心有病变，可以从舌上反映出来。心主血脉功能失常时，如心阳不足，则舌质淡白胖嫩；心血不足，则舌质淡白；心火上炎，则舌尖红赤；心脉瘀阻，则舌紫有瘀点、瘀斑。如心主神志的功能异常，则可现舌强、舌卷、语謇或失语等。可见舌诊在心血管疾病诊断中尤为重要，特别对于心脏病无临床症状者。

（2）与其他脏腑经络的关系。舌不仅为心之窍，而且通过经脉与五脏六腑皆有密切联系，其中尤以与心、脾胃的关系更为密切。在病理上，五脏六腑的病变均可显现于舌。所以，舌诊成为翁老诊断血瘀证的重要依据。

（3）现代西医舌微循环观察部位为舌尖，正是心所属部位。经过大量观察发现，正常舌象血色多为鲜红，血流呈线流；而瘀青紫舌者，出现异性微血管祥比例增高、微血流缓慢、血色暗红、红细胞聚集等，有时可见到微血管周围的渗出和出血。这些可证实望舌诊病尤其是对于血瘀证诊断的必要性。

（4）我们跟随翁老对每例患者都进行了舌象资料照片的收集，90%以上的患者都有不同程度的瘀血表现，且随病情的不断进展，血瘀舌象的演变呈现一定的规律性。起病时，舌质常为暗红或紫红，伴有瘀点；病情越重，则舌暗紫的程度越明显，甚至出现瘀斑；治疗后，病情好转者的舌质暗紫程度有所减轻或转为正常。所以，舌诊在翁老运用活血化瘀药物治疗心血管系统疾病中起到关键作用。

▫ 重视药物的配伍应用及安全性

中药毒副作用小，但也容易造成医生忽视其安全性。近年来，由于服用中药造成不良事件的情况屡有发生，也使中药安全使用的关注度提升到前所未有的高度。翁老临床就诊患者多为老年心脑血管病患者，需要长期服药，应最大限度避免药物毒副作用的发生。所以翁老临床用药在注重疗效的同时，将安全性放在首位。在用药安全性上遵循以下几条原则。①严格按照《中华人民共和国药典》规定剂量范围使用中草药，不超剂量使用；②用药数量少而精当，不使用大处方；③不使用相反、相畏的药物；④不使用刺激性强、毒性大、副作用大的药物；⑤熟悉中草药的现代药理研究，避免使用经现代药理研究对人体副作用大的药物；⑥不使用保护性动物药材，如麝香、虎骨、犀角等。

▫ 创立"冠心3号方"作为治疗冠心病的基础方

"冠心2号方"是郭士魁经验用方，为我院自行研制的、疗效肯定的成方。翁老在继承辨治精髓的基础上，根据诊治患者的特点，改降香为郁金，在临床上应用更加得心应手。首先，虽然降香用于冠心病急性期有较好的缓解心绞痛的作用，但因芳香耗散之性，若长期服用有伤正之弊，用郁金既保留了降香活血、行气、通窍的长处，又较为温和；其次，郁金性味寒凉，改降香为郁金，是变"温通"为"凉通"，更适合现代比较多见的血瘀有热不适合温通的冠心病患者；再次，郁金能够行气活血，对于冠心病常见的气滞血瘀类型尤为适合，体现了"气为血之帅"的制方原理；而对于血瘀有寒又要长期服药的患者，翁老则改郁金为姜黄，因姜黄与郁金是同一植物的不同部位，但性属温，则"凉通"又变为"温通"。郁金与丹参、川芎、赤芍、红花这五味药集理气活血、芳香凉通于一体，成为翁老活血化瘀的基础方剂，称为"冠心3号方"。

☆ 翁老临床治疗冠心病分型

（1）瘀血痹阻。心胸疼痛剧烈，如刺如绞，痛有定处，甚则心痛彻背，背痛彻心，或痛引肩背，伴有胸闷，日久不愈，舌质暗红，或紫暗，有瘀斑，舌下瘀筋，苔薄，脉涩或结代。

治法　活血化瘀，通脉止痛。

方药　冠心3号方合血府逐瘀汤加减。

处方				
丹　参15g	川　芎12g	红　花12g	赤　芍12g
牛　膝15g	当　归12g	生　地10g	柴　胡10g
郁　金12g	姜　黄10g		

各种原因均可导致瘀血阻滞心脉，故本型在临床最常见。兼寒者，可加姜黄、桂枝等温通散寒化瘀之品；兼气滞者，可加枳壳、香附理气止痛；兼气虚者，加黄芪、党参、白术等补中益气；若瘀血痹阻重证，表现胸痛剧烈，可加延胡索、三棱、莪术等加强活血理气止痛的作用。

（2）气滞血瘀。心胸胀闷不适，隐痛阵发，痛无定处，善太息，遇情志不遂时容易诱发或加重，或兼有脘腹胀闷，苔薄，脉弦。

治法　疏肝理气，活血化瘀。

方药　冠心3号方合柴胡疏肝散加减。

处方				
丹　参12g	川　芎12g	红　花12g	赤　芍12g
柴　胡10g	香　附10g	枳　壳10g	白　芍10g
陈　皮12g	甘　草6g		

若兼有脘胀、嗳气、纳少等脾虚气滞的表现，可加白术、焦三仙以健脾理气；若气郁日久化热、心烦易怒、口干、便秘、舌红苔黄、脉数者，加牡丹皮、栀子清肝泻火；如胸闷心痛明显，可加延胡索粉、三七粉活血止痛。

（3）气虚血瘀。心胸阵阵隐痛，胸闷气短，动则益甚，心中动悸，倦怠乏力，神疲懒言或易出汗，舌质淡暗，苔薄白，脉细弦或结代。

治法　益气养心，活血通脉。

方药　冠心3号方合补中益气汤加减。

处方	丹　参12g	川　芎12g	红　花12g	赤　芍12g
	黄　芪15g	党　参12g	白　术10g	当　归12g
	陈　皮12g	炙甘草6g。		

若大便干结加大黄；眩晕加决明子、牛膝；失眠加酸枣仁、珍珠母；血压高加葛根、天麻；血脂高加土茯苓、泽泻。

（4）阴虚血瘀。胸痛，心悸怔忡，五心烦热，口燥咽干，潮热盗汗，舌红少泽，苔薄或剥，脉细数或结代。

治法　养阴复脉，活血化瘀。

方药　冠心3号方合生脉散加减。

处方	丹　参12g	川　芎12g	红　花12g	赤　芍12g
	生　地10g	知　母12g	牛　膝12g	麦　冬10g
	太子参12g	北沙参12g	五味子10g	

若失眠多梦，可用酸枣仁、夜交藤养心安神；若心悸怔忡症状明显，脉结代者，用炙甘草、阿胶以养心阴；若兼见头晕、耳鸣、腰膝酸软，用黄精、枸杞子滋肾养阴清热；若阴虚阳亢，风阳上扰，加珍珠母、石决明、天麻、钩藤等滋阴潜阳；若兼动则气喘、乏力等气虚表现，可加黄芪、党参等益气之品。

（5）痰浊闭阻。胸闷重，形体肥胖，痰多气短，遇阴雨天而易发作或加重，伴有倦怠乏力，纳呆便溏，咳吐痰涎，舌质淡紫，苔白腻或白滑，脉弦滑。

治法　豁痰开结，活血通络。

方药　冠心3号方合瓜蒌薤白半夏汤加减。

处方	丹　参12g	川　芎12g	红　花12g	赤　芍12g
	瓜　蒌15g	薤　白10g	半　夏10g	陈　皮12g
	厚　朴10g	白　术10g		

若患者痰黏稠、色黄、大便干、苔黄腻、脉滑数，加黄连、黄芩以清化痰热；痰浊闭阻，亦可酌情选用竹茹、苍术、桔梗、浙贝母等化痰散结之品。

（6）心肾阳虚、血脉瘀阻。胸闷或心痛，感寒加重，心悸怔忡，自汗，动则气短，神倦怯寒，形寒肢冷，舌质淡紫，苔白腻，脉沉紧。

治法　温经散寒，活血通痹。

方药　冠心3号方合当归四逆汤加减。

处方	丹　参12g	川　芎12g	红　花12g	赤　芍12g
	桂　枝10g	当　归12g	白　芍12g	大　枣10g
	郁　金12g	炮附子12g	延胡索粉3g	

心肾阳虚兼见水饮凌心射肺而出现水肿、喘促、心悸；加茯苓、白术健脾利水，生姜温散水饮。

翁老诊治冠心病临床经验的分析研究

为客观阐释翁老灵活运用活血化瘀方法治疗冠心病的辨证规律、诊疗特点和不同患者治疗的变化，我们通过对不同时间阶段两组程度不同的冠心病患者的病案数据进行分析，总结出了翁老治疗冠心病的临床特点。

⊡ **病历资料的收集整理**

收集2008年10月至2011年10月经翁老门诊诊治、确诊为冠心病，且资料完整的病案216份（第1组）；收集2013年8月至2014年12月经翁老门诊诊治，确诊为冠心病心绞痛的完整病案102份（第2组）。

利用信息采集系统将病例以高度结构化的信息录入数据库。录入信息包括以下方面。①一般资料：如姓名、性别、年龄、职业、婚姻、文化程度、单位、邮编、住址、电话等；②初诊记录：如主诉、现病史、既往史、家族史、个人史、中医四诊信息、中西医诊断等；③理化检查：如血液生化指标、心电图、冠状动脉造影、超声检查等；④中药处方：如方剂名称、中药药名、剂量、煎服法等；⑤复诊记录：如复诊症状、体征、理化检查、诊断、用药的记录。

⊡ **数据统计分析**

（1）西医诊断。

在第1组冠心病病案中，西医诊断为不稳定型心绞痛61例、冠状动脉支架术后6例、冠状动脉搭桥术后14例、急性心肌梗死恢复期3例、稳定型心绞痛2例、高血压病48例、心律失常37例、高脂血症15例、其他心肌炎5例、脑血管病4例、2型糖尿病3例。

在第2组冠心病病案中，西医诊断为心绞痛102例、冠状动脉搭桥术后4例、冠状动脉支架置入术后43例、心肌梗死27例、高血压病94例、高脂血症58例、2型糖尿病25例、腔隙性脑梗死13例、慢性心力衰竭5例、心律失常5例。

（2）中医诊断。

第1组中医诊断为胸痹155例（71.7%），心悸34例（15.7%），眩晕24例（11.1%），消渴3例（1.4%）。

第2组中医诊断为胸痹心痛102例（100.0%），心悸69例（67.6%），眩晕67例（65.6%），消渴11例（10.7%），头痛2例（1.9%）。

（3）症状。

第1组症状出现频次最高的10项列入统计，分别为乏力182例次（84.3%）、心悸182例次（84.3%）、胸闷160例次（74.1%）、胸痛140例次（64.8%）、头晕92例次（42.6%）、汗出78例次（36.1%）、失眠62例次（28.7%）、便干50例次（23.1%）、气短50例次（23.1%）、心烦34例次（15.7%）。

第2组症状出现频次最高的前10项列入统计，分别为胸闷284例次（89.6%）、胸痛279例次（88.0%）、乏力212例次（66.8%）、眠差176例次（55.5%）、便干130例次（41.0%）、纳差99例次（31.2%）、头晕97例次（30.5%）、汗出76例次（24.0%）、急躁易怒71例次（22.4%）、心悸67例次（21.1%）。

（4）舌质脉象。

第1组出现暗红舌（含紫暗舌、淡暗舌、紫红舌、瘀斑舌）202例次（93.5%）；脉弦132例次（61.1%），脉涩结代81例次（37.5%）。

第2组出现暗红舌（含紫暗舌、淡暗舌、紫红舌、瘀斑舌）308例次（97.2%）；弦脉235例次（74.1%）、脉涩结代130例次（40.9%）。

（5）中医证候。

第1组最常见的10种中医证候分别为心脉瘀阻147例次（68.1%）、气滞81例次（37.5%）、气虚74例次（34.3%）、痰浊64例次（29.6%）、阴虚55例次（25.5%）、肾虚44例次（20.4%）、心火24例次（11.1%）、脾虚13例次（6.0%）、肝火12例次（5.6%）、湿热10例次（4.6%）。

第2组最常见的10种中医证候分别为血瘀298例次（94.0%）、气虚188例次（59.3%）、痰湿120例次（37.8%）、肝郁气滞103例次（32.4%）、脾虚83例次（26.1%）、阴虚60例次（18.9%）、肾虚20例次（6.3%）、阳虚14例次（4.4%）、肝胃不和9例次（2.8%）、肝胆湿热4例次（1.2%）。

（6）治则治法。

与证候相对应，第1组频次最高的治法依次为活血、理气、益气、化痰、养阴、补肾、安神、健脾、清热、通络；第2组频次最高的10种治法依次为活血、益气、安神、破血、祛湿化痰、疏肝理气、健脾、养阴、通络平肝。

（7）活血化瘀药应用情况的频次分析。

第1组216份医案中，翁老使用的活血化瘀药共15种，其中使用频次排在前5位的为丹参、郁金、赤芍、红花、川芎，使用率均在50%以上；其次是姜黄、牛膝、当归、延胡索、牡丹皮，使用率在20%以上；其他如生地、桃仁、三棱、莪术、蒲黄等，使用率均在20%以下。

第2组102份医案中，丹参、川芎、红花、赤芍、郁金、三七粉、川牛膝使用频率在50%以上；其次是三棱、莪术使用率将近50%；鸡血藤、延胡索、生地、生蒲黄等使用率在20%以下。

（8）治疗冠心病常用药物的配伍应用。

第1组活血化瘀药配伍应用常见的二项关联以丹参+赤芍、丹参+郁金、赤芍+郁金、赤芍+红花、川芎+丹参、红花+郁金、赤芍+川芎、川芎+红花、川芎+郁金、丹参+红花最高。第2组以川芎+丹参、丹参+生黄芪、丹参+红花、丹参+赤芍、丹参+郁金、川芎+红花、川芎+生黄芪、红花+生黄芪、川芎+赤芍、郁金+生黄芪使用频率最高。

配伍应用的常见三项关联第1组前5位是丹参+红花+郁金、川芎+丹参+红花、川芎+丹参+郁金、川芎+红花+郁金、赤芍+丹参+红花；第2组出现频次最高的5组药物组合为川芎+丹参+红花、川芎+丹参+生黄芪、丹参+红花+生黄芪、丹参+赤芍+郁金、丹参+郁金+生黄芪。

❑ 临证特点

翁老通过多年临床实践发现，冠心病患者以血瘀证最为常见，但又因瘀血产生的原因、部位，以及患者兼夹其他疾病、体质禀赋、病情轻重、病程长短等不同，其临床表现可多种多样，但治疗则多以活血化瘀为根本治法。在此活血化瘀基础上，注重治法的灵活变通，兼顾疾病、病位、兼证的特点，多取得满意的临床疗效。通过采用关联规则这一数据挖掘方法，对翁老不同时期诊治的2组冠心病患者的辨病、辨证、辨症、用药规律进行分析比较，总结出如下特点。

（1）翁老认为，虽然冠心病患者由于先天体质、病程长短、发病类型、病情轻重等不同，而临床表现各异，但都有瘀血指征，亦即血脉瘀阻是贯穿于冠心病整个发病过程的一个基本病理环节。数据分析也证实冠心病患者以胸痛胸闷、舌暗红、脉弦为主要表现，反映了血瘀证是胸痹的基本病机。

（2）翁老主张运用活血化瘀法治疗冠心病。数据分析可以看出翁老治疗冠心病心绞痛主要药物按主治功效分为14类，其中活血化瘀药类药物品种最多，达24种（17.9%），使用次数超过30次的中药共有40味，有活血化瘀、破血、通络功效的药物使用频次占常用药的49.3%。核心药物组合为丹参、郁金、赤芍、红花、川芎，其中丹参与其他药物的关联最多。此5味药为冠心3号方的组成，具有活血而不破血、行气而不破气的优点，适用于慢性病患者长期服用。

（3）翁老重视冠心病患者的气血辨证。因气虚、气滞血瘀是冠心病心绞痛的重要病因，补气理气与活血化瘀结合，可以使气通血活，故活血化瘀的同时常配伍益气理气之品。对证候与药物的关联分析发现，气虚证对应的药物按频次排序依次为生黄芪、太子参、白术、党参、大枣、炙甘草，气滞证对应的药物按频次排序依次为柴胡、香附、玫瑰花、枳实、枳壳、陈皮。

（4）翁老强调活血化瘀治法不是活血药物的简单堆积，要谨守病机，辨证治疗。通过对翁老不同时期治疗冠心病的2组数据进行分析比较，进一步阐释翁老近年来治疗冠心病用药上的改变及演变基础。通过数据分析显示，近年来，冠心病危急重证患者就诊于翁老门诊的趋势较往年有所增加，且除冠心病心绞痛外，有更多人兼患有其他慢性疾病。从客观症状及舌脉的比较，在一定程度上显示了近年来就诊于翁老门诊的患者血瘀征象普遍较重且多夹杂其他证型，最多见为气虚、气滞、痰湿、郁热等。基于以上变化，翁老治疗上出现几点改变。①冠心病心绞痛患者病情程度较往年更加危重，瘀血指征亦较明显，所以在用药方面，在使用丹参、川芎、红花、赤芍、郁金为主的冠心3号方基础上，加强活血化瘀药物的使用，如三七粉、川牛膝、鸡血藤、延胡索、生地、生蒲黄。②越来越多中年、甚至青年患者因本病就诊，而根据此类患者一般体质较为壮实，但发病急骤、进展较快速的生理病理特点，翁老常会在辨证论治的基础上适当使用破血之品以及时缓解其病证，原来很少应用的破血药三棱、莪术使用率上升至近50%。③近年来就诊的患者往往患有除冠心病外的其他慢性疾病，病机日趋复杂，故翁老在辨病与辨证结合的基础上，需要更为全面地兼顾患者的各种病情，故使用的药物在味数和种类上都较往年有所增加。④因老年病、慢性病、久病、多病患者多气虚及活血破血药物久服伤气等因素，翁老近年治疗中加大了补气药物的应用，如生黄芪、太子参、党参、白术等，尤其生黄芪使用率仅次于丹参位列第二，占84.5%，以达到气行则血行、益气活血通脉治疗冠心病的目的。

（李秋艳　于洁馨　马学竹）

第二节

"以通为补" 学术思想及其临床应用

"以通为补"属于中医治则治法范畴，《说文解字》中对于通、补二字的解释。"通"即"达也，今文尚书做通于河，按达之训行不相遇也"；"补"即"完衣也，既袒则宜补之，故次之以补，引申为凡相益之称"。在临床治疗方法中，"以通为补"是指在某种或某类疾病治疗中采用祛邪、攻下等"通"法，最终起到补益或使脏腑达到阴平阳秘状态的"补"的作用。"以通为补"学术思想自古而有之，至今对于指导临床治疗仍有重大意义，且随着社会的发展、人民生活水平的提高及随之而来的疾病谱的变化，"以通为补"学术思想更是焕发出了新的时代意义。

"以通为补"的含义辨析

【 "以通为补"本义 】

"以通为补"最早用于六腑病的治疗，治疗若顺应五脏六腑的生理特点，即为"补"。《素问·五脏别论》云："所谓五脏者，藏精气而不泻也，故满而不能实。六腑者，传化物而不藏，故实而不能满也。所以然者，水谷入口，则胃实而肠虚；食下，则肠实而胃虚。故曰实而不能满，满而不能实也。"补为相益之意。六腑的生理特点，在于一个"通"字，因而采用通下之法，使其保持通的状态，便是顺应了六腑的生理特点，即为补。故"六腑以通为补"，《温病条辨·湿温》云："腑以通为补也""脏以守为补也"；亦如《类证治裁》云："五脏藏精不泻，满而不能实，故以守为补焉；六腑传化而不藏，实而不能满，故以通为补焉"。故"以通为补"最初的含义在于顺应六腑"通"的生理特点，采用"通"下的方法，使其保持正常的功能状态。

【 "以通为补"含义的扩展 】

后世扩展了"以通为补"的含义，即广义的"通"可理解为所有"祛邪"的方法，如"攻下""祛瘀""降浊"等，而"补"则可以认为是正气来复，进而使脏腑功能恢复，机体达到阴平阳秘的状态，即《本草正义》所云："积滞既去，而正气自伸""湿热除则真阴长"之意。《本草正义》中对大黄作用的阐述可谓是对"以通为补"含义描述的神来之笔："盖肠胃之消化，血脉之周流，在于'以通为补'，苟有宿垢留滞，则秽浊不去，即新生之血，亦易瘀积，而徒为陈陈相因之恶腐，譬如川流，不舍昼夜，自然源流皆洁，如其一有停蓄，纵使来源常清，而流利此间，即成恶浊，其理最为浅显。惟能推荡陈腐，然后可以致新，庶几中气和调，食不碍化，而五脏皆赖以安和。"

"以通为补"还表现为在处方用药中通过在大队补益剂的使用中加入理气行血、醒脾和胃、渗利湿浊等药物，使之在补益气血阴阳的同时而不壅滞脾胃或能促进"补"药的吸收，即"补而不滞"，更好地起到补虚的作用。补益药多味甘，药性厚腻，守而不行，不易于脾胃之健运，适当配伍"动"药可促进脾胃运化。如参苓白术散为补气之方，方中除人参、白术、莲子、山药外，加入砂仁、陈皮理气醒脾，故而全方通补结合，补而不滞。又如四物汤中归、芎之用，六味地黄中"三泻"之用等，如此不胜枚举。故在临床处方用药中，即使无邪实之象，亦可佐加少许"动"药，使全方补而不滞。

"以通为补"的临床应用范例解析

随着社会的发展，人民生活水平的提高和物质的极大丰富，疾病谱发生了巨大的变化，以糖尿病、高血压、冠心病为代表的所谓"富贵病"越来越多。这些疾病在发展中，会出现一些共同的病机演变，即多种病因作用下的各种瘀滞之"不通"，影响脏腑功能，导致脏腑虚弱、功能失常。其中，最为常见的是瘀血阻络，如果不能及时治疗，病久则可因实致虚、虚实夹杂，变证丛生；而及时"活血化瘀"可阻断病情演变，使脏腑功能恢复正常，防止疾病的发生与发展，达到"以通为补"的目的。因此，"活血化瘀"是"以通为补"学术思想在当今时代的一个典型应用。王肯堂在《证治准绳》中云："吾乡有善医者，每治失血蓄妄，必先以快药下之，或问失血复下，虚何以当？则曰：血既妄行，迷失故道，不去蓄，利瘀，则以妄为常，遏以御之？且去者自去，生者自生，何虚之有？"实乃"活血化瘀"即"以通为补"之明言也。

《素问·阴阳应象大论》云："血实宜决之，去菀陈莝，菀陈则除之者，去血脉也"，《黄帝内经》其他篇章亦多有类似论述，如"疏其血气，令其调达，乃至和平""五脏之道，皆出于经髓以行气血，血气不和，百病乃变化而生"，调和阴阳、疏通经络、调和气血，皆在攻逐邪气，邪去则正安。唐容川在《血证论》中对瘀血致病阐述颇详，强调"瘀血在身，不能加于好血，而反阻断新血之化机，故凡血证，总以祛瘀为要""瘀血者，既与好血不相合，又与好血不相能。人体经脉之中，若有瘀血阻滞，新血何能安行无恙，瘀血不去则新血断无生理。故知瘀血之危害，为医者必以活血化瘀以推陈出新"。《医林改错》中的五大逐瘀汤在临床的广泛应用，也证明了活血化瘀、祛瘀生新法在临床的作用和意义。现代许多药理研究表明，许多活血化瘀药物在改善血液循环状态的同时，可以增加脏腑的血流量、修复脏腑的损伤。如现代药理研究证明，血府逐瘀汤可以改善血液流变学，具有降血脂、改善微循环作用，可以改善毛细血管的通透性，提高网状内皮细胞功能，改善神经营养代谢，促进损伤组织的修复等。所以，活血化瘀法通过祛瘀生新，很好地体现了"以通为补"的思路和方法。

活血化瘀法——"以通为补"在冠心病治疗中的应用

冠心病属于中医胸痹、心痛范畴。中医学认为，本病的发生多与寒邪内侵、饮食失调、情志失节、劳倦内伤、年迈体虚等因素有关。曾有研究对冠心病中医证素进行统计，结果表明，冠心病中出现频率较高的10个证素由高到低依次为：血瘀、气虚、阴虚、痰浊、气滞、阳虚、寒凝、阳亢、热毒、食积。血瘀证素首当其冲，痛则不通，不通则痛，脉络瘀阻是导致胸痹、心痛的主要病机，脉络瘀阻也会导致脏腑失养，功能失调。因此，活血化瘀、化痰通络多为治疗此类疾病的基本治疗大法，通过疏通脉络，使气血津液运行通畅，脏器得养，乃至阴阳平衡。现代医学认为，心血管疾病的基本病因是动脉粥样硬化，血管腔狭窄，血流量减少，引起心脏供血不足而导致心绞痛、心肌梗死，而动脉粥样硬化的发生多与机体代谢障碍、血凝或血液运行异常等密切相关。多项研究证实，活血化瘀法对改善冠心病的缺血、代谢异常及血管损伤状态均有明确的作用。由此可见，脉络瘀阻是冠心病发生发展的基本病理因素，活血化瘀治疗冠心病很好地体现了"以通为补"的作用。

翁老擅长活血化瘀治疗冠心病，但因血瘀证患者常兼有气虚、气滞、血虚、热邪等，他在临证治疗中除根据活血化瘀各类药物的不同特点加以选择应用外，还针对形成瘀血的不同病因病情，随证配伍，以标本兼顾，取得较好疗效。常用的配伍有以下几种。①理气活血：理气药有加强活血药的作用，用于血瘀气滞的胸痛证，辛散温通，既能活血，又能行气；②补气活血：气虚不足以推动血液运行而发生瘀血，补气药有推动血行功能；③温阳活血：血遇寒则凝，得温则行，对有寒邪引起或有阳虚的血瘀证，宜加温经散寒药；④祛痰活血：痰瘀同源，痰浊阻遏经脉造成或加重血瘀，宜活血与祛痰同用；⑤滋阴活血：有阴虚及血瘀证候时，用滋阴活血法，尤其是老年便秘者；⑥清热活血：血瘀证而有热毒，见于伴有温热病或外感痈肿者；⑦软坚活血：血瘀积滞、癥瘕，常配用软坚散结药；⑧利水活血：血瘀又有水肿、小便不利者，常配用利水药；⑨祛风活血：血瘀而又有风寒邪者，常配用祛风活血止痛药"旁通络脉"；⑩补血活血：血瘀而又血虚时，配用行血补血药，对血虚血瘀之证均适用。

翁老指出，临床上疾病变化多端，且一人多病在身，因此临床上血瘀多有兼证，因而活血化瘀多与其他治法配合应用。

〖"以通为补"在糖尿病中的治疗意义〗

糖尿病，中医称其为消渴病，传统中医理论认为其多因饮食情致不节，损伤脾胃，使其运化失司，积热内蕴，消烁津液，初则以阴虚燥热为病机概要，渐进则气机阻滞，痰瘀内停，痰瘀交阻，浊毒内生。治疗则以益气养阴、化痰降浊、活血解毒为法，即以"通"之为法，不通则瘀痰无以去，正气不能伸。

现代医学已经证明，糖尿病不仅有血瘀存在，而且血瘀的发生和发展是糖尿病并发症发生和加重的主要原因，血瘀贯穿在糖尿病发展的整个过程中。在早期，可表现为舌脉粗张、迂曲、延长，色泽紫暗、淡暗或有瘀点、瘀斑；到了中、晚期，则瘀血征象更明显，如上下肢麻木、疼痛，心前区疼痛，半身不遂等。活血化瘀中药有改善糖尿病血液流变性异常的作用，如当归、川芎、益母草、赤芍、丹参均具有降低血液黏度、抑制红细胞聚集、改善红细胞变形、抑制血小板聚集、防止血栓形成的功能。由于活血化瘀的疗效及其作用，活血化瘀法已经广泛应用于糖尿病临床的治疗。

由上可知，"以通为补"学术思想在当前时代背景下发挥着非常重要的作用。首先，在疾病的辨证治疗中应注重"邪实"的存在，在确立治法时勿忘"祛邪"的应用，对于虚实夹杂的疾病，注意平衡"通"和"补"的关系，可以采用分阶段治疗的策略等；其次，在疾病治疗中，应特别重视因实致虚的病机演变特点；最后，针对目前物质丰富、补法滥用的现状，"以通为补"学术思想的意义还在于纠正医患"过用补药"之偏。临床治疗中，应该当"通"则"通"，当"补"则"补"，对因不通致虚的疾病，通即是补。"以通为补"思想在当代慢病的治疗中具有重要的指导意义。

谨防过用"以通为补"

【"以通为补"，但"通"不等于"补"】

虽有"以通为补"之法，但五脏六腑体用不同，通即是通，补即是补，"通"终不等于"补"，如《本草正义》所云："虽曰以通为补，湿热除则真阴长，其意亦无甚悖谬，究竟祛邪之品，与养正之功，必不可混而为一"。"以通为补"的前提条件有两个：一个是有致虚的"邪"，另一个是有因"邪"致的虚或机体的失衡。治疗目的是通过祛邪，恢复脏腑机体的功能，在治疗过程中，使用的是通法，不是补法。在"以通为补"的理解中，切忌把通法作为补法，通法就是通法，补法就是补法，"以通为补"是通过通法起到补法的作用。因此，临床应结合四诊资料，明辨虚实，当通则通，当补则补，真实宜通，真虚宜补。

‖过用"以通为补"反致真虚‖

《吴鞠通医案》有云："医者不知六腑为阳，以通为补，每见其二便闭也，则以大黄、蒌仁寒药下之。以后非下不通，屡下屡伤遂致神气若昏，目闭不开，脉弦缓而九窍愈不通矣，已成坏证……"说明在疾病的治疗中，不可执"以通为补"之法而过用，具体表现在以下两方面。一是在"通"法使用过程中，注意"中病即止"，否则徒伤胃阳，诚如《黄帝内经》所言："人以胃气为本，有胃气则生，无胃气则死"；二是避免过用"通"法，过用多有破气耗气之嫌，尤其对于存在"正虚"的患者，在"通法"的药量和疗程上应斟酌使用。因此，真正要达"以通为补"的目的，在临证过程中，就要做到把握通药使用的时机、通药使用的权重、通药的正确选择等，若使用不当，就无法发挥"以通为补"的作用。

（赵迎盼　高　蕊）

第三节
"治病需安心"之临证体会

中医理论是以博大精深的中国文化为基础，是古人在长期对生命规律的探索过程中，应用哲学思维，总结出的具有独特思维方式的理论。中医学不仅具有医学性质和自然科学属性，而且具有哲学性质及人文社会科学属性。"治病需安心"，正是在这种独具特色的中医理论指导下，翁老经过多年的临床实践，对"心"有深刻的领悟而提出。这里指出的"心"，是以实体脏器之心为基础，以人体感知觉、思维、意志、情感等为主要内容的功能集合。"病"，是身体、心神在与自然、社会的交集中出现的异常反应。"治病需安心"，重视心神在发病中的作用及疾病对心神的影响，强调调养心神的作用及安心怡神的治病之道，包括养心安神药物及非药物的治疗，对人生价值观、生活观及战胜疾病信心的语言引导等多方面。

疾病引发心神不安

〖治疗心肌炎后心神不安〗

医案　张某，女，15岁，学生。

初诊　患者心肌炎后出现心烦，时有心悸，白天发作较多，眠差，入睡困难，头皮发紧，记忆力减退，喜叹息，易紧张、担心，有时受凉后腹痛、腹泻，胃胀，手足发凉，面部痤疮，额部明显，月经已3个月未来。舌红，苔薄白，脉弦。心率92次/分，间断口服美托洛尔（倍他乐克），嘱其忌辣椒、花椒、姜等辛辣及煎炸油腻之品。心电图示：大致正常，心率92次/分。

中医诊断　心悸（气阴两虚，兼有郁热）。

西医诊断　病毒性心肌炎。

处方			
生黄芪12g	玄　参10g	北沙参10g	丹　参10g
合欢皮15g	酸枣仁12g	柏子仁12g	当　归10g
赤　芍10g	白　芍10g	百　合12g	生　地12g
莲子心5g	黄　连6g	地肤子12g	生薏苡仁12g
苦地丁12g	白茅根12g	珍珠母15g（先煎）	

7剂，水煎服，日1剂。

按 易患病毒性心肌炎之人多为年轻未达筋骨隆盛、正气尚未充满之时或素体禀赋不足之人，即"正气存内，邪不可干""邪之所凑，其气必虚"。本例为15岁女性学生，外感温热病邪，发为本病，病位于心，表现为心悸怔忡。凡为热邪，皆具耗气伤阴的特点。热耗气于心脉，则致心气虚衰，并可继发气虚帅血无力的气虚血瘀之变。因此，以补气养心、活血安神为主要治法。生黄芪补气，北沙参、玄参养阴，气阴双补，使阴平阳秘；丹参活血安神，酸枣仁、柏子仁、珍珠母养心安神，合欢皮理气解郁安神；同时患者心烦、喜叹息，面部痤疮，额部明显，舌红，为湿热郁于内、发于表之象，黄连、莲子心清心热、安心神，生薏苡仁、地肤子、苦地丁、白茅根清热利湿，使邪有出路；患者已3个月未来月经，予丹参、当归、赤芍、白芍、生地养血活血调经，加百合又有百合地黄汤之意，以调和百脉，清热养阴安神。补气、养阴、活血、安神、清热、利湿、调和百脉集于一方，从而达到治疗心悸、心烦、失眠的目的。患者诉在患心肌炎之前无易紧张、心悸、失眠、烦躁等症状。这些都乃患心肌炎后出现，为心脏受侵后心之气血失常，心神不安的表现。本方中即有安心之法、之药，用意融汇于整个处方中。

〖治疗脑梗死患者伴心神不安〗

医案 周某，女，61岁。

初诊 患者晨起突然出现右手、右侧颜面麻木，急诊去当地医院就诊，CT示：左侧基底节区腔隙性梗死；考虑右侧小脑半球梗死灶。静脉滴注舒血通注射液，颜面麻木消失后出院。现晨起头晕，烦躁易怒，目胀红、干涩，全身乏力，纳可，入睡困难，多梦，抑郁，邋遢，无心打扮，二便调。舌淡暗，苔薄白，脉沉弱。患者既往有高血压病病史。

中医诊断 眩晕（肝阳上亢，心神失养）。

西医诊断 高血压病，脑梗死。

处方			
柴　胡15g	银柴胡10g	夏枯草12g	天　麻12g
钩　藤15g	黄　芩15g	黄　连10g	黄　柏12g
知　母12g	葛　根15g	路路通15g	茯　苓15g
决明子12g	川牛膝15g	杜　仲15g	丹　参15g
赤　芍15g	郁　金12g	五味子10g	酸枣仁15g
柏子仁15g	珍珠母20g		

7剂，水煎服，日1剂。

按 经云："年四十，气阴自半"。本例为老年患者，气阴不足，肝肾阴虚，水不涵木，则肝阳亢逆无所制。气火上扰，主要表现为头晕、烦躁易怒、两目胀红；气虚则全身乏力；气虚血液推动无力，瘀阻脉络则肢体、颜面麻木，舌质暗红。治宜平肝潜阳、滋阴降火、活血通络、养心安神。处方以取天麻钩藤饮之意。天麻、钩藤、石决明平肝息风清热；黄芩、黄连、黄柏清三焦之热；葛根、路路通通络活血；杜仲、川牛膝补益肝肾，引火下行；柴胡、银柴胡配伍疏肝；夏枯草清肝热；丹参活血养心安神；赤芍、郁金活血行气；酸枣仁、柏子仁、五味子养心安神；珍珠母息风安神。患者在肝火旺盛的一系列表现中，有入睡困难、多梦的表现，为心神不安之候，因此仍然应用安心法。本患者经平肝潜阳、清肝火、解肝郁、安心神治疗后，精神好转，头晕消失，入睡困难改善，情绪转佳，喜欢穿着打扮，精神面貌焕然一新，此乃"形与神俱"。

〖治疗冠心病支架术后心神不安〗

医案 王某，男，67岁。

初诊 患者冠心病支架术后，心绞痛反复发作。因天气凉，心绞痛发作2次，使用硝酸甘油喷雾剂后症状缓解。因担心心绞痛发作病情加重，不可救治，常常伴有内心焦虑不安感。纳可，前半夜睡眠可，二便调。

舌暗，胖大舌，苔薄白，脉弦滑。去年可步行 5km，现在步行 1km。心脏彩超示：左心室舒张功能减低；左心房扩大；主动脉瓣关闭不全（轻度）；EF 66%。颈动脉彩超示：双侧颈动脉粥样硬化；双侧椎动脉超声未见明显异常。

中医诊断　胸痹（瘀血内阻）。

西医诊断　冠心病支架置入术后。

处方

太子参10g	麦　冬10g	玉　竹15g	三七粉3g（冲服）
五味子10g	酸枣仁20g	合欢皮20g	柏子仁15g
茯　苓15g	三　棱10g	莪　术10g	丹　参15g
川　芎12g	红　花12g	赤　芍15g	葛　根15g
天　麻12g	地肤子15g	鸡血藤15g	延胡索15g

14剂，水煎服，日1剂。

按　本患者冠心病支架术后心绞痛反复发作，以气虚血瘀为基本证候，但患者因疾病引发的内心不安感，总担心病情加重，不可救治，属焦虑。中医学认为，这乃是心神不安所致。因而治疗时，以益气活血为法，同时养心安神，翁老以冠心2号方与安心方为主加减。冠心2号方以活血为主，安心方以益气养阴活血安神为主，加三棱、莪术加强活血通脉的作用；葛根、天麻、鸡血藤活血通络；延胡索理气止痛。患者经治疗3个月后，心绞痛症状极少发作，心中的不安感消失。

【治疗风湿性心脏病换瓣术后恐惧不安】

医案　付某，女，51岁。

初诊　患者10余年前发现风湿性心脏病，阵发心房颤动，3～4个月发作1次。在某医院置换机械瓣膜，手术后即出现恐惧不安症状。不敢一个人在家中，不敢出门，动则心悸乏力，换瓣后心房颤动1年未犯。近来偶夜间犯1次，服用倍他乐克后恢复窦性心律。就诊前1天晚上无

下篇　医论医话

211

明显诱因又发作心房颤动，服用倍他乐克仍未复律。心率150次/分，乏力，腰酸，背沉，失眠，入睡难，害怕，不敢独处，耳鸣，腿不适，纳食不多，食多后自觉胃堵，大便干，胃怕冷，舌暗红，苔白腻，脉结代，沉细。风湿性心脏病10年，瓣膜置换术后1年。

中医诊断　心悸（气虚血瘀，心神不安）。

西医诊断　风湿性心脏病瓣膜置换术后。

处方			
太子参12g	生黄芪15g	五味子10g	玉　竹15g
丹　参15g	川　芎12g	红　花10g	生　地15g
决明子12g	火麻仁12g	当　归12g	玄　参12g
合欢皮20g	茯　苓15g	酸枣仁20g	郁　金12g
黄　连10g	延胡索15g	莲子心5g	柴　胡10g
银柴胡10g	炒栀子10g	青　蒿10g（后下）	

水煎服，日1剂。

患者服药1个月。睡眠好转，恐惧感明显减轻，乏力好转，日常生活无影响，休病假，未上班。腰酸背沉，双下肢发胀，双耳耳鸣，右耳重，听力未受影响。易焦虑，急躁易怒，偶头皮发紧，喜热食，易饱胀，大便不成形。舌淡暗，苔薄黄，脉沉弱。

处方			
太子参10g	生黄芪15g	黄　精15g	玉　竹15g
玄　参12g	北沙参12g	麦　冬10g	五味子10g
炙甘草6g	丹　参15g	川　芎12g	红　花12g
赤　芍12g	郁　金12g	黄　连10g	珍珠母20g（先煎）
延胡索15g	莲子心5g	合欢皮20g	酸枣仁15g
柏子仁12g	青　蒿10g	厚　朴10g	柴　胡10g（后下）
炒神曲15g			

水煎服，日1剂。

按 本案患者换瓣术后恐惧不安，是疾病对心神影响的典型病案。大型手术对人体脏腑气血会有相当大的影响，而心神的安宁以心脏气血运行正常为基础，从而会出现心神异常，本患者就表现为恐惧不安。治以益气养阴，活血安神，疏肝畅情志为法，以生脉饮、冠心2号方、安心方为主方加减。因患者有易焦虑、急躁易怒、情志不畅的表现，加柴胡疏肝气、青蒿清肝火。在治疗后，患者恐惧不安感逐渐好转。

〖治疗冠心病支架术后梦魇不断、心神不安〗

医案 倪某，男，54岁。

初诊 患者2010年在开车过程中出现心绞痛，遂立即就诊，当时心电图发现急性心肌梗死，行急诊经皮冠状动脉腔内血管成形术（PTCA），放置支架1枚，之后心绞痛未发作。在2011年行常规复查时，冠脉造影发现又有一处狭窄，于是再次置入2枚支架，之后患者感肩部不适，无胸闷、憋气，精神可。2012年患者心绞痛发作，再次冠脉造影，发现冠脉又有新的病变，遂再次置入2枚支架。2013年因心绞痛发作再次置入2枚支架，至此患者共置入7枚支架。之后患者体力逐渐下降，精神不佳，情绪变差，兴趣丧失。2014年患者心绞痛反复发作，并乏力，多梦，且梦魇不断，梦中常常有已故之人。动则心脏不适，走路缓慢，在上海各知名医院进行检查及治疗，心脏彩超显示射血分数在38%～42%之间。冠脉造影示：左主干正常，前降支中段原支架畅通，近段原支架前局限性狭窄85%，第一对角支开口处狭窄70%，回旋支近中段原支架畅通，右冠脉中段管腔狭窄80%，远端原支架通畅。一直规律服用阿司匹林、氯吡格雷、瑞舒伐他汀、单硝酸异山梨酯片、氨氯地平、美托洛尔、贝那普利等药物。西医无更好的治疗措施，建议进行中医治疗，遂于2014年11月23日到翁老门诊就诊。现气短、乏力，动则加重，心悸、胸闷，情绪低落，绝望感，肩颈部隐痛，纳可，夜间梦魇不断，二便调。舌暗红，边有齿痕，苔白，脉沉弦。自测血压 140/90mmHg，血糖正常，血脂偏高。

中医诊断 胸痹（气虚血瘀）。

西医诊断 冠心病支架置入术后，心功能不全。

处方			
地 龙12g	天 麻10g	葛 根15g	钩 藤10g（后下）
三 棱10g	莪 术10g	地肤子15g	三七粉3g（冲服）
荷 叶15g	丹 参15g	川 芎12g	红 花12g
赤 芍12g	郁 金12g	党 参12g	太子参10g
生黄芪12g	茯 苓15g	川牛膝15g	玉米须15g

90剂，水煎服，日1剂。

患者第 1 次来就诊时，诉绝望，对于疾病的治疗几乎不抱有希望，在服药 3 个月后，患者睡眠佳，无梦魇；体力改善，活动量增加，步行 1km 无明显胸闷不适；纳眠可，二便调；舌质紫红，苔黄腻，脉弦滑。患者自诉精神状态明显改善。复查超声心动示：EF 由 42% 升至 52%（最低时 30%），血压控制在 130/90mmHg。

按 此病案提示随着心脏气血功能的逐渐恢复，梦魇消失，因梦魇与心脏气血不足、血瘀有明显关系。临床发现，心脏病患者常常表现为多梦、梦魇。治疗好转后，多梦减少，梦魇消失。《荀子·解蔽》说："心卧则梦"，说明梦是心在睡眠状态下的一种特殊功能活动；《类经》说："梦造于心，其原则一"；《吴医汇讲》说："《内经》梦事虽分脏腑阴阳，大要总系心肝两脏为主"。以上均说明梦寐由心所主，多梦是心神活动不正常的一种表现。

治疗心脏神经官能症心神不安

医案 李某，女，69岁。

初诊 患者时有心悸、胸痛 2 个月余，生气后诱发或加重，服速效救心丸能缓解，近1个月胸痛已发作3～4次，每次持续2～3分钟，进餐后明显，阵发性心悸，睡眠差几十年，乏力，纳可，二便调。舌淡暗，苔薄微腻，脉弦。自述曾做心电图提示供血不足。高血压病病史4年，最高180/90mmHg。就诊当日心电图示：窦性心律，不完全性右束支传导阻滞，心率74次/分。

中医诊断　胸痹（气虚血瘀）。

西医诊断　心脏神经官能症，怀疑冠状动脉粥样硬化性心脏病，高血压病。

处方	太子参10g	北沙参12g	生黄芪12g	丹　参15g
	川　芎12g	红　花12g	赤　芍12g	合欢皮15g
	五味子10g	酸枣仁15g	柏子仁15g	茯　苓15g
	柴　胡10g	郁　金12g	刺五加10g	延胡索12g
	川牛膝12g	珍珠母20g（先煎）		
	60剂，水煎服，日1剂。			

按　本患者主要表现为胸痛、心悸、失眠、乏力，既往心电图提示心肌供血不足。本案以心气阴不足、心血瘀阻为核心病机，因此以益气养阴、活血安神为主要治疗大法。太子参、北沙参、生黄芪益气养阴，丹参、川芎、红花、赤芍、郁金活血养心理气，五味子、酸枣仁、柏子仁养心安神，珍珠母重镇安神，茯苓健脾安神，合欢皮、郁金理气解郁安神，刺五加补肝肾安神；因患者生气后诱发或加重，有气滞的表现，加柴胡疏肝解郁，延胡索理气止痛，川牛膝活血利水、补肝肾。本患者在用药后心悸、失眠症状明显好转。整个处方体现出安心方的处方用意，说明了安心法在心脏病治疗中的重要地位。

以上列举了心肌炎后心神不安，脑梗死伴心神不安，冠心病支架术后心神不安，风湿性心脏病换瓣术后恐惧不安，冠心病支架术后梦魇不断、心神不安及心脏神经官能症心神不安6个病案，均是在疾病发生时，心脏之气血阴阳出现异常，从而影响到心神的安宁。说明疾病对心神活动有很大影响，而翁老在治疗时非常注重养心安神之法，安心方即是翁老养心安神之常用处方。

《明医指掌》指出："人之所主者心，心之所养者血。心血一虚，神气失守，神去则舍空，舍空则郁而停痰，痰居心位，此惊悸之所以肇端也""日久不已，精神短少，心气空虚，神不清而生痰，痰迷心窍，则遇事多忘"。所以临床上，还有因心血不足、心火亢盛、痰迷心窍等多种原因而出现心悸、失眠、多梦、健忘、神志不宁等症状，使用滋养心血或清心火等方法治疗可以取得疗效。如当热入营血、扰乱心神出现谵语、昏迷等症状时，可用清热开（心）窍的方法治疗而获效；痰迷心窍，出现神志不清，化痰开窍可以获效。这也说明心脏的气血阴阳失调，津液代谢失常，会导致心主神明功能失常而出现各种心神不宁等临床表现。

心神对情感的支配在发病中起关键作用

治疗因工作压力大所致肝郁气滞而心神不安

医案 吕某，男，43岁。2015年4月12日就诊。

初诊 患者发作性胸闷、胸痛2个月，劳累、饱餐后也胸闷，有时发作性心悸，睡眠差，大便有时干，工作压力大，不顺心，舌暗红，苔薄白，脉沉弦细。否认其他疾病病史，自述心电图等各项检查未见异常。患者是火车司机，经常上夜班，且时饮酒，偶吸烟。

中医诊断 胸闷（气滞血瘀）。

西医诊断 心脏神经官能症。

处方

柴　胡10g	银柴胡10g	醋香附10g	赤　芍12g
白　芍12g	当　归12g	生黄芪12g	薄　荷3g（后下）
北沙参12g	丹　参15g	合欢皮20g	郁　金10g
酸枣仁15g	柏子仁15g	茯　苓15g	珍珠母20g（先煎）
刺五加12g	丝瓜络15g	紫苏梗12g	泽　泻12g

30剂，水煎服，日1剂。

按　本患者以胸闷、胸痛、心悸、失眠为主要表现，其工作压力大、心情不佳表现突出，以肝气郁结为主要病机，肝郁乘脾，出现气虚、脾虚的征兆，因而在劳累、饱餐后也会出现，辨证为肝郁脾虚、气滞血瘀。因此，治疗方面以疏肝健脾、活血安神为法。以逍遥散为基础方加减，加银柴胡，清热养阴，防柴胡之燥，助柴胡疏肝、香附理气；患者有气虚的表现，加生黄芪补气，北沙参养阴，气阴双补；丹参活血养心安神，合欢皮、郁金解郁安神，珍珠母重镇安神，酸枣仁、柏子仁养心安神，茯苓健脾安神，刺五加补肝肾安神；加丝瓜络通络，苏梗理气，泽泻活血利水。整个处方在疏肝健脾理气的同时，寓以安心之法，心神得安，病方能除。

治疗因学习压力大所致抑郁而心神不安

医案　王某，女，22岁，学生（国外留学）。2015年3月19日就诊。

初诊　患者抑郁、失眠4个月余。患者平素比较要强，2014年11月由于在美国工作、学习（读本科）压力大，晚间失眠，易惊醒，每晚睡3～4个小时，梦魇，纳差，无食欲，月经正常，不喜与人交流，不愿回短信、邮件，甚至感说话都累，与家人联系少，但与医生谈话交流尚可，头晕，大便时干、时稀，舌边齿痕，质红，苔白腻、中间黄、津液少，脉弦细。

中医诊断　郁证（肝郁乘脾，心神不安）。

西医诊断　抑郁状态。

处方

柴　胡10g	银柴胡10g	郁　金12g	醋香附10g
炒栀子12g	薤　白15g	瓜　蒌15g	青　蒿10g（后下）
陈　皮10g	法半夏10g	炒白术12g	珍珠母20g（先煎）
合欢皮20g	五味子10g	酸枣仁15g	北沙参12g
生黄芪12g	丹　参15g	赤　芍12g	白　芍12g
葛　根15g	菊　花12g	生　地15g	决明子12g

7剂，水煎服，日1剂。

生地与决明子在大便稀时可去除，多食蔬菜，清淡饮食。

2015年4月16日复诊时，患者诉服药后大便稀，每日3～4次，梦魇减少，情绪好转，自觉郁闷不舒，时有手抖，痤疮好转。纳可，睡眠质量欠佳，醒后疲劳。舌质红，苔白腻，较前变薄，脉弦细。

按 本患者在国外学习，压力大，忧思伤心，多虑伤脾，心脾两虚，则乏力、气短、纳差；思虑日久，暗耗心血，心之气血不足，不能濡润他脏，使肝血不足，心肝血虚，心神失养，则失眠、梦魇；肝阴受损，肝阳偏亢，扰动心神，则易惊醒；肝脾不调，则大便时干时稀；肝郁化火，煎液成痰，则舌红，苔腻而少津。治疗以疏肝解郁、健脾化痰、养心安神为法。柴胡、银柴胡配伍疏肝清热，香附、郁金、青蒿、栀子理气清肝火，瓜蒌、薤白、半夏通阳化痰，陈皮、炒白术健脾化痰，葛根疏经通络活血，菊花、生地、决明子滋阴清肝，黄芪、北沙参气阴双补，丹参、赤芍、白芍活血养血柔肝，珍珠母重镇安神，合欢皮解郁安神，五味子收敛气阴安神，酸枣仁养心安神。患者在抑郁焦虑后出现心神不宁，在治疗时养心安神与疏肝清热、健脾化痰同用，体现了安心法在治疗抑郁焦虑疾病中的重要地位。

〖治疗惊恐后所致心律失常〗

医案　翁某，女，73岁。

初诊　患者2014年2月因惊吓出现期前收缩，动态心电图（Holter）示：24小时室上性期前收缩19000次，三联律500多次。2014年4月服药后为24小时14000次。2014年8月、10月住院期间降至24小时6000多次。出院后期前收缩次数再次回升至24小时13488次。动则汗出，4点多后出汗，口干，因焦虑难以入睡，排便无力。在北京多家医院就诊，病情无明显好转，遂到翁老门诊求治。

中医诊断　心悸（气阴两虚，心神不宁）。

西医诊断　室上性期前收缩，高血压病，脑供血不足，脑动脉轻度硬化，颈动脉斑块。

处方			
北沙参12g	生黄芪12g	太子参10g	麦　冬10g
五味子10g	玉　竹12g	柴　胡10g	珍珠母20g（先煎）
银柴胡10g	郁　金12g	黄　连10g	远　志10g
莲子心5g	炒枣仁15g	合欢皮20g	百　合15g
桂　枝12g	高良姜6g	丹　参12g	茯　苓15g
葛　根15g	炒白术12g	防　风10g	

30剂，水煎服，日1剂。

二诊　服药1个月，口干减轻，汗出多，白天、晚上都出，尤其后背汗出湿衣，焦虑，眠差，入睡难，大便不干，排便无力，每日1～2次，舌暗红，苔白，少津（汗出伤津），脉弦。

处方			
玄　参12g	北沙参12g	生黄芪15g	炒白术12g
防　风12g	柴　胡10g	银柴胡10g	青　蒿10g（后下）
黄　连10g	远　志10g	郁　金12g	珍珠母20g（先煎）

延胡索15g　丹　参15g　莲子肉15g　酸枣仁15g

柏子仁15g　五味子10g　玉　竹12g　茯　苓15g

60剂，水煎服，日1剂。

三诊　服药2个月，睡眠明显好转，焦虑明显减轻。大便无力，不干，出汗也好转。舌暗红，苔白，少津，脉弦。

处方

生黄芪15g　玄　参15g　柴　胡10g　银柴胡12g

黄　连10g　合欢皮20g　酸枣仁15g　青　蒿12g（后下）

柏子仁15g　丹　参15g　茯　苓15g　珍珠母20g（先煎）

延胡索15g　远　志10g　五味子10g　玉　竹12g

炒神曲15g　郁　金12g　佛　手12g　赤　芍12g

桂　枝12g　莲子心5g

30剂，水煎服，日1剂。

按　本案中翁老以补心气，益心阴，养心安神，活血治疗。合欢皮、酸枣仁、柏子仁、丹参、茯苓、珍珠母、远志、五味子等多种药物养心安神，黄连、莲子心清心热，柴胡、银柴胡、青蒿、郁金、佛手疏肝清热。治疗后病情明显好转，心悸症状减轻，期前收缩次数减少，入睡困难改善。2015年2月28日Holter示：窦性心律，间发性完全性右束支阻滞，心率46~87次/分，平均58次/分；大于2秒的心脏停搏有9个；24小时室上性期前收缩8838次。由于本患者为惊吓所致，故用大量的养心安神之药物，从多角度、多层次安养心神，是治病安心之典范。

（1）神明之心主导情志活动的过程。中医学认为，心神具有感知、思维的功能，而认知过程是在心神主导下完成的，心神的认知决定了情志的变化，故情感过程也应属于"心主神明"范畴。个体对客观世界的认知是情绪和情感产生的最直接原因，《灵枢·本脏》所言："志意和，则精神专直，魂魄不散，悔怒不起，五脏不受邪矣。"《素问·上古天真论》说："志闲而少欲，心安而不惧，形劳而不倦。"若心神之意志不和，志向高远，欲望超出了自身能力之外；或能力、环境与志向不匹配，而不得志，而出现情志抑郁，进而伤及五脏气血变生疾病。《素问·汤液醪醴论》说："嗜欲无穷，而忧患不止，精神弛坏，荣泣卫除，故神去之而病不愈也。"

临床遇到有的患者志向高远，但由于各种条件所限，不能实现自己的目标，而出现情绪抑郁，日久发为抑郁症；也有患者工作压力大，困难重重，又性格内向，争强好胜，而出现抑郁、焦虑；也有患者退休前后境遇不同，退休前为官，待遇优良，退休后落差较大，出现生活不适应，意志不和，而出现抑郁、心情不佳，气机失畅，而发病。上面列举了翁老门诊当中因工作压力大、学习压力大、惊吓所致心神不宁的三个病例。心神、情志活动与脏腑之间复杂的相互关系，是情志病发生的根源。情志病属心神类疾病，其临床表现中往往会有心烦、失眠等症状，也是临床治疗中使用安心之理所在。

（2）心神有与生俱来之特质，不同的人有不同的特质。《灵枢·本神》云："生之来谓之精，两精相搏谓之神，随神往来者谓之魂……"；《灵枢·天年》云："血气已合，营卫已通，五脏已成，神气舍心，魂魄具备，乃成为人"。说明心神是以先天之精、五脏气血营卫为物质基础。先天之精的物质基础不同，决定了先天禀赋的差异，对情志刺激的耐受力也有一定的差异。如《医宗必读》说："外有危险，触之而惊，心胆强者不能为害，心胆怯者触而易惊"。心神的先天素质高低决定了其对情志刺激的控制和调节。神不足者，心胆怯，则刺激阈值低，易引起情绪波动，导致气机逆乱，影响气血正常运行；心神较强而意志坚定者，心胆强，则自身的抗刺激能力强。《素问·经脉别论》云："当是之时，勇者气行则已，怯者则著而为病也。"也是说意志坚定者，善于控制、调节自己的感情，使之免于过激；意志怯弱者，经不起情欲的刺激，常常情志不遂，影响心神而为病。这些与人的先天之禀性有关，先天之精气赋予了神一定的特质。先天之神的特质总归会影响到的脏腑气血的运行。若心神影响而脏腑气血运行失常，"治病先安心"之理，则在于安心神，以调和脏腑气血之功能。

（3）外环境对心神的影响，使其对情志调控失常。外环境指社会因素，如天灾人祸，使心神对情志的调控失常，引起强烈的情志变化，必然影响五脏气血而发病。如社会动乱、流亡生活、饥饿灾荒、男女之间的婚恋纠葛、家庭生活不协调、家庭成员的生离死别等精神创伤及人们的社会地位和生活条件的变迁，均可引起强烈的情志变化。正如《素问·疏五过论》说："切脉问名，当合男女，离绝菀结，忧恐喜怒，五脏空虚，血气离守"，《类经·论治类》注："离者失其亲爱，绝者断其所怀，菀谓思虑抑郁，结谓深情难解……"，《万病回春》指出："痰迷心窍，神不守舍，因思忧郁结，惊恐伤心，心不自安，神出舍空，使人烦乱，悲歌叫骂，奔走不识人也"。《简明医彀》指出，癫狂"感病之由，得于大怒、大恐、大喜，及不得志，或有所失，或得于惊，惊则能动人之神。心为神之舍，神去则舍空，津液流入，则变为痰迷心窍"。

疾病与心神交互影响，从心肝论治，安养心神

【治疗冠心病支架术后、搭桥术后梦魇不断、心神失养】

医案 李某，男，59岁。2014年12月21日就诊。

初诊 患者2011年行PTCA，置入4枚支架。2013年9月23日在北京某医院行左乳动脉-左前降支、升主动脉-对角支-后降支搭桥。手术后1年复查示：左前降支支架远端壁不规则钙化、狭窄不到50%，

回旋支轻度狭窄不到50%，升主动脉至后降支开口之桥血管吻合口闭塞，桥血管升主动脉开口处闭塞。一直服用倍他乐克、氯吡格雷、辛伐他汀等药物。自冠心病支架术后一直夜间梦魇不断。现活动后气短、胸闷胸痛、心悸，持续2～3分钟，休息后缓解。易急躁、易怒，抑郁，无乏力，多汗，纳可，口干多饮，眠中易醒，多梦，梦魇，二便调。有饮酒、吸烟史。舌淡暗，苔薄白，脉弦滑。

中医诊断　胸痹（气虚血瘀，心神不宁）。

西医诊断　冠心病搭桥术后。

处方			
生黄芪15g	北沙参12g	三　棱10g	莪　术10g
地　龙12g	丹　参15g	川　芎12g	红　花12g
赤　芍12g	郁　金12g	延胡索15g	路路通15g
茯　苓15g	五味子10g	合欢皮15g	酸枣仁15g
黄　连10g	黄　芩12g	黄　柏10g	川牛膝15g
三七粉3g（冲服）			

15剂，水煎服，日1剂。

二诊（2015年1月4日）　中午12点后患者易发生胸闷、疼痛、气短，休息10～30分钟缓解，每日下午发作2～3次，口干多饮，耳鸣如蝉。急躁易怒，多汗，多梦易醒，梦魇已无，纳可。夜尿2～3次，服药后大便稀软，黏腻不爽。舌紫暗，胖大，苔薄白，右脉弦滑、左脉沉。

处方			
生黄芪15g	北沙参12g	柴　胡10g	三七粉3g（冲服）
青　蒿10g	地　龙15g	三　棱10g	莪　术10g
丹　参15g	川　芎12g	红　花12g	赤　芍12g
姜　黄15g	延胡索12g	茯　苓15g	五味子10g
合欢皮15g	酸枣仁15g	黄　连10g	黄　芩12g
黄　柏12g	葛　根15g	菊　花12g	鸡内金15g

30剂，水煎服，日1剂。

三诊（2015年2月1日）　胸痛胸闷减轻，夜间眠中及步行急时易气短，吸氧气后减轻。平地可活动30分钟，双下肢凹陷性水肿，自觉小便量未减少。仍耳鸣如蝉，听力减退，轻微急躁易怒，怕热少汗。全身乏力，纳可，口干，眠中易醒，多梦，无梦魇，大小便异味明显。舌紫暗，苔薄白，脉沉弱。

处方			
党　参12g	生黄芪15g	北沙参12g	柴　胡10g
银柴胡10g	青　蒿12g	地　龙15g	三　棱10g
莪　术10g	桂　枝12g	丹　参15g	川　芎12g
延胡索15g	红　花12g	赤　芍12g	姜　黄12g
五味子10g	柏子仁15g	葛　根15g	炒神曲15g
白　薇12g	三七粉3g（冲服）		

25剂，水煎服，日1剂。

四诊（2015年2月26日）　上个月偶有心绞痛发作，本月无心绞痛发作，以前气压低时感胸闷憋气，须吸氧才能缓解，现无憋气，口干，眠尚可，多梦，已无梦魇，偶有烦躁，纳可，大便可。舌紫红，苔白腻，左脉微、右脉沉。

处方			
生黄芪20g	太子参10g	北沙参12g	三七粉3g（冲服）
柴　胡10g	地　龙12g	三　棱10g	青　蒿10g（后下）
莪　术10g	鸡血藤15g	丹　参15g	川　芎12g
红　花12g	赤　芍12g	延胡索12g	五味子10g
合欢皮15g	酸枣仁15g	黄　连10g	葛　根15g
荷　叶15g	桑　叶15g	菊　花12g	

30剂，水煎服，日1剂。

五诊（2015年3月29日）　服药1个月，未停药。胸痛次数及程度减少，2～3天发作1次，多发生于午饭后，持续1～2分钟，含速效救心丸可缓解。午休时常有胸痛，休息后缓解。频发气短，倦怠乏力，纳呆，口干多饮，眠中易醒多梦，但无梦魇，急躁易怒不明显，二便调。舌暗红，苔白厚腻，脉沉弱。

处方

太子参12g	党　参15g	生黄芪15g	三七粉3g（冲服）
延胡索15g	柴　胡10g	银柴胡10g	青　蒿10g（后下）
郁　金15g	黄　连10g	黄　芩12g	天　麻12g
葛　根15g	三　棱10g	莪　术10g	丹　参12g
赤　芍12g	红　花12g	五味子10g	柏子仁15g
酸枣仁15g	龙　胆12g	炒神曲15g	

30剂，水煎服，日1剂。

按 本患者有冠心病基础疾病，在放置支架后出现夜间梦魇不断的情况，属中医心神不安。初诊时，在治疗方面，以益气养阴、活血通络、养心安神之法治疗。二诊时，患者在胸闷、胸痛的基础上，有耳鸣、急躁易怒的症状，为肝火旺的表现；肝火旺，则可扰心，致心神不安加重。因此，在治疗时加疏肝清热之品，从肝、心论治。柴胡、青蒿、菊花疏肝清热，黄连、黄芩、黄柏清上、中、下三焦之火热。三诊时，患者服药后胸闷、胸痛症状减轻，梦魇消失，心神得到安养。

本患者治疗后进一步好转，体力逐渐好转，情绪急躁易怒的情况缓解，心肝同治，心神得养而病情好转。

〖治疗心律失常〗

医案 崔某，女，29岁。2014年8月10日就诊。

初诊 患者心肌炎后心悸1年余，伴胸闷，喜大喘气，睡眠浅，易醒，多梦，易烦躁，偶有偏头痛，右手示指湿疹，冬天下肢发凉，舌淡红，苔薄白，脉弦滑。2013年9月7日动态心电图示：频发室性期前收缩，室性二联律、三联律。2014年8月5日心电图示：室性期前收缩。

中医诊断　心悸（气阴两虚，血瘀湿热内阻）。

西医诊断　心肌炎后遗症。

处方			
北沙参12g	玉　竹12g	五味子10g	地肤子15g
土茯苓12g	酸枣仁15g	合欢皮15g	生薏苡仁15g
柴　胡10g	郁　金12g	赤　芍12g	生黄芪12g
菊　花12g	白　薇12g	黄　连10g	延胡索12g
珍珠母20g（先煎）			

二诊（2014年8月24日）　药后期前收缩次数减少，心悸、胸闷次数、程度均减轻，示指湿疹、烦躁减轻，但仍失眠，易醒多梦，腰酸乏力，纳可，二便调。舌体胖大，苔薄黄，脉细弦。

处方			
生黄芪12g	党　参12g	玉　竹12g	五味子10g
地肤子15g	土茯苓12g	酸枣仁15g	生薏苡仁15g
合欢皮15g	银柴胡10g	柴　胡10g	郁　金12g
赤　芍12g	延胡索12g	玉米须15g	当　归12g
百　合12g	炒神曲15g	珍珠母15g（先煎）	

三诊（2015年3月22日）　工作压力大，时有心悸不适，时有头痛，烦躁，腰酸，下肢凉感，皮肤散在湿疹，睡眠欠佳，觉浅易醒，多梦。大便每日1次，不成形，便前腹痛。舌胖大、边有齿痕，苔薄黄，脉沉弱。

处方			
太子参10g	北沙参12g	玄　参12g	五味子10g
麦　冬10g	玉　竹12g	黄　连10g	延胡索12g
莲子心5g	炒神曲15g	合欢皮15g	酸枣仁15g
地肤子15g	茯　苓15g	郁　金12g	柴　胡10g
赤　芍12g	生黄芪15g	白　薇12g	蒺　藜12g

四诊（2015年3月29日） 服药后7天，因工作劳累，自觉心前区不适，倦怠乏力，眠中易醒多梦，腰酸，怕热，烦热，焦虑，纳可。经期腹痛，色黑，经期3～5天。2015年3月25日动态心电图示：平均心率76次/分，最快心率117次/分，最慢心率47次/分，室上性期前收缩1次，无室性期前收缩。舌胖大、边有齿痕，苔薄黄，脉沉弱。

处方

太子参10g	北沙参12g	玄参12g	生黄芪12g
五味子10g	玉竹12g	黄连10g	延胡索12g
莲子心5g	合欢皮15g	酸枣仁15g	柏子仁10g
地肤子15g	茯苓15g	郁金12g	生薏苡仁15g
柴胡10g	银柴胡10g	百合15g	青蒿10g（后下）
珍珠母20g（先煎）			

按 本患者连续服用初诊方1个月，期前收缩基本消失，无心悸、胸闷，失眠多梦也明显改善，伴乏力、心烦、湿疹。中医辨证为气阴两虚、肝郁、湿邪内蕴，治以益气养阴祛湿、解郁安神而愈，未再服药。2015年3月因工作压力大，出现心悸、头痛、烦躁、焦虑、湿疹，在心气本虚的基础上，肝郁湿郁热郁，扰及心神而烦躁不安。以益心气养心阴、清热疏肝解郁安神为法，治疗后好转。

【治疗心悸伴恐惧】

医案 郝某，女，58岁。2015年1月11日就诊。

初诊 患者间断性心悸1年余，加重伴恐惧感14天。紧张后易心悸伴恐惧感，思虑较多，双目干涩，纳可，入睡困难，眠中易醒，多梦，舌暗红，苔薄黄，脉沉弱。既往有心肌炎、室性期前收缩、胆结石病史。

中医诊断　心悸（肝郁血瘀）。

西医诊断　室性期前收缩。

处方	延胡索12g	丹　参12g	赤　芍12g	郁　金12g
	当　归12g	香　附10g	柴　胡10g	酸枣仁15g
	苏　梗12g	合欢皮15g	柏子仁15g	乌　梅10g
	五味子10g	银柴胡10g	茯　苓15g	珍珠母20g（先煎）

二诊（2015年1月22日）　患者服药10天后，心悸、恐惧较前减轻，能独自睡觉，行走正常，无乏力，纳食可，时口干，睡眠差，入睡困难，二便正常。舌质暗红，苔薄白，脉沉细。动态心电图示：平均心率76次/分，最慢心率49次/分，最快心率133次/分；24小时室性期前收缩4514次，室上性期前收缩9次。

处方	柴　胡10g	银柴胡10g	郁　金10g	当　归12g
	旱莲草12g	菟丝子12g	葛　根15g	赤　芍12g
	茯　苓15g	珍珠母20g	五味子10g	黄　芩10g
	合欢皮15g	酸枣仁15g	百　合15g	延胡索12g
	生　地12g	茵　陈12g	金钱草12g	

三诊（2015年2月5日）　服药后心悸、恐惧感减轻，每日发作1次，入睡难，多梦，时有静止性头摇，时头晕，服药时大便可，不服药时大便略干，舌暗红，苔薄白。

处方	柴　胡10g	银柴胡10g	金钱草15g	茵　陈12g
	枳　壳12g	郁　金12g	当　归12g	墨旱莲12g
	菟丝子12g	白　薇12g	菊　花12g	赤　芍15g
	五味子10g	酸枣仁15g	首乌藤15g	百　合15g
	生　地15g	火麻仁12g	青　蒿10g（后下）	

按 本患者主要表现为心悸伴恐惧，也属心神不安的范畴，治疗从心、肝同治，以活血疏肝养肝、养心安神为法。首次就诊时处方以延胡索、丹参、赤芍活血，郁金、当归、香附、柴胡、苏梗、银柴胡疏肝养肝，酸枣仁、合欢皮、柏子仁、乌梅、五味子、珍珠母、茯苓养心安神，服药后心悸、恐惧感明显减轻。二诊时加旱莲草、菟丝子补肝肾之阴，因患者绝经后肝肾之阴血不足；考虑患者有胆结石病史，予茵陈、金钱草清肝胆之湿热，黄芩、百合、生地滋阴清热。三诊时患者症状进一步好转，头摇为肝风，加菊花、白薇平肝清虚热。在养心安神时，心肝同治，获得较好的效果。

（1）心神的活动以五脏精气为基础，以情志为表现形式。心神接受客观事物的刺激而产生各种感知、意志等功能活动，即认知活动，是以五脏所藏之精、气、血为物质基础的。如《素问·阴阳应象大论》曰："人有五脏化五气，以生喜、怒、思、忧、恐。"五脏藏精化气生神，神动于内，情表现于外，即"心藏神，肺藏魄，肝藏魂，脾藏意，肾藏志"。五脏主五神，由心所统，产生情志活动又分于五脏。《类经·疾病》云："心为五脏六腑之大主，而总统魂魄，并赅意志，故忧动于心则肺应，思动于心则脾应，怒动于心则肝应，恐动于心则肾应"。宋代陈无择在《三因极一病证方论·三因论》中指出："七情，人之常性，动之则先自脏腑郁发，外形于肢体"；认为情志活动乃人之常情，当人体受到外部情景触动时，在神的主导下，内在脏腑气机首先发生变动，然后才产生相应的情志变化，并通过各种表情动作外显出来。七情是人体之神与外环境之间的一种信息交流，作为内心的感受，是脏腑功能活动产生的主观体验而指向外界的表达。

在临床上，心神之活动通过情志表达出来。心神之病，也就是情志病；情志病，也就是心神之病，包括癫、狂、百合病、脏躁、郁证、不寐等，均有心神不安的表现。所以，临床治病需安心，养心安神之法应是常法，柏子养心汤、归脾汤为代表方。

（2）情志活动与心、肝关系最为密切。情志属心神的范畴，在心神的主导下进行，反映机体的精神状态，是脏腑功能活动的外在表现，它以五脏精气为物质基础。因此，正常的情志活动，主要依靠脏腑气血的正常运行，精血充足和气机调畅是正常情志活动的前提，精神情志的变化，与气血的盈亏与运行密切相关。如《素问·调经论》曰："血有余则怒，不足则恐"，提示精神情志的变化与血的有余、不足有关。《素问·举痛论》云："怒则气上，喜则气缓，悲则气消，恐则气下……惊则气乱……思则气结"，强调情志与气的运行相关。肝藏血，主疏泄，可调畅气机，气血的功能受肝的调节，心神功能的发挥离不开肝主疏泄、主藏血的正常功能。《明医杂著·医论》曰："肝气通则心气和，肝气滞则心气乏"，心、肝在情志上关系最为密切。《素问·宣明五气论》曰："心藏神，肝藏魂"，心、肝间神魂相连，如《灵枢·本神》云："随神往来者，谓之魂"，可见神魂在生理上密不可分。气血充盈，肝气调畅，心气充沛，是气血正常运行的生理基础，是神魂正常活动的物质基础。神魂在生理上相互协调、相互辅佐，决定了在病理上必定相互影响。

临床上，情志病属心神疾病，与心、肝的关系最为密切。肝郁则情志不畅，扰动心神，则心神不安。因此，"治病安心理论"中包含了畅情志的理论。临床畅情志与养心、疏肝密切相关，肝气一疏，心情也畅。现代"冠心病双心治疗"是指治疗冠心病同时也强调治疗心理疾病。即冠心病常伴抑郁焦虑，提倡在治疗冠心病本身的同时，也要进行心理疏导，这与中医"治病需安心"理论具有高度一致性。中医"治病需安心"理论，在冠心病的治疗中也具有"双心同调"的特点，即一方面调节血脉之心，同时调节神志之心；

另一方面活血通脉，同时养心安神；若有情志不畅者，还要疏肝解郁畅情志，往往收到很好的效果。

（3）治病安心之法，即"安心神"之法。包括养心安神从心论治之法，从肝治心之法，心肝同治之法。陈士铎在《石室秘录》中记载了从肝治心的方法及心肝同治的方法。《石室秘录·偏治法》曰："天师曰：偏治者，乃一偏之治法。譬如人病心痛，不治心而偏治肝"；《石室秘录·双治法》曰："双治者，一经有疾，单治一经不足，而双治二经始能奏效，故曰双治。如人病心痛，不可止治心痛，必须兼治肝；病心致痛，理宜治心，而今不治心者何也？盖心气之伤，由于肝气之不足，补其肝，而心君安其位矣。方用白芍五钱，当归五钱，有火加栀子三钱，无火加肉桂二钱，水煎服。盖芍药平肝又能生肝之血，与当归同用，更有奇功。栀子、肉桂皆是清肝助肝之神品，肝气既平，则心气亦定。子母有关切之谊，母安而子未有不安者。此心肝两治之妙法也"。临床发现心神不安之原因有心脏本身之疾所致者，有情绪不畅而心神不安者，有心脏患疾兼情绪不畅者，还有他脏之疾所致情绪不畅而心神不安者，等等。

（张兰凤）

第四节
漫谈辨病与辨证

传统中医最初是辨病还是辨证呢？很多人认为，中医最重要的特色是"辨证论治"，那么当然是辨证。实际上并非如此，中医在最一开始就是辨病与辨证相结合，而辨病与辨证相结合是中医学所固有的。比如《素问·热论》云："夫热病者，皆伤寒之类也"。热病是一种病，都是由寒邪引起的。首先明确了伤寒是种病，然后在此基础上进行辨证治疗，此乃辨病与辨证相结合。张仲景《伤寒论》也是非常典型地将辨病与辨证相结合，如"辨太阳病脉证并治""辨阳明病脉证并治"等。后世的六经辨证、卫气营血辨证等，都是遵循《黄帝内经》精神，在先辨明疾病的基础上进行辨证。光讲辨证不讲辨病在任何时候都是行不通的。因此，病证结合不是现在的发明，中医辨病与辨证结合由来已久，只是现在一般所说的病证结合中的"病"是西医的病名。

归纳起来，中医的病证结合从《黄帝内经》就开始了，到东汉《伤寒论》《金匮要略》问世，一直到近唐，都是以中医的病证结合为主的；宋元以后开始强调辨证，这是一个逐渐发展的过程，最初以病为基础，之后"证"的地位逐渐提上来，但仍然是以辨证为主的中医病证结合。西医的病和辨证相结合是中西医结合的病证结合，这是西医传到中国以后的事。《医学衷中参西录》就是中西医病证结合的典型代表，石膏加阿司匹林治病就是在那本书中提出来的。感冒——西医的病加上中医的证，是风热的还是风寒的，而阿司匹林不管风热、风寒都可以用，再加中药进行辨证，风热用银花、连翘，风寒用麻黄、桂枝。因此，病证结合包括两种情况：中医的病证结合，西医的病与中医的证的结合，两者并存，后者逐渐成为主流。

中西医结合的病证结合成为主流是与目前医保大环境相一致的。而且，中医的病名系统存在不够规范的问题，国家曾经组织过有关专家开展过中医病名规范化的工作，但存在困难，没有办法做下去，比如中医的"眩晕""头痛"等病，实际囊括的西医病种可达几十种，这样在实际临床中很难开展工作。但现在有一种提法，说西医的病与中医的证的病证结合是最佳的模式，这也是存在问题的，主要表现在以下两方面。一是，在目前新药临床试验中，要求分别对疾病和证候进行评价，这看似全面，实际以疾病疗效评价为主，证候疗效评价为辅。这种评价方法，扼杀了以证候为主要疗效的新药研究，按照这种评价方法，不可能研制出六味地黄丸这类以治疗证候为主的中药，这种新药评价方法目前还存在着很多争议。二是，西医辨病与中医辨证相结合不能涵盖目前所有的临床诊疗模式。现存的诊疗模式主要有以下四种。一是，西医的病与中医辨证结合。二是，中医辨病与辨证相结合（西医的病名诊断明确），这两种模式比较好理解。三是，西医无法诊断清楚是什么病，但存在一些症状，可以诊断出中医的病和证，之后进行治疗。举个例子，胸部积水患者，西医诊断不明确为何种病，但患者胸闷、憋气、乏力等，属于无病（西医的病）有证，中医诊断为痰饮病，气阴两虚证，采用中药治疗后，症状明显缓解，胸水也减少很多。另如一个心包积液、发热的患者，北京所有大型西医院全走遍了，没有诊断出是什么病，但根据症状可以诊断中医的病和证，用中药后，发热也退了，心包积液也缓解了，这种诊疗模式也是存在的。四是，只有西医的病，没有中医的证，比如很多血脂异常、高血压的患者，本身并没有什么症状，这种在临床中也比较常见。作为一个临床医生，上面四种诊疗模式都要清楚，才能更好地指导临床工作。以上说明，西医的辨病加中医辨证的病证结合模式不能涵盖所有的临床和科学问题。

那病与证的区别在哪里？"病"反映疾病发生、发展的全过程。比如说冠心病，先有血流动力学改变、血液成分改变、动脉硬化、斑块形成，一直到心肌梗死发生，终点指标出现，最终到死亡，这是一个完整的过程，但也是非常笼统的。"证"反映疾病过程中某一阶段的病理特征。仍然以冠心病为例，在整个冠心病过程中，不同阶段的病理变化和病理结果不同，证的表现也就不同。比如在稳定型心绞痛阶段，动脉狭窄超过70%以上，心脏供血不足，稍微活动就心绞痛；当动脉狭窄达到90%以上甚至100%，患者的症状将不一样了，疼痛剧烈、满头大汗，如《金匮要略》中所说："真心痛，手足青至节，心痛甚，且发夕死，夕发旦死"；而在稳定型心绞痛发作之前，冠脉实际上已经堵得很严重，但却没有心绞痛症状，这种西医叫隐匿性心绞痛。不同的证反映不同阶段的病理变化。中医辨证是辨什么？辨病因、病性、病位。病因是很重要的。在冠心病心绞痛患者中，有的人是冬天病重，有的人是夏天病重，有的人特别怕冷，有的人怕热不怕冷，这些表现都与病因有关，与病机、病理也都有关系。即便是单纯的血瘀证，也有程度的区别。程度不同，症状不同，所以要详加审辨。在舌诊的研究中，张仲景对血瘀证的舌诊的诊断是什么？青紫舌。但目前认为这种诊断是比较局限的，只看到重证血瘀患者的舌象，即心肌梗死患者表现为青紫舌，但对于很多冠心病心绞痛患者并不如此。在青紫舌出现以前，紫舌、紫红舌、暗红舌、红舌或者淡红色，都是血瘀的舌象。此外，舌象变化还与年龄有关系，有的人没有心脏病，也存在瘀血的表现，这个就是年龄的影响，如"老年多瘀"。中医辨证非常复杂，强调整体观念及四诊"望、闻、问、切"，根据中医辨证理论、五行学说、脏腑学说等，考虑到病因、病性、病机、体质、周围的环境对疾病的影响，所谓的"三因制宜"；西医是微观辨证，只考虑心绞痛，不考虑患者家庭环境怎么样、工作如何、体质怎么样。这就是中医和西医不同的地方。西医对于疾病的诊断比较清楚，而中医根据主证来命名疾病，胸痹就是胸部疼痛，不管是冠心病还是肋间神经痛引起的疼痛，这是中医的一个缺陷。因此，西医的病与中医的证的结合才是优势互补，比较容易被接受，且有利于临床治疗。

（赵迎盼）

第五节
治疗高血压病的临证经验

高血压病的基本病机

翁老认为，高血压病其标为肝阳上亢，其本为肝肾不足。高血压病初期常为肝热、肝阳上冲，导致头晕、面赤、易怒等症状，高血压病进一步发展则肝热伤阴，导致肝肾阴虚，阴虚阳亢，此为中期；到晚期常常阴损及阳，导致肝肾阴阳两虚，但阴阳两虚有一个渐进的过程，开始阴阳两虚较轻，这部分患者多病程较长，高血压较为顽固，血压常常控制不好，属于高血压病中较为疑难的病例，找翁老就诊的这一部分患者非常多。这些患者如果不能得到良好的治疗，随着病情进一步发展，则为阴阳两虚严重期，这时患者大多合并了严重的心脑血管病。翁老治疗高血压病阴阳两虚早期的患者，常常应用平补肝肾的方法。他认为这部分患者高血压顽固，而且血压不平稳，波动较大，治疗上若单纯补阴则碍阳，单纯补阳则助热伤阴，用药稍有偏颇，则会加重血压的波动，不利于血压的长期平稳，因此翁老采用平补肝肾的方法，阴阳双补，阴中涵阳，阳中有阴，阴阳互长，达到平稳血压的目的。翁老常用天麻、钩藤、杜仲、桑寄生四味药配伍，天麻、钩藤平肝潜阳，杜仲、桑寄生平补肝肾，药味平和但却切中病机。

医案 刘某，女，60岁。2009年5月21日就诊。

初诊 患者有高血压病病史10年，最高血压180/100mmHg，目前血压（145～160）/（90～95）mmHg，且血压波动，血压高时伴头晕，偶有腰酸，睡眠好，大便正常，余无明显症状，舌苔白，有裂纹，脉弦，尺脉不足。

中医诊断 眩晕。

西医诊断 高血压。

辨证 肝阳上亢，肝肾不足。

治法 平肝潜阳，平补肝肾。

处方

天 麻12g	杜 仲12g	桑寄生12g	钩 藤12g（后下）
狗 脊12g	葛 根12g	赤 芍12g	酸枣仁15g
茯 苓12g	黄 芩12g	荷 叶12g	炒莱菔子12g

2009年6月11日复诊时，患者血压135/85mmHg，未诉头晕，睡眠好，脉弦，舌苔薄黄腻，舌质暗红。辨证为肝阳上亢，兼有湿热。治以平肝清热，兼以祛湿。

处方			
天　麻12g	夏枯草12g	黄　芩12g	珍珠母20g（先煎）
藿　香12g	佩　兰12g	土茯苓15g	钩　藤12g（后下）
荷　叶15g	五味子10g	郁　金12g	杜　仲12g

按 患者除了血压高时会有头晕，其余症状均不明显，这样的患者是较为常见的，看上去"无症可辨"，但翁老根据患者年过半百，病程较长，偶有腰酸，脉弦尺脉不足，辨证为肝阳上亢、肝肾不足。以天麻、钩藤平肝；杜仲、桑寄生、狗脊平补肝肾；佐以赤芍活血，酸枣仁安神，茯苓、莱菔子、荷叶祛湿化痰；黄芩清肝热。全方药味不多，但主次分明，面面俱到。二诊时，患者血压平稳，肝肾不足得以改善，但正复则邪有欲出之势，故二诊以祛湿清热为主，天麻、钩藤平肝，夏枯草、黄芩、藿香、佩兰、土茯苓、荷叶清热祛湿，五味子安心，郁金活血，杜仲仍兼顾扶正。

从肝论治高血压病

翁老认为，高血压病的基本病位在肝，病机为肝阳上亢，多涉及心、肾。肝属木，肾为肝之母，肝阳上亢，对于老年人多源于肾阴虚、或肾阴阳两虚。虚则补其母，因此，对于这种类型的肝阳上亢，应该补肝肾，使阴阳相敛，即滋水以涵木，且肝肾本同源，肾阴不足或肾阴阳不足，会加重肝阳上亢。心属火，为肝之子，肝阳上亢，引动心火，心火上扬，使血压进一步升高，因此翁老非常注意清心火，尤其对于年轻人。因此，翁老对于高血压病患者多在清肝泻火的基础上，采用实则泄其子的方法，治以清心火之品。

翁老治疗高血压病以天麻、钩藤平肝潜阳为主。天麻润而不燥，主入肝经，长于平肝息风，凡肝风内动、头目眩晕之症，不论虚实，均为要药。《本草纲目》认为："钩藤，手、足厥阴药也。足厥阴主风，手厥阴主火，惊痫眩晕，皆肝风相火之病，钩藤通心包于肝木，风静火熄，则诸症自除"。天麻、钩藤常配伍为用，平肝潜阳。重则用珍珠母，《中国医学大辞典》云："珍珠母，滋肝阴，清肝火"，诸药合用共奏平肝潜阳之功。翁老常用杜仲、牛膝、桑寄生，平补肝肾。《玉楸药解》云："杜仲，益肝肾，养筋骨"；《本草经疏》云："牛膝，走而能补，性善下行，故入肝肾"；《本草求真》云："桑寄生，号为补肾补血要剂"。三味药温而不燥，为平补肝肾之要药，以上五味药药理研究证实都有降压作用。

翁老清肝火常常用黄芩、菊花、夏枯草。黄芩清肺热，佐金平木以清肝火；菊花，《本草正义》云："凡花皆主宣扬疏泄，独菊花则摄纳下降，能平肝火，熄内风，抑木气之横逆"；《本草求真》云："夏枯草，辛苦微寒……是以一切热郁肝经等证，得此治无不效，以其得藉解散之功耳"。

▌【注重安神】▌

翁老认为，高血压病患者，肝火引动心火，肝肾阴虚导致心阴虚，会出现失眠、心悸、心烦、舌尖红等症状，因此这时候他常常用夜交藤、酸枣仁、五味子补心阴、安神定志。《药品化义》认为："酸枣仁，仁主补，皮益心血，其气炒香，化为微温，藉香以透心气，得温以助心神。凡志苦伤血，用智损神，致心虚不足，精神失守，惊悸怔忡，恍惚多忘，虚汗烦渴，所当必用"；夜交藤，性平无毒，味甘、微苦，入心、肝经，有安神养血、祛风通络的功效，主治阴虚血少、虚烦不眠；五味子，味酸，性温，无毒，《神农本草经》认为其有益气、补虚、强精等作用。历代文献记述五味子补虚劳，壮筋骨，专补肺肾，兼补五脏，益气生津，补心阴，交通心肾。清心火，翁老喜欢用莲子心，心火盛者用黄连。《温病条辨》认为："莲心，由心走肾，能使心火下通于肾，又回环上升，能使肾水上潮于心"；《本草再新》云："莲子心，清心火，平肝火"；《本草新编》认为："黄连，味苦，寒，可升可降，阴也，无毒。入心与包络。最泻火，亦能入肝。大约同引经之药，俱能入之，而入心，尤专经也"。翁老治疗高血压病从心、肝、肾三脏论治，常取佳效。

〖清肝而不伐肝〗

翁老治疗高血压病特别注重从肝论治。肝火亢盛者，清肝泻火；肝阳上亢者，平肝潜阳；但他非常欣赏张锡纯对于清肝平肝的理论。如张锡纯在镇肝息风汤的方解中谈道：盖肝为将军之官，其性刚果。若但用药强制，或转激发其反动之力。茵陈为青蒿之嫩者，得初春少阳生发之气，与肝木同气相求，泻肝热兼舒肝郁，实能将顺肝木之性；麦芽为谷之萌芽，生用之亦善将顺肝木之性使不抑郁。张锡纯在镇肝息风汤中对于茵陈、麦芽的应用，充分体现了张氏对于肝主生发的认识。翁老在治疗高血压病的过程中，也充分认识到平肝、清肝但不能伐肝的重要性。治疗上既要平肝之逆，又要使肝气条达，不使之过抑。因此，翁老在高血压病的临床用药上，常用夏枯草、黄芩、菊花三味药清肝火，但剂量一般都在10～15g，其中只有黄芩一味单纯的苦寒药。夏枯草，《本草正义》云："味微苦，微辛"；《本草求真》认为："夏枯草，辛苦微寒；苦寒降火"，辛味有条达疏理肝气之性。菊花，味甘苦，性微寒；《本草经疏》云："菊花专制风木，故为祛风之要药。苦可泻热，甘能益血解毒，平则兼辛，故亦散结；苦入心、小肠，甘入脾、胃，平辛走肝、胆"。因此，三药辛、苦、甘兼备，苦寒可清火，辛可疏散，甘能补中，体现了"见肝之病，当先实脾"的思想，可谓周到。另外翁老还常用珍珠母，镇肝息风。珍珠母性味咸寒，《中国医学大辞典》云："珍珠母滋肝阴，清肝火。咸入肾，肾属水，水能生木，咸寒清火，兼养肾阴，滋水以涵木"。另外，翁老常用活血化瘀之品，如郁金、赤芍，《本草备要》云："郁金，行气解郁，泄血破瘀，凉心热，散肝郁"。二者皆能疏肝活血，以助肝之条达之性。

【 验案举例 】

医案 程某。2009年10月16日就诊。

初诊 患者阵发性头晕5年，加重伴心前区不适反复发作2个月。患高血压病5年，未系统治疗。追问病史偶有心前区闷痛，性情急躁，心烦易怒，睡眠多梦。血压160/100mmHg，苔白，舌质暗，脉弦。

中医诊断 胸痹，眩晕。

西医诊断 冠心病，高血压病。

辨证 肝阳上亢，气滞血瘀。

治法 平肝潜阳，理气活血。

处方			
葛　根15g	天　麻12g	郁　金12g	决明子12g
菊　花15g	生杜仲12g	牡丹皮12g	丹　参15g
川　芎12g	赤　芍12g	酸枣仁15g	夏枯草12g
钩　藤12g（后下）			

服药2周后复诊，患者仍有头晕，有时胸闷，心痛不显，睡眠多梦。舌脉同前。前方去郁金、牡丹皮、丹参、川芎，加五味子10g、白薇12g、桑寄生15g、土茯苓15g。服药2周后患者症状明显改善。

按 患者心前区闷痛、性情急躁、心烦易怒、睡眠多梦、脉弦，为肝阳上亢、气滞血瘀之象，故用天麻、钩藤平肝清热，郁金、牡丹皮、丹参、川芎活血化瘀。复诊时，患者气滞血瘀之证候明显好转，故去理气活血之品，加五味子宁心安神、桑寄生补益肝肾。

高血压病从心及瘀血论治的重要性

从心论治高血压

对于高血压病，中医大多从肝或肝肾论治，翁老亦遵循此法，常用平肝潜阳、滋补肝肾的治法，但他亦非常重视从心论治高血压病。心主血脉，高血压病之本在肝肾，标在血脉，高血压病与心有密切的关系。翁老认为，血脉要正常，就要心阴、心阳相互调和；心气、心血相互调和；心主神志，心神得以调和，血脉才能顺畅。因此，心阴与心阳、心气与心血、心神与血脉均达到调和，才能使血压平稳。同时翁老认为，心血瘀滞是血脉不调和的后果。从病因上，治疗要注重以上因素；从结果上，则要注重活血化瘀，血脉瘀滞得清，血脉通畅，亦助于心气、心血的调和。由于高血压病多为阴虚阳亢、肝肾阴虚，而导致心阴不足，因此高血压病患者多出现心阴虚之证。翁老抓住这个特点在高血压病从心论治中常常注重以下三点：一是滋心阴，二为安心神，三为活血化瘀。翁老常用五味子补心阴，丹参养心血并活血，酸枣仁、珍珠母安心神，郁金、赤芍、红花活血化瘀。但久病之人，心阴虚累及心气，会导致心之气阴两虚。

医案 魏某，男，48岁。2008年8月1日就诊。

初诊 患者头晕、乏力3个月余。患者血脂高10多年，以甘油三酯增高为主，血压高（以舒张压为主）10余年，一直未用药。现头晕，乏力，心悸，后背酸，有时手发麻，大便正常，血压110/70mmHg。苔白中微黄，质正常，脉沉细。

中医诊断 眩晕。

西医诊断 高血压病。

辨证 气阴两虚，肝阳上亢。

治法 补心气，养心阴，平肝潜阳。

处方	生黄芪15g	葛　根15g	天　麻12g	决明子12g
	泽　泻12g	郁　金12g	五味子10g	菊　花12g
	丹　参15g	赤　芍12g	土茯苓15g	荷　叶15g
	钩　藤12g（后下）			

二诊（2008年8月21日）　头晕减轻，体力改善（上楼时心悸减轻），眠可，大便正常，苔薄白，脉沉细。

处方	葛　根15g	丹　参12g	赤　芍12g	土茯苓15g
	天　麻12g	决明子12g	泽　泻12g	郁　金12g
	五味子10g	荷　叶15g	狗　脊15g	酸枣仁15g
	钩　藤15g（后下）			

三诊（2008年9月4日）　纳差，体重减轻1.5～2kg，乏力，眠可，苔薄白，脉细。前方去狗脊，加薏苡仁12g。

按　患者头晕、乏力、心悸、后背酸、沉细、苔薄白，为气虚、肝阳上亢，黄芪补肺气以补心气，五味子养心阴，天麻、钩藤、决明子平肝，郁金、丹参活血化瘀，酸枣仁安心神。

〖从血瘀论治高血压病〗

中医多从肝阳上亢、肝肾阴虚论治高血压病。翁老认为，高血压病在肝肾阴虚、肝阳上亢的基础上广泛存在血瘀证，血瘀证在高血压病中占有重要地位。翁老认为，高血压病其本在肝肾，但高血压病毕竟是血脉之病，其标在血脉。肝阳上亢，气血逆乱，扰动血脉，易成血瘀；肝肾阴虚，心脉失养，易成血瘀。从临床上看，高血压病也多表现出血瘀证，如舌质暗红、舌有瘀斑；另外，高血压病患者多合并有冠心病、脑血管病，这些疾病也多属于中医血脉瘀阻致病的范畴。因此，翁老在临床治疗上，除了常用平肝潜阳、平补肝肾的治法外，常加郁金、红花、丹参等活血化瘀的药物。

医案 黄某，女，60岁。2010年8月12日就诊。

初诊 患者妊娠期间发现高血压，最高血压200/100mmHg，用多种西药控制不稳定。现患者头晕，头涨，心烦，背痛，大便每日3次，质溏，时有期前收缩，目前血压150/100mmHg。舌质紫红，舌苔薄白腻，脉结。

中医诊断 眩晕。

西医诊断 高血压病。

辨证 肝阳上亢，痰瘀互阻。

治法 平肝活血，兼以化痰。

处方			
天　麻12g	丹　参15g	川　芎12g	赤　芍12g
红　花12g	郁　金12g	延胡索12g	陈　皮12g
半　夏10g	焦三仙15g	玉　竹10g	莲子心6g
钩　藤12g（后下）			

二诊（2010年8月23日） 诸症状好转，血压140/90mmHg，期前收缩减轻，脉沉，舌质紫红，舌苔薄白。原方去陈皮、半夏，加珍珠母20g（先煎）。

按 患者头晕、头涨、心烦、背痛、舌质紫红、舌苔薄白腻、脉结，翁老认为此为肝阳上亢兼有瘀血之象。故以天麻、钩藤、珍珠母平肝潜阳，冠心2号方活血化瘀，佐以陈皮、半夏化痰，胸痛加延胡索以加强活血止痛之功。

对于高血压病早期以肝热、肝阳上冲为主的患者，翁老常以天麻、钩藤、黄芩、菊花平肝清热为主，配伍中再加上活血化瘀的药物，如川芎、赤芍、郁金、丹参等。翁老认为，高血压常会导致血管内皮的受损，内皮的抗血栓作用明显减弱，一氧化氮和前列环素释放减少，内皮素和血栓素释放增加，黏附因子导致血小板黏附性增强，因此高血压常常导致心、脑、肾等靶器官的损伤，促进了动脉硬化的发生和发展，以及血栓的形成。翁老在高血压的治疗当中常常应用活血化瘀药物，一方面使血脉调顺，有利于血压的下降；另一方面可以保护靶器官，预防血栓的形成。因此，翁老对于高血压病的治疗不仅仅关注血压的下降，更关注靶器官的保护。平肝活血，保护脏腑，这其中也蕴含了治未病的学术思想，是翁老治疗高血压病的重要学术思想之一。

顾护脑、肾

《 脑血管保护 》

治疗高血压病不但要关注血压的降低，同时要关注靶器官的保护，减少并发症，提高生活质量。高血压病的靶器官损害常以心、脑、肾为主。

高血压病常常损害脑血管，尤其是中国人，高血压病靶器官的损伤以脑卒中的发生率是最高的。因此，翁老非常重视脑血管的保护，尤其对于已经发生脑血管疾病的患者。翁老对于脑血管病的保护常应用活血通络的方法，常用药为络石藤、路路通、地龙，并根据情况配伍益气养阴的药如黄芪、北沙参等。络石藤，《要药分剂》云："络石之功，专于舒筋活络。凡病人筋脉拘挛，不易伸屈者，服之无不获效，不可忽之也"；路路通，《中药志》云："通经利水，除湿热痹痛。治月经不调，周身痹痛，小便不利，水肿胀满等证"。翁老认为脑血管弯曲，属中医"络脉"的范畴，因此临床上要用藤类药以通络为主，常配伍地龙；地龙属虫类药，可以搜剔络脉。以上三味药配伍活血化瘀药，共奏活血通络之功。气虚者，则配伍黄芪补气，沙参养阴，而成益气养阴、活血通络之法。

医案 王某，男，79岁。2010年2月11日就诊。

初诊 患者有高血压病40余年，2009年10月发生中风，右侧上肢

活动不利，走路困难，高血压病3级，血压（140～150）/（80～90）
mmHg，尿频，每天晚上7次，舌暗红，苔白腻，脉弦。

中医诊断　眩晕，中风。

西医诊断　高血压病，脑梗死。

辨证　肝阳上亢，瘀血阻络。

治法　平肝潜阳，活血通络。

处方			
天　麻12g	葛　根15g	莲子心10g	钩　藤12g（后下）
丹　参15g	赤　芍12g	红　花12g	珍珠母20g（先煎）
茯　苓15g	黄　芩12g	郁　金12g	陈　皮10g
法半夏10g	川　芎12g	络石藤12g	

二诊（2010年2月25日）　患者每天活动2次，乏力，右手肌力差，
大便不畅，舌暗红，苔白，脉弦。

处方			
天　麻12g	地　龙12g	葛　根15g	络石藤15g
路路通15g	川牛膝12g	生黄芪12g	红　花12g
北沙参12g	丹　参15g	玉　竹12g	

三诊（2010年4月1日）　精神体力尚可，每天活动2次，腹胀
减，咳嗽，痰易咳出，右手肌力增强，右下肢水肿，舌暗红，苔白，
脉弦。

处方			
生黄芪15g	络石藤15g	路路通15g	川牛膝12g
红　花12g	丹　参15g	天　麻12g	川　芎12g
赤　芍12g	郁　金12g	桔　梗12g	杏　仁10g
黄　芩12g	钩　藤12g（后下）		

按　患者有高血压病合并脑血管病，右侧上肢活动不利，翁老认
为此为脑之络脉瘀阻。因此，在平肝潜阳的基础上，应用活

血通络的药物，除了红花、赤芍、郁金等药物外，还应用了络石藤、路路通等通络的药物。患者出现乏力、肌力差等症状，翁老认为患者气虚症状明显，单纯用活血通络的药物，久用会耗气。因此，要用补气之品，故加黄芪配合诸药，益气活血通络。为防止黄芪性温升散，加黄芩佐之，以制约其温升之性。

【 肾脏保护 】

肾脏是高血压病损伤的主要靶器官之一，肾脏损伤包括肾实质的损伤和肾动脉的损伤。翁老认为，高血压肾病和肾动脉狭窄的高血压的共同病机是络脉瘀阻，故他多用活血通络方法治疗，这与翁老治疗脑血管病的思路和认识是一致的。高血压病患者出现肾脏的损伤，均非一日所致，而是长期高血压导致的或是长期动脉硬化导致的。中医学认为，久病入络，况且高血压病本身就是血脉之病，因此治疗应该从血脉入手，而翁老认为肾血管、脑血管都属于中医的络脉，二者的治疗有异曲同工之妙。用药方面依然是以藤类药为主，如络石藤配伍路路通为对药；活血药用丹参、红花、赤芍、川芎；常常应用川牛膝引血下行、引药下行；气虚者配伍黄芪，阴虚者用沙参等。

医案 白某，男，51岁。2008年8月24日就诊。

初诊 患者发现高血压1年，伴胸闷、水肿，血压波动在（90～200）/（50～100）mmHg，去年在北京某医院诊断为肾动脉狭窄，置入2枚支架，后又因为急性左心心力衰竭、阵发性心房颤动、慢性肾衰竭多次住院，目前血压仍波动较大，头晕，头皮发麻，头涨，视物模糊，睡眠差，偶有胸闷。舌质暗红，舌苔薄黄，脉弦细。血管造影示：肾动脉狭窄。

中医诊断 眩晕，胸痹。

西医诊断 高血压病，肾动脉狭窄，慢性肾衰竭，慢性心力衰竭，阵发性心房颤动。

辨证 气虚血瘀，络脉瘀阻。

治法　益气活血通络。

处方	生黄芪15g	北沙参12g	路路通15g	络石藤15g
	川牛膝12g	丹　参12g	赤　芍12g	红　花12g
	姜　黄12g	川　芎12g	当　归12g	天　麻12g
	薏苡仁15g	钩　藤15g（后下）		

二诊（2008年9月4日）　患者血压波动减轻，控制在（90～150）/（60～80）mmHg，头皮发麻、头涨、视物模糊等症状减轻，脉弦细，舌质暗红，舌苔黄。

处方	葛　根15g	天　麻12g	杜　仲12g	钩　藤15g（后下）
	丹　参15g	红　花12g	赤　芍12g	川　芎12g
	路路通15g	络石藤15g	土茯苓15g	珍珠母20g（先煎）
	黄　芩15g	泽　泻12g		

按　患者肾动脉狭窄，继发性高血压，表现为头晕、脉弦细、舌质暗红，翁老辨证为气虚血瘀、络脉瘀阻。以生黄芪、北沙参益气养阴；路路通、络石藤祛风湿、通经络；配伍丹参、红花、赤芍、川芎，共奏化瘀通络之功；兼天麻、钩藤平肝；土茯苓、泽泻、黄芩、薏苡仁化湿清热。全方益气活血通络祛湿，扶正祛邪兼顾，相得益彰。

用药经验

王清任创立通经逐瘀汤，以皂角刺、穿山甲、麝香等药物走窜入于经络，配伍地龙、桃仁、红花等活血药共奏通经逐瘀之功。翁老认为，通经逐瘀汤攻逐之力较猛，长期服用未免伤正，且麝香价格昂贵，亦不适合久服，因此翁老借鉴中医"藤类入络"的理论，应用藤类药物配伍活血化瘀药物治疗高血压病尤其是合并心脑血管病。此法既有通散活血之功，又有引药入络之意，为高血压病的长期治疗找到了一个较好的方法。翁老在临床上常用络石藤、路路通为对药，这一点实际上是师承了郭士魁老中医的经验。络石藤祛风湿，通经络；路路通，通经利水，二者均可治疗跌打损伤、经行不畅，故又均有活血化瘀之效，既加强了活血化瘀的作用，又避免了损伤正气，尤其适合慢性病患者长期服用。此外以下几种亦为翁老常用降压之品。

〖 葛根 〗

翁老临床上善用葛根，常广泛应用于各种心血管疾病和疑难病。葛根为豆科植物葛的块根，具有"升阳解肌，除烦止渴"的作用。葛根，味甘、辛，性平，归脾、胃经。《神农本草经》云："主消渴，身太热，呕吐，诸痹，起阴气，解诸毒。"《名医别录》云："疗伤寒中风头痛，解肌，发表，出汗，开腠理。疗金疮，止痛，胁风痛""生根汁，疗消渴，伤寒壮热"。《本草正义》云："葛根，气味皆薄，最能升发脾胃清阳之气，《伤寒论》以为阳明主药，正惟表寒过郁于外，胃家阳气不能散布，故以此轻扬升举之药，捷动清阳，捍御外寒，斯表邪解而胃阳舒展。"《本草纲目》谓："主消渴，身大热，热壅胸膈作呕吐，发散而升，风药之性也。"张仲景在《伤寒杂病论》中，"无汗恶风"多与麻黄同用，"汗出恶风"则与桂枝合用。张仲景认为，但凡"项背强几几，无汗恶风者，中风表实也。汗出恶风者，中风表虚也。表虚宜解肌，表实宜发汗，是以葛根（汤）发之也"。而且，葛根属手太阴脾、足阳明胃经之要药。现代药理研究认为，葛根含异黄酮成分葛根素、葛根素木糖苷、大豆黄酮、大豆黄酮苷及β-谷甾醇、花生酸。葛根中提出的黄酮能增加脑及冠状血管血流量；葛根所含大豆黄酮，对小鼠、豚鼠离体肠管具有罂粟碱样解痉作用，能对抗组胺及乙酰胆碱的作用。根据用葛根治疗外感项背强痛的经验，葛根可用于高血压病尤其是高血压伴颈项强痛的治疗。

翁老临床上常常应用葛根治疗高血压、冠心病、眼底动脉硬化、耳鸣、梅尼埃病等。尤其是高血压，葛根几乎是必用之药。临床多配伍天麻、钩藤等药。天麻、钩藤平肝潜阳，药性偏降，葛根药性偏升，升中有降，降中有升，以降为主，既要使肝阳得潜，又不能抑制肝的舒达条畅之气，使肝气舒展，而且天麻偏燥，葛根性凉，可生津，制约天麻之燥性，故三者配伍相得益彰。

〖 土茯苓 〗

土茯苓系百合科植物光叶菝葜的干燥根茎，又称赤土茯苓，味甘、淡，性平，归肝、胃经，有解毒、除湿、利关节等功效。《本草从新》载："土茯苓，甘淡而平，去湿热以利筋骨，利小便以止泄泻。土茯苓味甘能补、能和、能解毒，淡能渗泄。常用于湿热淋浊、带下、痈肿、疬疥癣、杨梅疮毒"。土茯苓又可健脾胃，《本草备要》曰："土茯苓甘淡而平。为阳明主药，健脾胃，祛风湿。脾胃健则营卫从，风湿除则筋骨利，利小便。止泄泻。治筋骨拘挛"。土茯苓的化学成分有皂苷、鞣质、树脂。近年来，从土茯苓分离出的物质主要有三类，其中脂肪酸类物质包括：琥珀酸、棕榈酸、2-甲基丁二酸、紫丁香酸等；植物甾醇类物质包括：胡萝卜苷、β-谷甾醇、豆甾醇等；黄酮类物质包括：落新妇苷、异黄杞苷、槲皮素、土茯苓苷等。现代药理研究证实其有β受体阻滞样作用、抗动脉粥样硬化作用。土茯苓对于离体大鼠缺血再灌注损伤的心脏具有增加再灌后冠脉流量、减少冠脉血管阻力、促进心脏收缩幅度的恢复、减轻心脏水肿之功，呈剂量依赖性的保护缺血再灌注心肌超氧化物歧化酶与硒谷胱甘肽过氧化物酶，降低脂质过氧化产物丙二醛含量的作用。

翁老临床常用土茯苓，一般用15g。他认为，土茯苓不但清热、解毒、利湿，且药性平和，不伤正气。翁老常常把茯苓和土茯苓同用，茯苓可加强土茯苓的健脾作用，土茯苓又有茯苓不具备的清热作用；土茯苓也常配伍黄芩，二者共奏清热解毒之功，而黄芩苦以燥湿，土茯苓淡以利湿，二者配合相得益彰。

治疗高血压病的"新三因制宜"

【因人制宜】

翁老治疗高血压会从多角度着眼，他非常重视年龄对病机的影响。如患者是青年人，多为在肝阳上亢的基础上兼有肝火上炎。青年人阳气盛，肝火容易偏盛，常常是引起高血压的病因之一，同时也是病机之一。患者常常舌红、舌苔黄腻、情绪急躁、情绪容易激动、易怒、脉弦有力常伴有洪大之象，翁老对于这样的患者常常用珍珠母重镇平肝，用夏枯草、黄芩、菊花清泻肝火；年轻人常常饮食不节制，尤其宜多食油炸食品。因油炸食品亦助火生热，所以翁老常常会根据患者的饮食习惯，以及舌脉，或黄连清心胃之火；若大便干，常常加大黄。

翁老认为，中年人肝肾始衰，同时由于中年人无论是工作还是家庭都有较大的压力，多是劳心过度，耗伤心神，耗伤心血，因此翁老对于中年的高血压病患者，在平肝潜阳、补肝肾的基础上，尤其注重养心阴、养肝血、安神养心，翁老常用五味子、当归、酸枣仁。五味子，味酸，性温，《本草汇言》云："五味子，敛气生津之药也。故《唐本草》主收敛肺虚久嗽耗散之气"；《长沙药解》云："五味酸收涩固，善敛金气……金收则水藏，水藏则阳秘，阳秘而上清而下温，精固而神宁，是亦虚劳之要药也"。酸枣仁，味酸，性平，《药品化义》云："酸枣仁，仁主补，皮益心血，其气炒香，化为微温，藉香以透心气，得温以助心神。凡志苦伤血，用智损神，致心虚不足，精神失守，惊悸怔忡，恍惚多忘，虚汗烦渴，所当必用"。当归，《注解伤寒论》云："脉者血之府，诸血皆属心，凡通脉者必先补心益血"，故张仲景治手足厥寒、脉细欲绝者，用当归之苦温以助心血。同时，中年人一般饮食多进肥甘厚味，故多肥胖。中医学认为，胖人多痰湿，加之饮食的原因，翁老常在治疗高血压的药中加用化痰之品，多用半夏、茯苓、陈皮，湿重用白术、苍术。半夏辛散温燥，主入脾胃，能行水湿，降逆气，而善祛脾胃湿痰；燥湿化痰，水湿去则脾健而痰涎自消。

老年人肝肾已衰，所以翁老治疗时多应用补肝肾的药物，他认为虽然高血压病患者多肝肾阴虚，但实际上多是阴阳两虚，只是相对阳来讲，阴更虚一些。因此，补阴不要过度，要注意阴阳平衡，所以常常应用阴阳平补的方法，如多用杜仲、桑寄生。老年人身体衰老，要特别注意养生保健，尤其在饮食上，不要过食肥甘厚味；同时，由于老年人阳明气衰，脾胃运化能力减弱。因此，在补肝肾的时候要注意关注脾胃，不要过度使用滋腻的补肾之品，如熟地黄、生地黄等，翁老也用这两味药，但剂量都不会超过15g，一般为10～12g。更常用的是二至丸，即女贞子、旱莲草，滋阴而不滋腻。

〖 因志制宜 〗

翁老在高血压病的治疗中非常重视情志在疾病中的作用，如《素问·举痛论》指出："百病生于气也。怒则气上，喜则气缓，悲则气消，恐则气下……惊则气乱……思则气结"。情绪波动对血压的影响非常大，因此翁老对于高血压病患者尤其注重情志的调畅。

☐ 疏肝理气法

肝主情志，主条达。因此，肝得疏泄，肝气条达，情志才能得以调畅。翁老临床遇到肝气郁结、经常生气的患者，常用香附10～12g、柴胡10～12g，郁金10～15g，疏肝理气，调畅情志。香附，味辛、微苦、甘，性平，归肝、三焦经，《本草述》云："香附，主治诸证，当审为血中之气病，乃中肯綮，不漫同于诸治气之味也……故上焦心包络所生病，如七情抑郁者能开之，以心包络主血也"。柴胡，味苦，性微寒，归肝、胆经，《滇南本草》云："行肝经逆结之气，止左胁肝气疼痛，治妇人血热烧经，能调月经"。郁金，味辛、苦，性寒，归肝、心、肺经，《本草备要》云："行气，解郁，泄血，破瘀"。

⋈ 安神定志法

心藏神，翁老常常应用安神定志之品，如酸枣仁、五味子、夜交藤等，常用酸枣仁15g、五味子10～15g、珍珠母15～20g、夜交藤15g。心藏神，心主血脉，血脉条畅，瘀阻得行，心脉则通。酸枣仁，味酸，性平，归心、脾、肝、胆经。《名医别录》云："主烦心不得眠，脐上下痛，血转久泄，虚汗烦渴，补中，益肝气，坚筋骨，助阴气，令人肥健"；朱震亨言："血不归脾而睡卧不宁者，宜用此（酸枣仁）大补心脾，则血归脾而五脏安和，睡卧自宁"；《本草汇言》云："酸枣仁，均补五脏，如心气不足，惊悸怔忡，神明失守"。五味子，味酸、甘，性温，归肺、心、肾经，对中枢神经系统具有明显的镇静作用。夜交藤，味甘、微苦，性平，归心、脾、肾、肝经，功能养心、安神、通络、祛风。

⋈ 重镇安神法

翁老常用珍珠母15～20g、生石决明15～20g。珍珠母，味咸，性寒，归肝、心经，《饮片新参》云："平肝潜阳，安神魂，定惊痫"。生石决明，味咸，性平，《医学衷中参西录》云："石决明味微咸，性微凉，为凉肝镇肝之要药"。二药共用或单用，平肝安神定志。

〖 因时制宜 〗

因时制宜是指根据时令气候特点，来制订适宜的治疗原则。因时之"时"，主要指自然界的时令气候特点。《灵枢·岁露论》说："人与天地相参也，与日月相应也"。因而，年、月、季节既可影响自然界不同的气候特点和物候特点，同时对人体的生理活动与病理变化带来一定影响。因此，翁老在治疗高血压病时非常注重根据季节变化来调整用药。

春天至初夏，体内亦阳热随之上升，故易出现烦躁、汗出、怕热等，因此夏季翁老会用一些清热之品如薄荷、黄芩。薄荷，味辛，性凉，归肺、肝经，疏风，散热，辟秽，解毒。《药品化义》云："薄荷，味辛能散，性凉而清，通利六阳之会首，祛除诸热之风邪"。黄芩，味苦，性寒，归肺、胆、脾、大肠、小肠经，清热燥湿，泻火解毒，《医学启源》云："黄芩，治肺中湿热，疗上热目中肿赤，瘀血壅盛，必用之药。泄肺中火邪上逆于膈上，补膀胱之寒水不足，乃滋其化源"。《主治秘诀》云："其用有九：泻肺经热，一也；夏月须用，二也；上焦及皮肤风热，三也；去诸热，四也；妇人产后，养阴退阳，五也；利胸中气，六也；消膈上痰，七也；除上焦热及脾湿，八也；安胎，九也"，明确提出"夏月须用"。但翁老用量较小，如薄荷仅用3g，黄芩10g；尤其黄芩不过量，以防其苦性伤阴。到了入伏季节，天气湿热，翁老则会用藿香、佩兰、荷叶、薄荷同用。藿香，味辛，性微温，归肺、脾、胃经。《本草正义》云："藿香，清分微温，善理中州湿浊痰涎，为醒脾快胃，振动消阳妙品。"《名医别录》云："治风水毒肿者，祛除湿浊，自能清理水道也。去恶气者，湿漫中宫之浊气也、霍乱心腹痛者，湿浊阻滞，伤及脾土清阳之气，则猝然撩乱，而吐泻绞痛，芳香能助中州清气，胜湿辟秽，故为暑湿时令要药。"佩兰，味辛，性平，归脾、胃、肺经。《要药分剂》云："兰草，为消痰除恶、散郁解结之品，《内经》消渴治之以兰，除陈气也。盖消渴由邪热郁结于胃，兰能除陈气。可知兰草固以荡涤为功，肃清肠胃者也。"荷叶，性平无毒，气清香，味微苦、涩，归肝、胆、脾、胃、心、肺、大肠等经，具有清解暑邪、轻宣透邪、升清降浊、醒脾开胃、止血散瘀、降脂减肥等功效，常用于暑证的治疗。四药合用，共奏清热解暑化湿之功。

到了秋季时节，天气干燥易伤阴，因此翁老在治疗高血压病的处方中亦常常加用北沙参、麦冬等养阴之品。北沙参，味甘、苦、淡，性凉，《本草从新》云："专补肺阴，清肺火，治久咳肺痿"，《饮片新参》云："养肺胃阴，治劳咳痰血"。麦冬，味甘、微苦，性微寒，归心、肺、胃经。《本草汇言》云："清心润肺之药。主心气不足，惊悸怔忡，……或虚劳客热，津液干少；或脾胃燥涸，虚秘便难"。翁老一般用北沙参10～15g、麦冬10～12g。冬天，天气寒冷，人体亦阴盛，阳气不足，因此翁老常常用高良姜、桂枝。高良姜，味辛，性热，归脾、胃经，《珍珠囊》云："温通脾胃"，《药性论》云："治腹内久冷，胃气逆、呕吐。治风，破气，腹冷气痛；去风冷痹弱，疗下气冷逆冲心，腹痛、吐泻"。桂枝，味辛、甘，性温，归心、肺、膀胱经。曹家达言："寒湿凝于肌肉，阳气不达于外，仲师因立桂枝汤方，以扶脾阳而达营分之郁。盖孙络满布腠理，寒郁于肌，孙络为之不通，非得阳气以通之，营分中余液必不能蒸化而成汗，桂枝之开发脾阳其本能也"。

翁老的平衡观与治病风格

许多医家都有自己的风格，或善用大方，或善用重剂，或善用毒药，而翁老的风格可以说是平淡。但平淡的风格不等于平淡的疗效，不等于平淡的思想。清代名医费伯雄在其名著《医醇賸义》谈道："天下无神奇之法，只有平淡之法，平淡之极，乃为神奇"。其平淡之处有以下特点：①多用常见药，少见的药物很少用；②一般用常用剂量；③一张处方用药多在12～16味药之间；④多用常见成方如玉屏风散、生脉饮、冠心2号方、二至丸。

任何风格的处方首先是建立在辨证准确的基础上，对病机的准确把握是取得疗效的前提，翁老看似平淡的处方也一样。但除此以外，翁老处方中还隐含着一个更重要的思想，即中医或中国传统思维中的平衡观。

中国的传统思维注重"中正平和"，在中医中表现为注重阴阳的平衡、注重气血的平衡等。翁老在治疗高血压病的处方用药中非常注重这种平衡。

医案 叶某，女，65岁。2009年8月24日就诊。

初诊 患者阵发性头晕、心悸1个月余。头晕，心悸，气短，乏力，心烦，活动后加剧，伴有头痛，头晕，心率53～107次/分。心电图示：

ST-T改变，左前分支传导阻滞。血压（140～160）/70mmHg，汗出较多。苔薄黄腻，脉细弦。

中医诊断　心悸，眩晕。

西医诊断　高血压病2级。

辨证　肝阳上亢，气虚血瘀。

治法　平肝潜阳，益气活血。

处方				
葛　根15g	天　麻12g	杜　仲12g	钩　藤12g（后下）
生黄芪12g	防　风10g	白　术12g	土茯苓15g
丹　参15g	牡丹皮12g	郁　金12g	珍珠母20g（先煎）
焦三仙15g	茯　苓12g	陈　皮12g	

二诊（2009年9月10日）　头晕、头疼好转，活动后心悸加剧，后背痛，大便干燥，睡眠易醒。苔薄黄，脉细弦。动态心电图示：心率42～107次/分，室性期前收缩4个，24小时室上性期前收缩243个，短阵房性心动过速，二度Ⅰ型窦房传导阻滞。

处方				
天　麻12g	葛　根15g	丹　参15g	苦　参12g
生黄芪15g	防　风12g	白　术12g	五味子10g
麦　冬12g	赤　芍12g	郁　金12g	黄　芩12g
佛　手12g	党　参12g		

按　本案中最典型的是第2张处方，从这张处方可以看到以下特点。

（1）虚实补泻的平衡。

虚则补之：玉屏风散补肺脾之气，生脉饮益气养阴。

实则泻之：冠心2号方活血化瘀，苦参、黄芩清热燥湿。

（2）寒热的平衡。

热者寒之：苦参、黄芩苦寒清热。

寒者热之：黄芪、党参甘温补气。

（3）气血的平衡。

气分：黄芪补气，佛手理气。乃气分之补泻。

血分：郁金、赤芍活血，丹参养血活血。乃血分之补泻。

（4）气阴的平衡。

补气：黄芪、党参补气。

养阴：麦冬、五味子养阴。

（5）燥润的平衡。

燥：苦参、黄芩、白术苦以燥湿。

润：麦冬、五味子养阴润燥。

（6）散与收的平衡。

散：防风、葛根疏风升散。

收：五味子酸收养阴。

（7）升降的平衡。

升：防风、葛根、黄芪。

降：天麻、五味子、黄芩，初诊方中的珍珠母。

这张处方共14味药，药味不多，但其中气血阴阳、寒热虚实、升降浮沉、燥润散收等方面的整体平衡，体现了翁老对病机和处方的把握。高血压病是慢性疾病，慢性病常常病机较为复杂，常常是气血阴阳、寒热虚实并存，翁老善于应用中医的整体观，把握全局，使各方面的矛盾得以缓解。另外，高血压病患者多要长期服药，而长期服药就要求处方用药不能有太多的偏性和毒性，这也是翁老处方力求平衡的原因之一。

（张　东）

第六节
"心肝同调"治疗冠心病经验

翁老长期从事冠心病的研究，对冠心病的中医药治疗积累了丰富的经验。在运用活血化瘀法治疗心脉瘀阻的同时，尤其注重心神对疾病的影响，在长期临床实践中，总结出"心肝同调，解郁安神"治法，临床疗效显著。

心脉瘀阻、心神不安是老年冠心病的主要病机之一

翁老认为，冠心病的病机固然十分复杂，但究其发病关键不离心脉瘀阻。心主血脉，无论气虚、阳虚、血虚、气滞、血寒、血热、痰阻或脉道不利等，这些因素对心血管系统过度作用的结果，均可造成心脉瘀阻，心脉瘀阻则脉道不通，不通则痛；心脉瘀阻则心肌失荣，不荣则痛。也就是说，心脉瘀阻乃是冠心病的共性。

同时，翁老强调，心神不安是冠心病发生、发展不可忽视的重要因素。心主神明，是人体生命活动的主宰。若心神失调，则脏腑气机紊乱，导致气机逆乱相干而犯心，导致临床症状的产生或加重，如《普济方》云："心寂则痛微，心躁则痛甚"。严重者甚至可因气机逆乱，神气离决，而危及生命，如《难经·六十难》云："其五脏气相干，名厥心痛；其痛甚，但在心，手足青者，即名真心痛，其真心痛者，旦发夕死，夕发旦死"。明确指出心神失调，脏腑气机不利，对厥心痛、真心痛的形成及其预后的影响。冠心病患者常有不寐、焦虑、抑郁、情绪易激动、急躁易怒等心神失调的表现，这些表现又可诱发或加重心绞痛、心肌梗死或心律失常等。说明心神失调能影响冠心病的预后，在冠心病

病机演变中占重要地位。

心肝同调、理气活血、解郁安神是老年冠心病的主要治法

《灵枢·本神》云："心藏神，脉舍神，肝藏血，血舍魂"，说明血脉相连，神魂一体，二者互相影响，密切相关。"随神往来者，谓之魂"，说明魂是神的一部分，随神往来，受神主宰。因此，心肝两脏，相互为用，共同维持正常的精神情志活动。心血充盈，心神健旺，有助于肝气疏泄，情志调畅；肝气疏泄有度，情志畅快，亦有利于心神内收。

冠心病患者多伴有不寐、焦虑、抑郁，或情绪激动、急躁易怒，造成肝气郁滞，疏泄失职，肝魂失于调摄，影响心神；冠心病患者本有心脉瘀阻，脉道不通，气滞血瘀，血脉不利，亦可使心神失养，神无所主，而神魂不安；肝魂不宁，心神不安，使得气机不利，反过来会加重心脉瘀阻，导致心绞痛发作，出现胸痛、肩背痛、心悸失眠、胆怯易惊、忧思抑郁、或焦虑不安、急躁易怒、善太息等症状。由于心神在冠心病发病、预后中的关键作用，翁老认为在活血化瘀法治疗冠心病心脉瘀阻的过程中，应尤其注重安神定志。因此，在长期临床实践过程中，翁老提出"心肝同调"理论，通过疏肝理气、解郁安神，调畅气血，安神定志，心静则神安，神安则气足，气足则血旺，血气流畅，从而稳定病情。

安神解郁活血方作为老年冠心病的基本方

鉴于以上认识，翁老认为，理气活血、解郁安神是老年冠心病的主要治法。以理气活血止痛为中心，同时兼顾疏肝理气、解郁安神，做到

心肝同调，及时治疗病因，缓解疼痛，并使肝气条达，魂神安定，气血和顺。

贯彻理气活血、解郁安神的治疗原则，翁老拟定了安神解郁活血方治疗老年冠心病，经反复临床实践，疗效可靠。该方由郁金12g、柴胡10g、香附10g、川芎12g、丹参15g、赤芍12g、红花12g、合欢皮20g组成。方中郁金，辛苦而寒，能入气分而疏肝木之郁，入血分而活血化瘀，并能开心窍、通胸阳、安心神；丹参，苦平，微温，归心、肝经，活血通心包络，《滇南本草》谓其能"补心定志，安神宁心"；两者合为方中主药。柴胡、香附疏肝解郁，二药合用，助郁金疏肝理气之功；川芎乃血中气药，功善通达气血、活血行气、止心痛，赤芍凉血散瘀止痛，红花活血化瘀止痛，三药协力加强活血化瘀止痛之力，为臣药。合欢皮，甘平，归心、肝经，《神农本草经》云："主安五脏，和心志，令人欢乐无忧"，能解郁活血安神，为使药。诸药相合，共奏理气活血、解郁安神之效。该方活血不忘理气，解郁以助安神，心肝同治，神安则气血调和，对冠心病心绞痛缓解期及支架置入术后患者十分适宜。

安神解郁活血方的辨证应用

翁老认为，冠心病血瘀证病因复杂，证候多变。故以安神解郁活血方理气活血、解郁安神的同时，应结合患者具体的表现，审因辨证，进行合理加减。气虚明显者，加大生黄芪用量，并可加党参（人参、太子参、西洋参）、山药、炒白术等；阴虚明显者，选麦冬、北沙参、玉竹、黄精、麦冬、百合、白薇等；阳虚明显者，选加制附子、巴戟天、菟丝子、补骨脂等；气郁明显者，选加苏梗、合欢皮、佛手、玫瑰花等；气滞血瘀明显者，可选加姜黄、三棱、莪术、枳壳、厚朴等；血瘀络阻明显者，加鸡血藤、络石藤、路路通、水蛭、土鳖虫等；痰阻者，选加瓜蒌、半夏、陈皮、远志、茯苓、地龙等；寒凝者，选加高良姜、桂枝、荜茇等；心悸明显者，选加甘松、苦参、珍珠母等，心烦失眠明显者，选加炒酸枣仁、柏子仁、合欢皮、首乌藤、珍珠母等；内热明显者，选加黄连、黄芩、土茯苓、菊花、莲子心、黄柏等；心绞痛明显者，加三七粉、延胡索粉、琥珀粉冲服加强活血止痛，或加宽胸丸宣痹止痛；胸阳不振明显者，选加瓜蒌、薤白、半夏、枳壳宣痹通阳化浊，或加宽胸丸等。

验案举例

医案 张某，女，62岁。2014年2月24日就诊。

初诊 患者阵发性胸痛反复发作1年。患者2013年4月因情绪因素及劳累后出现胸闷胸痛，发作时持续约10分钟，自服速效救心丸后可有缓解。2013年7月8日于当地某医院查冠脉CT示：右冠状动脉近段管壁不规则增厚伴混合斑块，局部管腔中、重度狭窄，左前降支近段管壁点状钙化斑块，局部管腔轻度狭窄。因患者拒行手术治疗，仅服用阿司匹林、倍他乐克、辛伐他汀、硝酸甘油等药物。患者仍有胸闷胸痛。2013年11月至我院门诊服用中药治疗（具体不详）。现患者时有胸闷胸痛，但发作次数较以往减少，每于阴天、劳累、情绪紧张时发作，发作时有胸部针刺样疼痛，2～5分钟后可有缓解。左侧颈部夜间憋闷感，右侧季肋部夜间憋闷感，因憋闷影响睡眠。时有午后下肢水肿，晨起缓解。纳可，夜寐差，夜间易醒，醒时烦躁，二便调。舌边见齿痕，舌质暗红，苔薄黄，脉滑缓。既往有高血压病，血压波动明显；高脂血症。

中医诊断 胸痹。

西医诊断 冠心病，高血压病，高脂血症。

辨证 气滞血瘀。

治法 理气活血，安神解郁。

处方	柴　胡10g	郁　金12g	醋香附10g	苏　梗12g
	赤　芍12g	白　芍12g	茯　苓15g	黄　连10g
	夏枯草12g	天　麻12g	丹　参15g	钩　藤12g（后下）
	川　芎12g	红　花10g	五味子10g	三七粉3g（分冲）
	酸枣仁15g	合欢皮15g		
	30剂，水煎服，日1剂。			

二诊（2014 年 6 月 15 日）　患者服上药后，心绞痛发作次数明显减少，近半个月天气闷热时觉胸闷、胃胀，左侧卧位憋气明显，自汗，眠差，大便黏。舌红、有齿痕，苔白，脉弦细。血压 139/77mmHg，心率 65 次/分。夏季多湿，酌加化湿清暑之品，仍以理气活血、安神解郁为主。

处方	藿　香12g	佩　兰12g	荷　叶15g	三七粉3g（分冲）
	柴　胡10g	郁　金12g	苏　梗12g	薄　荷3g（后下）
	炒白术12g	生黄芪12g	五味子15g	酸枣仁15g
	合欢皮15g	丹　参15g	红　花12g	川　芎12g
	赤　芍12g	生蒲黄12g	天　麻12g	黄　芩15g
	钩　藤15g（后下）			
	30剂，水煎服，日1剂。			

三诊（2014 年 8 月 24 日）　胸闷减轻，劳累或紧张后出现心前区不适，伴汗出、胸部憋气、发凉，持续 3 分钟，休息后缓解。头痛，枕部尤甚，失眠，入睡困难，腰凉，易烦躁，纳可，口苦口干，二便调。舌淡、边有齿痕，苔薄黄，脉沉弱。继以理气活血、安神解郁为主。

处方	柴　胡10g	郁　金12g	苏　梗12g	三七粉3g（分冲）
	炒白术12g	生黄芪12g	五味子10g	酸枣仁15g
	合欢皮15g	丹　参15g	红　花12g	川　芎12g

赤 芍12g　　生蒲黄12g　　天 麻12g　　钩 藤15g（后下）

黄 芩12g　　葛 根15g　　姜 黄12g　　川牛膝15g

30剂，水煎服，日1剂。

3个月后电话随访，患者因路途较远，一直在当地抄方服药，目前病情稳定，心绞痛很少发作。

按 翁老认为，冠心病为常见的血管性疾病之一，无论阴阳、虚实、寒热，总不离瘀。故翁老从辨病与辨证相结合的临床思维出发，治疗冠心病以活血化瘀为主，且常将理气活血作为基础治法，喜用郁金、丹参、红花、赤芍、川芎等活血、理气兼顾之活血化瘀组合。该组合源于郭士魁老中医的冠心2号方（降香、丹参、红花、赤芍、川芎），经过郭老与翁老几十年的临床应用检验，本方配伍合理、效专力宏、无明显毒副作用，适合冠心病患者长期服用。近年来，翁老在临床实践中愈发认识到，心理因素在冠心病心绞痛中的重要作用。针对老年冠心病患者多有焦虑、抑郁等表现，故在上方基础上改降香为郁金，同时加柴胡、香附等疏肝理气药及解郁安神之合欢皮。在理气活血的基础上，加强疏肝理气、解郁安神之功效，以求心肝同调。临床上信手拈来，经临床反复应用，效果显著。

该冠心病患者为老年女性，心绞痛反复发作，发作有明显的劳累或情绪波动诱因，患者心理压力较大，情绪急躁，抑郁，失眠，血压波动。故翁老结合症状、舌脉，辨为气滞血瘀证，治以理气活血、安神解郁为主，以安神解郁活血方加味以治之。首诊以丹参、红花、赤芍、川芎、三七活血化瘀，柴胡、郁金、醋香附、苏梗疏肝理气解郁，合欢皮、茯苓、五味子、酸枣仁安神宁心，同时夏枯草、天麻、钩藤、黄连清肝平肝、调节血压。全方共奏理气活血、安神解郁之效。二诊时，患者病情减轻，证候并无明显变化，但进入夏季，湿热交蒸，耗气伤脾，翁老治病向来重视天人相应，三因制宜，故加用藿香、佩兰、薄荷、荷叶清暑化湿醒脾，少佐炒白术、生黄芪益气健脾，以助气血运行之力。三诊仍以理气活血、解郁安神为主方，随诊加减调理，收到了良好的治疗效果。

（郭明冬　程苗苗）

第七节
"用药如用兵"的思想特点

"用药如用兵"是古人对用中药治病的形象比喻。"用药如用兵"一词首见于南朝齐代褚澄的《褚氏遗书》，其曰："用药如用兵，用医如用将"。清代徐大椿在《医学源流论》中有专篇"用药如用兵论"。以"药"比"兵"，以"战法"比拟"医术"，以"克敌制胜"类比"治病活人"，针对不同的患者、疾病，如何采用不同的治法及药方、药物有详尽的论述，犹如良将排兵布阵一样，其中指出："孙武十三篇，治病之法尽之矣"。对安全用药也格外强调："故虽甘草、人参，误用致害，皆毒药之类也。古人好服食者，必生奇疾，犹之好战胜者，必有奇殃。"明代白毫子《兵垒》则将用兵比作用药，"良将用兵，若良医疗病。病万变，药亦万变，病变而药不变，厥疾弗能瘳也"。可见用兵与用药在方法上有许多相通之处，可以互相借鉴。

翁老对徐大椿的"用药如用兵"论十分推崇，认为其体现了中医辨证论治的精髓，是中医处方用药所应遵循的根本法则。翁老指出，"用药如用兵"，一要正确诊断疾病，对患者病情全面了解，谨遵三因制宜，轻重缓急，详申虚实、寒热，区别阴阳、表里，明辨气血，做到知己知彼；二治病要审时度势，汗、吐、下、和、温、凉、补、消，择机而用，甚者独行，间者并行，进退有度，布阵有方，君臣佐使，主次分明，克敌制胜，存乎一心；三要慎用药物，"是药三分毒"，能不用药物解决问题则不用药物，能少用药物解决问题则少用药物，所谓"药之设也以攻疾，亦不得已而后用"；四要善用药物，既要了解药物的独特作用，又要了解药物的不良反应，即在全面了解药物的基础上选药，要用得恰到好处。

因人制宜，辨体质、年龄，遣方用药

翁老十分重视人体在不同年龄阶段的生理变化对人体疾病的影响。如对老年患者，翁老强调，人到老年，体质差，平时要多留心其舌脉变化规律，纳食、二便及睡眠等情况，知其常才能达其变；同时，老年病用药宜平和，用量要轻，不要急于求成。又如处于更年期的女性冠心病患者，由于卵巢功能逐渐衰退，雌激素水平明显下降，引起自主神经系统、心血管系统等多个系统功能障碍和紊乱，有别于一般冠心病患者，临床可出现潮热、抑郁、失眠、烦躁不安、心悸、胸闷、心前区刺痛、月经紊乱、血压波动等不同表现。在治疗上，理气活血的同时，往往照顾肝肾的滋养，调整阴阳，调和气血，同时还要重视对患者的心理疏导。

不同体质对疾病和药物的耐受性大不相同，用药也应不同。如对年龄相对较轻、体质强壮的患者，翁老往往用药量较大，而对体质较弱者则小其剂量。另外，不同病种对患者的体质影响不同，处方用药也要考虑。翁老的患者群体中老年患者占大多数，这些患者往往数病并存，以一病为主，这些兼病常常早于主病多年已存在，对患者的体质有很大影响，治疗时应细加权衡，予以重视。如冠心病合并糖尿病患者多阴虚燥热体质，翁老在用药时常加四黄（黄芩、黄连、黄柏、生地黄）清热养阴；冠心病合并高血压病的患者多阴虚阳亢体质，翁老常加用天麻、葛根、钩藤、菊花等平肝潜阳；冠心病合并高脂血症的患者，多痰湿体质，翁老常加荷叶、生山楂、草决明、薏苡仁、茯苓等化湿健脾。其他如长期吸烟、饮酒者多湿热，翁老常加黄芩、黄连、黄柏、地肤子等清热燥湿等；胖人多湿，翁老常加茯苓、薏苡仁等健脾化湿；瘦人多火，翁老往往加养阴清火药如牡丹皮、莲子心、沙参等。根据患者体质，用药灵活多变，这些都体现了翁老因人制宜的用药特点。

随病情轻重缓急、病程长短、兼证多寡，遣方用药

病情轻重不同，则处方用药不同，重病用重剂，轻病用轻剂甚至食疗即可。翁老用药一向以方小、量轻著称，但近两年来，翁老的患者人群较以往有较大变化，多数冠心病患者合并多种疾病，甚至有不少患者冠脉多处支架后不能再放支架，病情较重，有鉴于此，翁老的处方药味较前大幅增加，从以前的经常十二三味，到现在的经常近二十味；以往很少使用的破血化瘀药如三棱、莪术、水蛭等，现在也经常使用。反映了翁老"病变而药亦变"的辨证思想。

对于慢性、病程长的疾病，翁老主张缓图之，常予患者轻剂或膏方久久服之，缓缓治之；对于急性、病程短的疾病，翁老主张迎头痛击，截断扭转病势，迅速控制病情，防止疾病发展演变，常予患者重剂短期应用。对于兼证，翁老主张有是证则用是药，但并非眉毛胡子一把抓，而是要抓住主证，适当兼顾兼证。

冠心3号方是翁老治疗冠心病的常用方，其灵活的加减应用即体现了他指挥若定、随机应变的治病方略。冠心3号方由郁金、川芎、丹参、赤芍、红花组成。方中郁金，辛苦而寒，能入气分而疏肝木之郁、开肺金之郁，入血分而活血化瘀，且能化痰湿而开心窍，通胸阳，安心神，为方中君药；川芎乃血中气药，功善通达气血，活血行气止痛，为方中臣药；丹参活血养血安神、赤芍凉血散瘀止痛、红花活血化瘀止痛，共为佐药。诸药相合，共奏理气活血、止痛宁神之效。

翁老根据不同患者的特点，常采用以下加减法：气滞血瘀明显者，

可选加姜黄、三棱、莪术、香附、苏梗、佛手等；痰阻者，选加瓜蒌、薤白、半夏、陈皮、远志、茯苓等；寒凝者，选加高良姜、桂枝、荜茇、细辛等；气虚者，选加黄芪、党参、炙甘草、五味子等；气阴两虚者，选加黄芪、党参、麦冬、北沙参、玉竹、黄精、百合、白薇等；心悸失眠明显者，选加炒酸枣仁、五味子、合欢皮、首乌藤、珍珠母、百合等；内热明显者，选加黄连、黄芩、土茯苓、菊花、莲子心等；心绞痛明显者，加三七粉、延胡索粉、琥珀粉冲服加强活血止痛，或加宽胸丸宣痹止痛；胸阳不振明显者，选加瓜蒌、薤白、半夏、枳壳宣痹通阳化浊，或加宽胸丸；肝郁明显者，选加柴胡、香附、苏梗等。

辨证论治与专病专方相结合，把握疾病治疗的规律性与多样性，遣方用药

辨证论治与专方专药相结合是翁老师治病的特点之一。徐灵胎曰："一病必有主方，一方必有主药"。即抓住疾病的病机关键制定主方，而遣方用药时也要主次分明，如打仗有主帅，攻敌有主将一样。翁老治疗冠心病结合辨病恒用活血化瘀法，并常用专方冠心3号方加减进行治疗，就是这种思想的体现。其他如心律失常用五参汤（丹参、苦参、党参、太子参、北沙参）化裁、高血压病用葛根天麻汤（葛根、天麻、钩藤、土茯苓、珍珠母、丹参、红花）加减等。对于专药，如翁老常用苦参治疗快速性心律失常、延胡索止痛、天麻降压、黑顺片强心等。但并非不论虚实寒热，一概使用，而是力求专药选用既合于"证"，又利于"病"。

药如兵，用药如用兵，祛病健体，安全用药

不少慢性病患者往往需要长期、甚至终生服药，所以必须考虑用药

的安全性，不能伤敌一千，自损八百。翁老认为，慢性病患者要选毒副作用较小的药物，用药量要轻，不要追求速效，但要长期服药。翁老临床就诊患者多为老年心脑血管病患者，需要长期服药，为最大限度避免药物毒副作用的发生。他选用活血化瘀药时，主张首选活血与和血类药物，慎用破血类药物，少用虫类破血药物。如金铃子散（由延胡索、川楝子组成），是理气活血的传统名方，临床应用较多，但现代研究发现川楝子有较强的心、肝、肾毒性，延胡索长期服用也会损害心、肾，故翁老对该方应用较少，就是从安全用药的角度出发做出的选择。故翁老用药常常严格遵照《中华人民共和国药典》，以最低有效剂量为用量首选，适当结合患者体质、年龄等调整用量，提高了临床用药的安全性。

（郭明冬）

第八节
辨四季用药的特色

　　翁老一向主张诊治疾病要辨证与辨病相结合，因时、因地、因人制宜。其中，根据中医天人相应的理论，翁老十分重视人与自热的辩证统一及自然对人体与疾病的影响。翁老的辨四季用药思想就是这种疾病诊治观的具体体现。翁老十分推崇《素问·四气调神大论》中有关人与四季的论述，虽然各家对其理解不同，但并不妨碍他根据自己的见解辨四季进行用药。翁老的辨四季用药，即遣方用药时注意根据季节变化对人体的影响调整用药，做到"药合时宜"，这也是翁老临床用药的特色之一。

春季用药特色

　　春季阳气生发，风木主令，万物复苏，生机勃勃，在人体合肝，肝气宜条达舒畅，不可郁遏。正如《素问·四气调神大论》所云："春三月，此谓发陈、天地俱生，万物以荣。夜卧早起，广步于庭，被发缓形，以使志生，生而勿杀，予而勿夺，赏而勿罚，此春气之应，养生之道也。逆之则伤肝，夏为寒变，奉长者少。"说的就是，春天要顺应阳气生发之性，舒展身体与情绪，而养生生之气。

翁老认为，疾病之人，情绪多抑郁或烦躁，肝气不舒。当春之令，外有阳气生发牵引，内有肝气郁而不伸，人体与自然不能和谐统一，则易于导致疾病的加重或反复。而春季结合患者的病情需要，处方用药时，适当加用养肝疏肝药物如柴胡、佛手、郁金、玫瑰花、白芍等，促进肝气生发、滋养肝阴等，使与天气相应，则有利于疾病的治疗与康复。

夏季用药特色

夏季炎热，暑湿郁蒸，水热充分，万物生长茂盛，在人体则腠理开泄，阳气宣泄，不可遏抑。正如《素问·四气调神大论》所云："夏三月，此谓蕃秀，天地气交，万物华实。夜卧早起，无厌于日；使志无怒，使华英成秀；使气得泄，若所爱在外，此夏气之应，养长之道也，逆之则伤心，秋为疟疾，奉收者少。"说的就是，夏季要宣泄阳气，防暑养长。

翁老认为，疾病之人，易困于夏季之暑湿炎热，出现困乏、脾湿、纳呆等症状，使病情加重或反复。故翁老常在夏季结合患者的病情需要，处方用药时，适当加用清暑化湿药物如藿香、佩兰、荷叶、薄荷等，化湿醒脾，清热解暑，促进脾胃运化和暑热发散，使与天气相适应，有利于疾病的康复。另外，夏季炎热，易伤气耗阴，翁老常加生脉饮（太子参、麦冬、五味子）或南、北沙参等以益气养阴清热。

秋季用药特色

秋季天气下降，金气主令，万物肃杀，一派干燥，燥性则干，秋在人体应肺，肺为娇脏，津液易伤。正如《素问·四气调神大论》所云："秋三月，此谓容平，天气以急，地气以明。早卧早起，与鸡俱兴；使志安宁，以缓秋刑；收敛神气，使秋气平；无外其志，使肺气清，此秋气之应，养收之道也。逆之则伤肺，冬为飧泄，奉藏者少。"说的就是，秋季要注意养阴保津。

翁老认为，疾病之人则更易受秋燥侵扰而伤阴耗液，出现皮肤孔窍干燥、咽干咽痛、干咳、便秘等症状，故翁老秋季用药时少选"燥药"，同时常加麦冬、沙参、桑叶、青果、乌梅等养阴生津之品以润燥。有时他在主方之外，常给患者开具金莲花、金银花、西青果、乌梅等代茶饮以生津润燥。秋季民间有贴秋膘的习惯，这是为适应秋收冬藏的自然规律，翁老也常根据患者的身体需要采用膏方进行调补。

冬季用药特色

冬季天寒地冻，万物潜藏，在人体合肾，宜藏而不宜泻，肾气肾阳充足则肾藏可固，而冬寒侵袭，易伤人阳气。正如《素问·四气调神大论》所云："冬三月，此谓闭藏，水冰地坼，无扰乎阳。早卧晚起，必待日光；使志若伏若匿，若有私意，若已有得；去寒就温，无泄皮肤，使气亟夺，此冬气之应，养藏之道也，逆之则伤肾，春为痿厥，奉生者少。"说的就是，要御寒保阳以固阴养藏的道理。

翁老认为，疾病之人往往阴常不足，而阳非有余。故冬季要注意温阳，特别是心绞痛患者，冬季寒邪收引，心绞痛易于发作或加剧，更要注意保暖温阳；高血压病患者冬季血压常高于其他季节，应加大降压药的剂量；脾胃虚寒患者则须少食寒凉之品，注意暖胃等。翁老冬季常于处方中随机加入高良姜、桂枝、细辛等温阳散寒、通经活络之品。同时根据患者的病情及身体需要，采用膏方或药膳进行滋补。谚云："冬令进补，来春打虎"，《素问直解》曰："万物皆生于春，长于夏，收于秋，藏于冬，人亦应之"。冬三月是"生机潜伏，阳气内藏"的季节，因此，选择冬令进补符合自然规律，也是中医学"天人相应"观的具体应用。

验案举例

医案 邵某，男，50岁。2014年1月16日就诊。

初诊 患者2013年1月无明显诱因出现心前区疼痛，持续几分钟后自行缓解，未予重视。2013年11月29到当地医院就诊，查冠脉CT示：右侧冠脉全段及右侧回旋支近段扭曲；右侧冠脉近段及左侧前降支中段肌桥；左侧回旋支近段轻微狭窄。动态心电图示：T波低平。颈部动脉CTA示：右侧椎动脉颅内段管壁不光滑，大脑后动脉轻微局限性狭窄。下肢血管超声示：双下肢动脉硬化伴左侧腘动脉小斑块形成。确诊为冠脉狭窄，此后间断服用中药（具体不详）治疗。既往有高脂血症病史，至今饮酒。现晨起排便用力时双眼发黑，头晕，胸闷，气短，偶有酒后心前区疼痛，纳可，眠差，入睡困难，二便调。舌暗红，苔白，脉弦缓。

中医诊断 胸痹。

西医诊断 冠心病，高脂血症。

辨证 气滞血瘀。

治法 行气活血，安神解郁。

处方			
三七粉3g	生黄芪30g	地 龙15g	桂 枝12g
高良姜6g	三 棱10g	莪 术12g	丹 参15g
川 芎12g	郁 金12g	赤 芍10g	葛 根15g

合欢皮15g　　　五味子10g　　　酸枣仁15g　　　黄　芩12g

炒神曲15g

30剂，日1剂，水煎服。

嘱其戒酒。

二诊（*2014年2月13日*）　服药后半个月效果明显，近半个月病情反复，晨起排便时头晕好转，偶有胸闷气短，手足麻木，着急时言语不清，纳可，睡眠一般，夜尿2次，大便可。舌质淡红、有齿痕，苔薄黄，脉弦。上方去地龙、高良姜、葛根、合欢皮、黄芩、炒神曲，加红花12g、川牛膝15g、路路通15g、络石藤15g、鸡血藤15g。30剂，水煎服，日1剂。

三诊（*2014年3月13日*）　时心悸，生气后心前区疼痛，能忍受，10分钟左右可自行缓解，易怒，偶眠差，时有头晕，手麻缓解，饮食欠佳，二便调，舌紫红少津，苔白腻，脉弦缓。复查超声心动图示：二尖瓣少量反流。心电图示：V2、V3导联T波高。上方去三棱、路路通、络石藤，莪术减至10g，加玉竹12g、合欢皮15g、柏子仁15g。30剂，水煎服，日1剂。

四诊（*2014年5月8日*）　仍有发作性心前区疼痛，易生气，生气时明显，约10分钟自行缓解，头晕，眠差，手不麻，纳可，二便调，舌红，苔白腻，脉弦缓。上方去桂枝、玉竹、炒酸枣仁、川牛膝、鸡血藤，生黄芪减至15g，加三棱10g、柴胡10g、醋香附10g、白芍10g、炒神曲15g、炒薏苡仁15g、黄芩12g。30剂，日1剂，水煎服。

五诊（*2014年6月29日*）　偶有心悸，平时易情绪激动，情绪激动则自觉心前区刺痛，能自行缓解，晨起大便用力时头晕，睡眠差，易醒，醒后不易入睡，易急躁，口干口苦，口中黏腻，时有胁肋部胀感，二便调，舌红苔黄腻，脉右侧弦滑。上方去生黄芪、柏子仁、黄芩，加延胡索12g、鸡血藤15g、北沙参12g、炒山楂15g、川牛膝12g、藿香12g、佩兰 12g、薄荷 3g。30 剂，水煎服，日 1 剂。

六诊（2014 年 9 月 21 日） 患者心悸、心前区疼痛、头晕较前明显缓解，但仍紧张或劳累时心悸，心烦，入睡困难，眠中易醒，偶有胁痛，口干、口苦、口黏，纳可，二便调。上方去三七粉、延胡索、北沙参、炒山楂、白芍、川牛膝、藿香、佩兰、薄荷，加柴胡 10g、银柴胡 10g、葛根 15g、生蒲黄 12g、土茯苓 15g、黄芩 12g、陈皮 12g、炒酸枣仁 15g。30 剂，水煎服，日 1 剂。

七诊（2014 年 11 月 30 日） 现症状明显改善，偶劳累时心前区仍有不适，失眠多年，现每天能睡 4 小时左右，时有头晕不适，情绪激动时胁肋部胀满不适，纳可，呃逆，口黏，二便调。舌尖红，苔白厚腻，脉弦细。上方去葛根、鸡血藤、炒神曲、土茯苓、黄芩、炒薏苡仁、陈皮、合欢皮，赤芍增至 15g，炒酸枣仁增至 20g，加姜黄 12g、白芍 12g、焦山楂 15g、龙胆 10g、炒栀子 10g。30 剂，水煎服，日 1 剂。

按 患者为中年男性，心绞痛，伴多部位动脉狭窄、失眠。翁老辨证为气滞血瘀为主，治以理气活血兼以安神解郁。首诊在冬季，贯彻翁老谨遵三因制宜思想，冬季参以温通祛寒之药，活血化瘀、安神解郁的同时酌加桂枝、高良姜等；同时佐小剂量黄芪以助气血运行之力，加强活血化瘀，并防攻伐之药伤及元气；佐黄芩以清三焦浮热，并使全方竣力化瘀之中，而见寒热阴阳平和之性，适宜于长期服用。二诊在一诊基础上活血之中加重通络，加用川牛膝、路路通、络石藤、鸡血藤等活血通络之品，进一步加强了活血化瘀的力度，以改善手足麻木之症状。四诊时，春升之气正旺，患者肝郁明显，仅靠郁金、丹参恐力不逮，加柴胡、香附疏肝解郁、条达肝性，白芍缓肝之急、敛肝之阴。五诊时，夏季来临，湿气较重，加藿香、佩兰、薄荷清暑化湿健脾。六诊时，患者服疏肝破气化瘀药已久，但患者肝郁仍在，加大白芍用量，并加银柴胡以制疏肝药之燥，使疏肝解郁活血而不伤阴、伤气、伤血，体现了翁老强调安全用药、祛邪而不伤正的思想。

（郭明冬）

第九节
漫话膏方

历史沿革

中药膏方又称膏剂、膏滋剂、煎膏剂，属于中药丸、散、膏、丹、酒、露、汤、锭八种剂型之一。膏的含义较广：如指物，以油脂为膏；如指形态，以凝而不固称膏；如指口味，以甘浆滑腻为膏。膏，《说文解字》曰："肥也"，指心膈间的脂肪。膏剂主要有膏方、硬膏和软膏等，膏方是内服制剂，而硬膏和软膏则是外用制剂。硬膏是利用植物油提取药材成分，除去药渣，再加入樟丹熬制成黑色固体状，摊涂于布或纸上呈长方形或圆形，使用时可选择合适大小的膏药，将膏药背面置于热源上加热，使之烊化，然后直接贴于人体的各穴位或外部病灶上，使药物由皮肤毛孔进入经络，以达到各脏腑，起到祛风、散寒、舒筋、活络、化瘀等作用，如市场上的狗皮膏等。软膏是药物与油脂性、水溶性和乳剂型基质均匀混合制成的具有一定稠度的半固体外用制剂，如金黄膏、青鹏软膏等。膏方是一种将中药饮片经过反复煎煮，去渣取汁，经蒸发浓缩，加糖或蜂蜜等制成的半流体状剂型，可用于滋补养生、中青年亚健康状态的调理，以及儿童和青少年体质虚弱、消化不良、厌食与慢性疾病调治。秦伯未在《膏方大全》中指出："膏方者，盖煎熬药汁成脂液，而所以营养五脏六腑之枯燥虚弱者也，故俗称膏滋药"。以下论述的膏方指内服膏方。膏方的历史源流大致经历了三个阶段。

〖汉唐宋元时期是膏方发展的初期阶段〗

最初的膏方，是以"煎"命名的。东汉末年张仲景《金匮要略》中的一些所谓"煎"，即可视作最早的膏方，如《金匮要略·腹满寒疝宿食病脉证并治》中说："腹痛，脉弦而紧，弦则卫气不行，即恶寒，紧则不欲食，邪正相搏，即为寒疝。绕脐痛，若发则白汗出，手足厥冷，其脉沉弦者，大乌头煎主之。"大乌头煎用大乌头五枚，以水三升，煮取一升，去渣，纳蜜一升，煎令水气尽。这种制备方法与现代膏方大致相同。陶弘景编著《本草经集注》，其中规定了汤、丸、散、膏、药酒等剂型的制造常规方法，并对于剂型的选择应用提出："又疾有宜服丸者……宜服膏者，亦兼参用所病之源以为其制耳"。南北朝陈延之《小品方》载单地黄煎，主补虚、除热等，用一味地黄取汁，于铜钵中重汤上煮，煎去半，再用新布滤去粗渣，又煎令如饧，此方当是最早的滋补膏方。唐代医家孙思邈《备急千金要方》中提出地黄煎，主治脾胃虚热，是一首滋养胃阴并清虚热的膏方。唐代王焘《外治秘要·卷三十一》载"古今诸家煎方 6 首"，均是滋补强壮以祛除虚损劳伤的膏方。到了宋朝，煎则逐渐为膏所代替，宋元时期的膏方，基本沿袭唐朝。例如南宋《洪氏集验方》的"神仙琼玉膏"是一首著名的膏方，主治虚劳干咳，用生地黄、人参、茯苓和白蜜组成，直至今日仍广为沿用。

〖明清时期是膏方发展的成熟阶段〗

一是膏方的名称用"某某膏"的方式命名；以及用水多次煎煮，浓缩药液，最后加蜂蜜的制备方法已基本固定；二是临床运用广泛，用于内、外、儿、妇科；三是药味数多。如明代孙一奎《赤水玄珠》卷十的补真膏，由黄精、山药、怀地黄、熟地黄等 29 味药组成，主治虚损劳怯，此方药味众多，配伍全面，首开现代定制膏方组成众多之端；明代王肯堂《证治准绳》所载通声膏，将药物共研粗末，熬透去渣，加入杏仁液、酥、蜜、姜汁、枣肉，再煎收膏而成，功用补气润肺、化痰利窍，专治气阴耗伤之咳嗽气促、胸中满闷、语声不出之症状；明代《景岳全书》所载两仪膏，取人参120～250g、熟地黄500g，水煎2次，取浓汁加白蜜120～250g收膏，以气血双补、形气兼顾，治疗气血两亏、嗜欲劳伤、胃败脾弱、下元不固诸证；明代倪朱谟著《本草汇言》，内载柿饼膏等多种膏方，并阐明膏滋制备和服用方法等；洪基著《摄生总要》龟鹿二仙膏，用于壮阳填精、抗衰防老，至今仍在临床上得到广泛使用；龚廷贤著《寿世保元》抗衰老膏方，如茯苓膏、银叶膏等；清宫《慈禧光绪医方选议》一书共收各种内服膏方28首，包括理脾调中的化湿膏、加减扶元益阴膏等；晚清时膏方组成渐复杂，如张聿青《膏方》中膏方用药往往已达二三十味，甚至更多，收膏时常选加阿胶、鹿角胶等，并强调辨证而施，对后世医家影响较大。

【近代膏方发展】

近代，膏方在广东广泛使用，最常使用的是龟苓膏。其最早是梧州的民间传统药膳，由龟板、土茯苓、生地、蒲公英、金银花等二十余种中药材配制而成，有清热解毒、补肾养颜的功效，对于皮肤干燥、老化、粉刺、口腔溃疡、口燥咽干、失眠多梦、习惯性便秘、急慢性泌尿系统感染有很好的疗效。现代营养学研究发现，龟苓膏中含有多种活性多糖和氨基酸，具有低热量、低脂肪、低胆固醇的特点，能够调节血脂和血糖。上海、江浙一带使用膏方也很盛行，民谚有"三九补一冬，来年无病痛。今年冬令补，明年可打虎"的说法。翁老生于上海，从五六岁开始家里大人就在冬天做滋补调养膏方，人人进补调养身体。从小翁老就跟随长辈一起做膏方，参与制作过程，儿时很高兴也很享受这个过程；而且膏方口感细腻，味道甜美，很受小朋友们的喜爱。从事中医事业后，翁老很早就开始开膏方、教患者自己做膏方，深受患者的欢迎。

随着人民生活水平的提高，保健养生、抗衰老意识的增强，人们喜欢用各种滋补品调养身体，而煎膏剂作为冬令进补的最佳方式，正越来越受到群众的欢迎。近年来，以北京为主的北方地区，膏方也逐渐在临床中得到推广应用。内服膏方又有定制膏方和成品膏方的不同。成品膏方有常用的秋梨膏、阿胶膏、夏枯草膏、益母草膏、龟苓膏等，还有古方流传下来的十全大补膏、琼玉膏、两仪膏、龟鹿二仙膏等，在临床被广泛应用，在国内外都享有一定的声誉。定制膏方强调个体化治疗，医生根据患者不同临床表现而确立不同处方，也就是"量体裁衣""个性化处方"单独加工制备，因人而异，针对性强，与成品膏方不同，定制膏方更能体现中医辨证论治、一人一方的特色。现代膏方是以中医药理论为指导，辨证论治为基础，由中药材、滋补品或食品组成的，经去渣滤清，取汁浓缩后，依法调制而成的膏状内服制剂，根据放入成膏剂的不同，可以分为荤膏、素膏、蜜膏、清膏。将药物煎汁过滤后浓缩成膏状的半成品，在未添加蜜、糖、胶类等成分"收膏"时，制剂工艺上称为"清膏"；收膏时加入蜂蜜称为"蜜膏"；"素膏"为仅含植物类药材，不易发霉，四季均可服用；"荤膏"中则含有动物胶（药），如阿胶、龟板胶、鹿角胶、紫河车、鹿鞭等，多属温补之剂，且不易久存，一般冬季服用。

经过多年的临床实践，翁老根据膏方针对的人群不同，作用不同，分为治疗膏方、调理膏方、滋补膏方。

治疗膏方

慢性疾病患者，在经过中药汤剂的治疗后，病情逐渐稳定，须长期口服药物巩固疗效时，可选用治疗膏方进行治疗。治疗膏方适用于如高血压、冠心病、慢性支气管炎、高脂血症、糖尿病、慢性胃炎、慢性肝炎、早期肝硬化、慢性肾炎、慢性泌尿系统感染、贫血、类风湿关节炎、夜尿多症、腰腿痛症、男子性功能障碍、精液病、女子月经不调、不孕症等疾病。膏方与传统汤剂相比较，药材饮片要经过煎煮后浓缩加工制成，所以浓度高，膏体滋润，药效相对稳定、持久。在膏方的临床使用中，医生为每位患者量身定制膏方，以起到平衡阴阳、培补五脏、扶正祛邪、调和气血的多方面功效。一人一方一炉，辨证与辨病相结合，可随证加减处方，充分体现了中医的整体观念，发挥方药中多种成分的综合疗效。

【 阴阳相配，以平为期 】

《素问·生气通天论》曰："阴平阳秘，精神乃治；阴阳离决，精气乃绝。"疾病发生与发展的根本原因就是阴阳失调，因此调整阴阳为治疗疾病的根本大法。阴虚则阳亢，阳虚则阴盛。根据不同疾病，辨证施治，运用中医脏腑五行生克制化理论，补其不足，泻其有余，恢复阴阳的相对动态平衡是治病的根本原则。如心阴亏虚，阴不制阳，心火内盛，则须滋心阴，降心火；如肾水亏虚，水不制火，心火旺盛，则须泻心火，滋肾水，以达阴阳平衡，水火既济。

一般配制膏方时药味多达30～50味，药性上多阴阳相配，若一味补阴则滋腻太过，易壅滞脾胃，一味补阳则阳升太过生火，一味清泻则苦寒败胃，若用大量的温热药物势必会造成温热伤阴。因此，在补阳的同时，适当使用滋阴药物，在防止温热伤阴的同时，又起到阴中求阳、生化无穷的作用。如翁老用熟地、玄参等滋阴清热之品与黄芪、生晒参等相配；使用性味辛温之桂枝、附子、干姜等温通心阳时，多佐以生地、麦冬、郁金等寒凉之品以兼制其温热。反之，如果膏方中滋阴清热寒凉药物使用过多，也势必会造成寒凉伤其阳，所以应适当加以温阳药物，起到防止寒凉伤阳，温运脾阳，阴得阳助而运化正常的作用。此外，药性的阴阳相配也要与四时气候相配，冬季气候寒冷，膏方中要适当加入温通、温运的药物，如桂枝、肉桂、细辛等；夏季天气炎热，可加淡竹叶、菊花、黄连清热泻火之品；暑湿偏盛时，可加藿香、佩兰等清热化湿之品；秋季燥邪当令，可加沙参、麦冬等滋阴润燥之品。

通过调和阴阳，使机体阴阳相配，水火相济，升降相协，达到内外环境的平衡。

〖 辨病与辨证相结合 〗

翁老以治疗心脑血管疾病及老年疾病为主。他积极主张中医病因病机、辨证论治与西医疾病病理变化相结合，药物传统功效与中药现代药理研究相结合，治疗上各取所长、有的放矢，认为只有这样才能做到真正的继承与发展，才能真正提高疗效。如老年期本身的病理基础存在着多"瘀"的特点，心脑血管疾病通过现代微循环、血小板功能、超声多普勒、血管造影等检查手段的应用，也进一步证实了血瘀证的存在。翁老在辨证论治基础上，膏方中也结合活血化瘀十二法进行辨证，正确合理使用活血化瘀药，常用药物有丹参、赤芍、川芎、桃仁、红花、郁金、三棱、莪术等，而不是一味滋补。

〖 补泻兼施，扶正祛邪 〗

"邪之所凑，其气必虚""正气存内，邪不可干"，说明致病的外因在于邪，发病的关键却在于正。在服用治疗膏方的患者中，中老年患者居多，这些人群往往基础疾病较多，久病往往耗伤气血，同时兼夹气滞、血瘀、痰浊等实邪。虚实夹杂，纯补恐助其邪实，闭门留寇；纯泻恐虚者更虚，耗伤气血更甚。翁老主张膏方当补泻兼施，通利气血，以通为补。虚多实少者宜以补虚为主，佐以祛邪，使补而不腻，补而不滞；虚少实多者，采用急攻以存正的治法，从而达到祛邪以扶正的目的，体现了"祛邪即扶正""邪去正自安"的治疗思想。如心绞痛血瘀严重时，仅用一般养血活血或活血化瘀的药物，难以短期见效，当选用三棱、莪术破血活血，或全蝎、蜈蚣等虫类药物加强活血力量，但此类药物过于峻猛，易耗伤气血，不宜长期服用，中病即止，症状减轻后改为缓和的活血药物长期口服。虚实并重者，补虚泻实并重同用，根据脏腑、气血、阴阳，何虚补何。气虚用党参、太子参、西洋参、黄芪等；阳虚用细辛、干姜、附子等；阴虚用麦冬、沙参、熟地等；血虚用大枣、当归、阿胶等；脾虚加山药、茯苓、白术等。通过辨证论治，夹有气滞者予疏肝行气，夹有瘀血者予活血化瘀，夹有痰湿者予化痰利湿等。共同起损其有余、补其不足之功。

〖 用药特色 〗

治疗膏方以患者平时的处方为基础进行加减，根据调和阴阳、调和气血、调理脏腑、调畅气机、扶正祛邪的理论，药味适当增加，使之能够更加全面地对患者进行整体调理。同时在药物的选择上，同种作用的药物，尽量选出膏量大的药物，如益气类的红参、党参、西洋参、黄芪等；健脾类的山药、炒白术、大枣等；补肾类的熟地、肉苁蓉、巴戟天、补骨脂等；活血类的三七、当归、川芎等；化痰湿类的陈皮、茯苓、川贝、泽泻等。治疗膏方以治疗疾病、巩固疗效为目的，故用药上适当顾及口味及口感，但如果病情需要，即使是黄连也要使用。

治疗膏方并不须刻意使用贵细药材，均以治疗疾病的常规用药为主，价格合理，患者都能够接受。经济条件不好的患者也能够享受膏方治疗调理，因为他们可以自己动手制作膏方；经济条件好的患者如果不愿意自己做，可以交给医院代为加工制作。

膏方使用方式灵活，有以下特点。①服用汤药病情稳定后，可继续根据原处方进行加减，用药更加全面，做到面面俱到，药量为一剂药物常规剂量，一料处方开15～20剂即可，总药量达到7～8kg，可制作出1～2个月的膏方。②服用以清热、行气、化痰、祛湿、活血等以祛邪为主的汤药后病情好转，继续根据病情服用祛邪的汤药，同时根据患者本虚情况联合补益膏方治疗。③汤药处方可以根据患者病情变化随时调整，补益膏方在不影响祛邪的情况下可以长期服用，以图缓功；如邪气加重，暂不适宜扶正时可暂停服膏方。

〖膏方的制作方法〗

先把所有的中药用清水清洗，加水至高出药物表面10cm左右，充分浸泡药物，浸泡1～2个小时；后用大的不锈钢锅或砂锅煎煮中药，第1次煮沸后，文火煮30～60分钟，用纱布过滤药汁取汁；再连续反复煮2次，把3次的药汁用纱布过滤后集中在一个较大的容器中；然后将药汁蒸发浓缩准备收膏。（贵细药如人参、冬虫夏草、西红花等可以打成粉末放入主容器中；阿胶、龟板胶、鳖甲胶等须加入黄酒，小火熬烊，之后也加入到待收膏的主容器中。）将蜂蜜、糖等加入到主容器中，待所有的膏方内容物全部进入主容器后，移至火炉上，用小火慢慢煎熬。必须是文火，边煎熬边用筷子调匀，大约2小时，锅中的内容物成为半固体状态，用筷子提取能黏附于表面，但可以慢慢掉下，此时膏方基本形成。膏方形成后，不能急于盖上盖子，也不能马上移放到膏方罐中，必须晾干。这样可以避免水蒸气储留，导致膏方变质。待晾干后，再移到罐中，存放在瓷罐（锅、钵）中，也可用搪瓷锅盛放，但不宜用铝、铁锅等金属器皿作为盛器，以免引起化学反应。

〖膏方的储存及食用方法〗

一料膏方通常可服4～8周，因其中糖分较多，有的还含动物蛋白，温度过高容易变质发霉。所以膏方装入罐后，须放在阴凉干燥处或冰箱冷藏。每天服用膏方时，应备一个专用汤匙，每次换用干净的汤匙，并保持其干燥没水分，以免把水分带进瓶罐里而造成发霉变质。膏方上出现霉点时，用干净的水果刀刮去表面有霉点层，再隔水高温蒸。如果霉点较多，并且在膏面的深处也有霉点，表明已经变质，不能继续服用。膏方每次用汤匙取1匙，合10～15ml，每日2次，早晚服用。

〖验案举例〗

医案一 邓某，男，70岁。2013年12月就诊。

初诊 患者既往有冠心病病史9年，2004年在当地医院行冠脉支架置入术（1枚）。现心悸胸闷，心律失常，纳可，眠差，入睡难，大便可，日2行，舌暗红，苔黄厚腻，脉弦细略滑。2012年4月10日冠脉CTA：右冠脉狭窄20%～30%，左冠脉狭窄50%～60%。

处方			
三七粉12g	生黄芪15g	炙黄芪15g	红景天10g
黄 精15g	北沙参15g	南沙参10g	玄 参12g
生晒参6g	丹 参15g	川 芎12g	红 花12g
赤 芍15g	延胡索12g	鸡血藤15g	当 归12g
三 棱10g	莪 术10g	郁 金12g	肉 桂6g
高良姜6g	酸枣仁15g	柏子仁15g	五味子10g
合欢皮15g	炒神曲15g	焦三仙15g	茯 苓15g
薏苡仁15g	猪 苓12g	佛 手12g	玫瑰花6g
陈 皮10g	薤 白15g	瓜 蒌15g	法半夏10g
桔 梗15g	生蒲黄12g	覆盆子15g	桑螵蛸12g
莲子肉15g	炒白术12g	山 药15g	旱莲草15g
狗 脊15g	菟丝子15g	韭菜子12g	巴戟天12g
锁 阳12g	川牛膝15g	怀牛膝12g	

15剂量做膏方。

按 冠心病在中医属"胸痹"范畴，《金匮要略》记载其病机为"阳微阴弦"。"阳微"指心气不足，心阳不振，是本病之本；"阴弦"即瘀血、痰浊、寒凝、气滞等实邪，是其标。患者必先有心气亏虚、心阳不振，再加嗜食肥甘、劳倦失宜、七情所伤等因素，气滞、瘀血、痰浊、寒凝等实邪酿久而生，即"邪之所凑，其气必虚"，气滞寒凝，痰瘀互结，痹阻心脉，发为胸痹。根据患者症状及舌脉，辨证为气虚血瘀、心肾不交、脾虚湿蕴，治疗以益气活血、健脾补肾、养心安神、行气化湿为法。生黄芪、炙黄芪、红景天、黄精、生晒参补气；合欢皮、炒神曲、焦三仙、茯苓、薏仁、猪苓、陈皮、薤白、瓜蒌、法半夏、桔梗、莲子肉、炒白术、山药健脾化湿、淡渗利湿、消食和胃，通过增强脾胃运化水谷及水液的作用，以达到湿化、痰消、胃和的目的，使补而不腻，同时邪去正安。辨病与辨证相结合，患者冠心病，支架术后再狭窄，其病机与脂毒、瘀毒有较密切关系，除化痰祛浊外，活血化瘀是重要手段，尤其此患者支架术后再狭窄，血瘀情况严重，以常规的三七粉、丹参、川芎、红花、赤芍、延胡索、川牛膝、当归、生蒲黄、郁金活血化瘀、行气活血，力量略显不足，故加用藤类药物鸡血藤活血通络，三棱、莪术破血活血；心阳不振，故以肉桂、高良姜温经通络；覆盆子、桑螵蛸、狗脊、菟丝子、韭菜子、巴戟天、锁阳、怀牛膝温阳；为防药物过热，阳盛伤阴，故加用北沙参、南沙参、玄参滋阴清热之品；气行则血行，调血必调气，故加佛手、玫瑰花疏肝理气；患者睡眠差，心神不宁，则加酸枣仁、柏子仁、五味子养心安神。全方组成全面，调和阴阳，调和气血，调畅气机，平衡寒热，扶正祛邪，调和脏腑，达到阴平阳秘、邪去正安的目的。

医案二 张某，女，85岁。2015年1月就诊。

初诊 患者既往有高血压病20余年，平素口服氨氯地平、倍他乐克治疗，近10年血压不稳定，伴冠心病、高脂血症、颈动脉斑块病、乳腺切除术后、膝关节退行性改变、哮喘、腰椎间盘突出症、尿酸升高等病史。2个月前无明显诱因突然出现心悸，自觉心律失常，休息后缓解，先后服用稳心颗粒等药物，疗效不佳。现患者活动多时胸闷心悸，每天发作5次，每次持续20～30分钟，服用速效救心丸效果不佳。全身乏力，怕热怕冷，腰酸，小腿抽筋，下肢肿胀，纳可，口干口黏，入睡困难，眠中易醒，多梦，睡前服用地西泮（安定）1mg，效不佳；易惊吓，最长睡眠 4 小时，小便急，遗尿，大便干，必须使用开塞露，日 1 次。舌暗红，苔薄黄，脉弦细。

处方			
延胡索12g	百 合15g	山 药15g	天 麻12g
丹 参12g	柴 胡10g	泽 泻12g	郁 金12g
赤 芍12g	生 地15g	炒白术12g	菊 花12g
合欢皮15g	柏子仁15g	火麻仁15g	莲子肉15g
覆盆子15g	肉苁蓉12g	酸枣仁15g	车前草15g
决明子12g	五味子10g	葛 根15g	女贞子12g
狗 脊15g	黄 芩12g	银柴胡10g	杜 仲12g
三七粉3g	桑寄生12g	龟 板15g	牡丹皮12g
钩 藤12g	茯 苓15g	炒神曲15g	
20剂量做膏方。			

二诊（2015 年 4 月 16 日）　服用膏方药后 2 个半月，仍有心悸，但心悸时间缩短，活动量大后加重，休息后缓解，血压较前稳定，睡眠较前改善，睡眠时间延长，梦减少，醒的次数减少，平时怕冷，白天偶尔口干，晨起口干严重，便前腹痛，便干难出，需要使用开塞露，每日 1 次，纳可，偶有厌食，下肢水肿多年，右腿重，晨起减轻，最近双手胀感，活动后减轻，晨起严重，舌暗红，苔薄黄，脉弦细。2015 年 3 月 26 日查尿微量白蛋白 29mg/L（正常值＜ 20mg/L）。

处方			
红景天12g	刺五加10g	党 参12g	生黄芪12g
葛 根12g	天 麻10g	盐杜仲10g	柴 胡10g
黄 芩12g	生 地12g	火麻仁20g	牡丹皮12g
丹 参15g	赤 芍15g	延胡索12g	五味子6g
合欢皮15g	酸枣仁15g	柏子仁12g	茯 苓12g
谷精草15g	菊 花12g	车前草15g	覆盆子15g

处方

桑　葚15g　　桑寄生12g　　狗　脊15g　　枸杞子15g

莲子肉15g　　炒神曲15g　　百　合15g　　玄　参12g

阿　胶10g　　肉苁蓉12g　　女贞子10g　　龟　板15g（先煎）

钩　藤10g（后下）

2剂量做膏方。

按　患者为老年女性，有多种基础疾病，症状繁多复杂。单以汤药治疗，由于药味所限，不能够针对患者诸多不适而面面俱到，此时最适合使用膏方治疗。患者年过八旬，脏器亏虚，肝肾阴虚，阴不敛阳，肝阳亢盛于上，肾亏虚于下，故出现阴阳失衡，而见怕冷又怕热、血压升高不稳、遗尿；肾水不足，不能上济心火，心肾不交，心火内盛，扰动心神，心神不宁，故心悸不适、失眠、多梦易惊；脾虚运化失司，水谷精微难以化生，肌肉四肢失于濡养，故周身乏力、活动后心悸加重；气虚则推动血液运行无力，血流缓慢不畅，而成瘀血，痹阻心脉，故胸闷；肠燥津伤，大肠失于濡润，传导不利，故大便干燥。因此，本患者为本虚标实，本虚涉及脏腑有心、肝、脾、肾、大肠，标实为火、瘀。治疗须标本兼治，以天麻钩藤饮加减（天麻、钩藤、杜仲、桑寄生、黄芩、车前草、菊花、牡丹皮）平肝潜阳、滋阴降火；加覆盆子、女贞子、狗脊、龟板，共同起到补肝肾、强腰膝、稳定血压、止腰酸、止遗尿的作用；以丹参、郁金、赤芍、葛根、三七粉活血化瘀；气行则血行，气滞则血瘀，故为加强活血效果，加柴胡、银柴胡、百合、延胡索疏肝理气，使气行则血行；滋肾阴、降心火的同时，还要养心安神，故加合欢皮、柏子仁、酸枣仁、五味子；患者高龄，通便不能过于峻猛，以免伤正气，加重病情，故以火麻仁、肉苁蓉、生地滋阴润肠通便。膏方药味较多，功效全面，翁老认为用药须动静结合。因此，在膏方中注意顾护脾胃运化功能，以免滋阴补益药物滋腻碍胃，阻碍脾运，津液停聚则为湿、为痰，同时也不利于药物的消化吸收，影响疗效，故加用泽泻、炒白术、莲子肉、炒神曲、山药、茯苓健脾化湿和胃。

复诊时患者心悸减轻，血压较前稳定，睡眠好转，根据症状及舌脉，考虑以脾肾两虚为主，标实减轻，本虚为重。故治疗以扶正为主，祛邪为辅，以党参、生黄芪、茯苓、莲子肉、红景天、刺五加益气健脾、养心；覆盆子、桑葚、桑寄生、狗脊、枸杞子、阿胶、龟板、女贞子补肾水，温肾阳；同时继加天麻、钩藤、盐杜仲、黄芩、牡丹皮、车前草、玄参滋阴清热，平肝潜阳；针对血瘀之标以葛根、丹参、赤芍活血化瘀，配以柴胡、延胡索、百合疏肝行气解郁，使气行则血行；睡眠虽好转，但仍须继续巩固疗效，以合欢皮、酸枣仁、柏子仁、五味子养心安神；以生地、火麻仁、肉苁蓉润肠通便；最后以炒神曲消食和胃，使补而不腻。

医案三 李某，女，79岁。2014年12月14日就诊。

初诊 患者既往有冠心病、高血压病病史多年。2011年发作心悸，在北京某医院诊断为心房纤颤。2013年5月安装起搏器。2013年7月在翁老处就诊，当时心悸，夜间尤甚，血压不稳，时左头麻木，左上肢麻木，气短乏力，易激动，易流泪，双手肿胀，动则气喘，眠差，多梦，梦魇，早醒，纳食可，大便不规律，舌暗红，苔白腻，脉沉弦。经过服汤药1年余，患者自感症状明显减轻，自行停药1个月余。近期劳累后症状有所反复，再次就诊。现患者频发活动后气短、心悸、头晕，服丹参滴丸10粒效不佳，喜大口喘气，口干，纳食一般，全身乏力，眠中易醒多梦，无梦魇，夜尿频（3次），大便干，量少，日1次。舌淡胖、边有齿痕，苔薄白，脉弦细。餐后2小时血糖在8～9mmol/L，血压127/65mmHg。

处方

熟 地12g	百 合15g	川牛膝15g	山 药20g
生 地15g	北沙参15g	炒白术20g	怀牛膝15g
天 麻12g	太子参10g	黄 芩15g	狗 脊15g
高良姜6g	生黄芪15g	续 断15g	当 归15g
茯 苓20g	炒神曲20g	灵 芝10g	猪 苓15g
合欢皮20g	鸡血藤15g	牡丹皮15g	肉 桂6g
酸枣仁15g	莲子肉15g	菟丝子12g	五味子10g
决明子15g	女贞子15g	生山楂15g	葛 根20g
黄 精15g	盐杜仲12g		

14剂量做膏方。

服用膏方约3个月后随访，患者目前气短乏力明显减轻，活动后不再大口喘气，无心悸发作，偶感憋气，无头晕，口干减轻，大便不干。

按 患者有冠心病、心房纤颤等病，安装起搏器后仍心悸，症状不能缓解，情绪不佳，悲观、易怒，血压不稳，此时病情不稳定，须服用汤药，根据病情变化，时时调整治疗。在经过1年余的汤药调理后，患者整体情况逐渐稳定，同时进入冬季，为膏方进补的有利时节，故就诊时改为膏方治疗。根据患者症状，考虑其为本虚标实。本虚为心气不足、心失所养，故心悸，心神不宁则失眠；肺气阴两虚，不能宣发肃降，肺气上逆，则气喘、动则加重、津不上承则口干；脾虚不能运化水谷精微，周身失养，故乏力；肝虚则阳亢，上扰清窍，则头晕；肾虚不能固涩，则尿频。标实为气虚无力推动血液运行，瘀血内阻。故治疗以调和五脏，活血化瘀为法。其中以山药、炒白术、太子参、生黄芪、莲子肉、灵芝、百合、北沙参健脾益气、滋阴润肺；熟地、生地、怀牛膝、续断、菟丝子、女贞子、黄精、盐杜仲、狗脊补肾填精、强腰膝；合欢皮、酸枣仁、五味子养心安神；天麻、黄芩、牡丹皮、决明子平肝清热潜阳；时值冬季，天气寒冷，根据因时制宜的理论，加高良姜、肉桂温中散寒；以当归、鸡血藤、葛根、川牛膝养血活血、化瘀通络；为防止滋补药物过多，滋腻碍胃，故加茯苓、猪苓健脾化湿、淡渗利湿，生山楂、炒神曲健脾消食。全方以扶正为主，化瘀祛邪为辅，气血同补，阴阳同调，共同达到气血、阴阳调和的目的。

调理膏方

中医"未病学"理论中的"未病"，包含无病状态、病而未发、病而未传几层含义，都属于亚健康状态。亚健康是一种临界状态，处于亚健康状态的人，虽然没有明确的疾病，但却出现精神活力、适应能力和反应能力的下降，如果这种状态不能得到及时的纠正，非常容易引起心身疾病。随着人们生活节奏的加快，工作压力的增大，目前处于亚健康状态的人群越来越庞大，他们有着各种各样的症状，如疲乏、无力、气短、失眠、头晕、心烦易怒。膏方对调节阴阳平衡，纠正亚健康状态，使人体恢复到最佳状态的作用较为显著。调理膏方适用广泛，老少咸宜，四季皆可，养生调摄，扶正祛邪，培元固本。在防病治病上，膏方对于调治高血压前期、糖尿病前期、更年期综合征、疲劳综合征等亚健康状态有良好的作用。从个人出发，辨证施治，整体调理，体现了"以人为本""因人制宜"的中医特色。

【中年人亚健康状态——气血互调，以通为补】

中年人多存在着生活工作压力大、脑力劳动过度及劳逸失当等问题。中医学认为，七情内伤发病的基本病机为气机郁滞，而气机郁滞的形成是由肝气疏泄不及，日久肝郁化火，引起气机升降失常。气为血帅，血为气母，气病及血，气血失和。肝主疏泄，调畅气机，肝的疏泄功能正常，则气机调畅、气血和调、经络通利，脏腑组织的活动也就正常协调。人的精神情志活动，除由心神所主宰外，还与肝的疏泄功能密切相关，故有"肝主谋虑"之说。在正常生理情况下，肝的疏泄功能正常，肝气升发，既不亢奋，也不抑郁，舒畅条达，则人就能较好地协调自身的精神情志活动，表现为精神愉快、心情舒畅、气和志达、血气和平。若肝失疏泄，则易于引起人的精神情志活动异常；疏泄不及，则表现为抑郁寡欢、多愁善虑等；疏泄太过，则表现为烦躁易怒、头涨头痛、口干口苦、面红目赤等。日久肝木克伐脾土，脾失健运，水液运化失常，痰湿内盛，故出现食少腹胀、纳呆、便溏不爽、或腹痛欲泻、或大便秘结等症状。劳累过度则耗气伤血，气血运行迟缓，气行不畅，气机升降失常；饮食不节，暴饮暴食，过食肥甘厚味，使体内湿热内蕴，阻滞中焦，气机不畅，气滞血瘀。

因此，膏方在用药上，治气必治血，治血必调气。应根据患者的症状，通过辨证论治，调补及疏通气血，以补气、行气、养血、活血、化湿、祛痰为法，令其调达，通补兼施，邪去正安，以通为补，补而不滞，气血平衡。处方以一方为主，多方化裁，合理配伍，使之互相协调，气血平和，气机调畅，阴阳平衡。常以逍遥散、柴胡疏肝散、四逆散等为主方。补气药常用太子参、党参、西洋参、黄精、黄芪等；健脾化湿药常用山药、茯苓、炒白术、炒薏苡仁等；补血药常用当归、白芍、熟地、阿胶等；活血药常用三七、川芎、丹参、葛根、延胡索等；行气药常用香附、郁金、香橼、佛手、苏梗等；清热药物常用牡丹皮、炒栀子、知母等。

【老年人亚健康状态——培补先天与后天，注重活血化瘀】

肾为先天之本，肾藏精，为生命之根，藏真阴而寓元阳，对机体各脏腑组织起着滋养、濡润、推动、温煦作用。肾精决定着机体的生长发育，为人体生长发育之根。补肾填精是延缓衰老和老年期调养的重要手段。肾阴虚者可使用山茱萸、桑葚、旱莲草、女贞子、枸杞子、龟板胶、鳖甲胶等；肾阳虚者常用仙茅、淫羊藿、巴戟天、肉苁蓉、锁阳、鹿角胶等。

脾为后天之本，气血生化之源，脾主运化，五脏六腑维持正常生理活动所需要的水谷精微，都有赖于脾的运化作用。如果脾运化水谷及水湿的功能失常，必然导致气血生化乏源，水湿、痰饮等病理产物在体内的停滞，而出现疲乏无力、头晕眼花、面色少华、食少纳呆、腹胀、脘腹胀闷、口黏不渴、便溏、肢倦、久泄脱肛甚或内脏下垂等症状。治疗宜使用四君子汤或六君子汤、参苓白术散等加减为主方，药物多使用党参、黄芪、白术、扁豆、大枣等健脾益气之品，加入藿香、佩兰等芳香化浊、醒脾燥湿之品。如出现久泄脱肛甚或内脏下垂等中气下陷之证，可使用补中益气汤为主方，加补气升提之品等。膏方多使用补益之品，较为滋腻，故在用补虚药物时，须佐以健脾理气之药，如砂仁、山楂、神曲、鸡内金等健运中焦，才能补而不滞，通补兼施，以防虚不受补之虞。

老年人多虚多瘀，瘀血是老年期最常见的病理基础。气行则血行，气虚运血无力，血行迟滞致瘀，可见疼痛、痛有定处、肌肤甲错、唇舌紫暗及瘀斑等。但有些老年人并没有特殊不适症状，但从其舌质及血液流变性、微循环的改变、组织器官的缺血改变等方面，均可以认为其有血瘀的存在。根据病机的不同，进行辨证论治，采用不同的活血化瘀方法。如以生黄芪、党参、当归、丹参、红花、川芎、赤芍等益气活血；以荜茇、良姜、细辛、桂枝、干姜温阳活血；红花、赤芍、丹参、降香、川芎理气活血；生地、百合、麦冬、玄参、当归、丹参养阴活血等。

【更年期——补肾调肝，补益纠偏】

《素问·上古天真论》云："女子五七，阳明脉衰，面始焦，发始堕。六七，三阳脉衰于上，面皆焦，发始白。七七，任脉虚，太冲脉衰少，天癸竭，地道不通，故形坏而无子也。"指出人体的生长发育与衰老的过程就是肾气和天癸由"实"至"竭"的过程。肾为先天之本，主藏精。天癸乃肾中精气充盈后所产生的具有促进人体生殖器官成熟，并维持生殖功能的物质。天癸的形成，源于肾精，随着肾气盛衰，天癸也会经历由"实"至"竭"的过程。年近女子七七，男子七八的更年期人们，肾气渐衰，天癸将竭，精血不足，又因操劳过度，情志失调，营阴暗耗，肾阴更亏，阴虚不能潜阳，阴阳平衡失调，故而出现诸多不适症状。因此，在更年期前后"肾虚"是主要病理基础。

肝为"血海"，主疏泄，主藏血，血舍魂。肝主疏泄，调畅气机，调节气血，调节情志。肝藏血，肝血充足，肝得其养，疏泄功能正常，人体气机的疏通畅达，血液和津液能够正常输布代谢，情志舒畅；如果肝气郁结，气机不畅，气血失和，则情志抑郁或亢奋。反之，情志失常又反过来会干扰人体的气血运行，气机升降失常，影响肝的气机调畅，出现肝气郁结。

肝主疏泄，肾主封藏，疏泄使封藏有度，肾之潜藏可防止疏泄过度，二者藏泄互用。肝属"木"，肾属"水"，"肾水生肝木"，肾藏精，肝藏血，肝血有赖于肾精的化生，保证肝体阴血充足，以克制肝阳之亢；肾精有赖肝血濡养，维持阴阳协调。肝肾同源，精血同源，肾精肝血，一荣俱荣，一损俱损。若水不涵木，肾水亏虚无以滋养肝木，则肝肾阴虚，肝阳上亢；如肝病及肾，肝阴不足，阳失潜藏，下劫肾阴，则加重肾阴亏虚。因此，在更年期前后，肾气渐衰，肝阴血亏耗，血海不足，肝失疏泄，而出现情志抑郁、亢奋、烘热汗出等症状。说明肝、肾与更年期综合征的发病关系密切。

因此，在临床中常以四逆散、柴胡疏肝散、逍遥散调肝理气，舒畅气机；肝血亏虚时可合用四物汤养血补血；以六味地黄汤、知柏地黄汤或者二仙汤等调补肝肾。膏方用药功效全面，补泻兼施。如肝肾阴虚、肝阳上亢者，不能单纯以熟地、枸杞子、山萸肉、桑葚等一派滋阴药物治疗，须在滋阴的同时加用天麻、钩藤、决明子等平肝潜阳之品；疏肝理气以柴胡、郁金、香附、苏叶、苏梗、玫瑰花等为主；活血化瘀以三七、川芎、丹参、赤芍、桃仁、红花等为主；有便秘者须加泻下通腑之品如火麻仁、肉苁蓉、决明子、生地润肠通便，重者加酒军或生大黄。

【验案举例】

医案一 刘某，男，65岁。2013年11月就诊。

初诊 患者平素体虚易外感。2012、2013年前后2次外感后出现咳嗽、咯血住院治疗，出院后精神不好，体质很差，手足发凉，怕冷，每次外感后经久难愈，纳食欠佳，睡眠尚可，二便可。舌暗红，苔白，脉沉细。

处方			
炙黄芪90g	西洋参45g	南沙参120g	北沙参120g
玄参90g	郁金75g	玉竹90g	天冬60g
麦冬60g	杏仁45g	银杏45g	大枣300g
茯苓150g	山药150g	陈皮45g	佛手45g
山萸肉36g	炒白术90g	枸杞子150g	桑葚150g
熟地150g	百合300g	黄精150g	女贞子120g
神曲45g	龟板胶75g	桔梗150g	莲子肉240g
炒薏苡仁45g			
做膏方。			

二诊（2014年9月） 患者自感精神有所好转，体力较前有好转，外感次数减少，咳嗽、咯血减轻，纳食好转，睡眠尚可，二便可。舌暗红，苔白，脉沉细。

处方	炙黄芪45g	生黄芪45g	黄 精45g	生晒参30g
	党 参45g	北沙参45g	玄 参45g	三七粉9g
	熟 地60g	生 地60g	玉 竹45g	麦 冬45g
	天 冬30g	五味子30g	枸杞子60g	菟丝子45g
	覆盆子90g	肉苁蓉30g	怀牛膝60g	川 断45g
	杏 仁30g	银 杏30g	桂圆肉45g	大 枣150g
	桑 葚60g	茯 苓150g	山 药180g	炒白术90g
	佛 手45g	陈 皮45g	百 合150g	桔 梗150g
	莲 子300g	神 曲150g	山 楂180g	赤 芍90g
	白 芍60g	丹 参90g	当 归60g	郁 金45g
	阿 胶60g	龟板胶60g	鳖甲胶30g	炒薏苡仁90g
	生薏苡仁90g			

做膏方。

2015年4月对患者进行随访，患者膏方均为自己熬制，每年熬制1次，秋冬季服用，目前已连续服用2年膏方。现自觉不怕冷，未再感冒，无咳嗽，咯血彻底消除，精神好转。

按 患者素体亏虚，体虚卫外不固，故易外感。肾为先天之本，脾为后天之本，先天之肾不足，后天脾失于先天之滋养，脾胃亏虚；脾主运化水谷精微，脾虚失运，不能化生精微，不能濡养周身，不能濡养先天之肾，加速了肾脏的虚衰。先后天亏虚，不能充养其他脏腑，水谷入胃，脾气散精，上输于肺，肺无精微濡养，导致气阴两虚，阴虚则火旺，灼伤脉络而咯血。故治疗以调补先天与后天、健脾益气、补肾填精、滋阴润肺为主，佐以淡渗利湿、和胃消积为法。以炙黄芪、西洋参、南沙参、北沙参、玉竹、山药、炒白术、黄精、莲子肉、大枣补气阴、养肺脾、补后天；天冬、麦冬、百合、玄参滋阴润肺、清热凉血；山茱肉、枸杞子、桑葚、熟地、女贞子、龟板胶补肾填精、培补先天；炒薏苡仁、茯苓、陈皮、杏仁、桔梗健脾化湿、化痰止咳；郁金、银杏活血行气；佛手、神曲理气和中、消食开胃，使补而不腻，利于膏方的消化吸收。次年复诊时，患者阴虚火旺之象减轻，肺脾肾亏虚好转，故继续培补先天与后天，在滋阴清热润燥的同时，加入温补阳气之品，使阴阳平衡，阳中求阴，阴中求阳。在补气药中甘平与甘温同用，补益肺、脾、肾三脏之气。炙黄芪配生黄芪，生晒参与党参相配，大枣、山药、炒白术、莲子、桂圆肉合用；为防止过于温热伤津液，以黄精、玉竹、北沙参、玄参、麦冬、天冬、百合、生地滋阴清热；枸杞子、菟丝子、覆盆子、肉苁蓉、怀牛膝、川断、桑葚、五味子、熟地补肾、阴阳双补；阿胶、龟板胶、鳖甲胶滋阴清热润燥；三七粉、银杏、赤芍、丹参、当归、郁金行气活血、养血活血、活血化瘀；杏仁、茯苓、陈皮、桔梗宣肺化痰止咳以治标；佛手、炒薏苡仁、生薏苡仁、神曲、山楂助脾胃运化、化湿和胃。全方以益气养阴为主，考虑冬季寒冷，同时老年人阴阳俱虚，在虚热减轻后，加入温阳补气之品，以扶正固本。经过2个冬季的膏方调理，患者脏腑亏虚得补，阴阳失衡得调，气血亏虚得养，湿浊、血瘀、燥热得减，正气存内，邪不可干，故体力好转，不再外感，内邪亦减，咳嗽、咯血缓解。

医案二 李某，男，45岁。2013年11月就诊。

初诊 患者平素血压控制尚可，无明显头晕头痛，但近3年乏力，身体沉重，多梦，饮食可，二便调，舌红，苔薄黄微腻，脉弦。患者既往有高脂血症、高血压病、肾功能减退病史。

处方				
	熟　地100g	土茯苓100g	山　药150g	川牛膝100g
	生　地120g	天　麻100g	怀牛膝150g	续　断150g
	炙黄芪120g	生黄芪100g	生山楂150g	女贞子150g

泽　泻100g	狗　脊150g	黄　芩150g	秦　艽120g
知　母100g	菊　花100g	益母草100g	佩　兰150g
广藿香100g	桑　葚120g	枸杞子120g	地肤子150g
炒扁豆120g	决明子100g	菟丝子100g	生薏苡仁100g
酸枣仁100g	桑寄生150g	钩　藤150g	麸炒薏苡仁100g
猪　苓100g	桑　叶120g	荷　叶120g	关黄柏120g
炒神曲150g	茯　苓100g	盐杜仲100g	龟板胶50g
鳖甲胶50g			

做膏方。

二诊（2014年10月）　患者5天前行痔疮手术，目前不能坐位。乏力好转，多梦，血压控制可，饮食可，二便调，舌红，苔薄白微腻，脉弦。

处方

熟　地150g	天　麻100g	怀牛膝200g	北沙参150g
丹　参250g	川　芎200g	川牛膝250g	百　合250g
山　药300g	生　地250g	炒白术250g	虎　杖120g
郁　金250g	生黄芪150g	续　断200g	炙黄芪150g
党　参200g	黄　芩200g	狗　脊200g	当　归250g
龟板胶150g	阿　胶100g	盐杜仲150g	炒神曲250g
茯　苓250g	鸡血藤300g	桑寄生300g	猪　苓150g
酸枣仁200g	厚　朴100g	牡丹皮150g	肉　桂50g
菊　花150g	菟丝子150g	柏子仁200g	枸杞子200g
佛　手120g	路路通150g	葛　根300g	生薏苡仁300g
黄　精200g	五味子150g	决明子150g	山茱萸150g
生山楂300g	麸炒薏苡仁150g		

做膏方。

按 患者乏力、身沉，结合舌脉，辨证为痰湿内蕴。根据辨证与辨病相结合的理论，高脂血症多为痰浊与血瘀内蕴；高血压病多为肾虚，肝阳上亢。患者年过四旬，肾气衰，阴不敛阳，肝阳上亢；痰湿阻滞血液运行，瘀血内阻，故辨病与辨证相一致。故治疗以祛邪为主，扶正为辅，以健脾化湿、活血通络、平肝潜阳为法。以土茯苓、泽泻、佩兰、广藿香、地肤子、生薏苡仁、麸炒薏苡仁、猪苓、关黄柏、茯苓健脾化湿、淡渗利湿、清热利湿；炙黄芪、生黄芪、山药、炒扁豆健脾益气；熟地、续断、女贞子、狗脊、桑葚、枸杞子、菟丝子补肾培元；天麻、黄芩、钩藤、知母、生地、菊花、决明子、桑寄生、盐杜仲、川牛膝、怀牛膝、益母草，即天麻钩藤饮滋补肝肾、平肝潜阳、活血化瘀；龟板胶、鳖甲胶补阴，同时利于成膏；生山楂、桑叶、荷叶有降低血脂的作用，为辨病用药。本方虽以祛邪为主，但邪去正安，湿浊得化、瘀血得消、肝阳得平，脏腑功能正常，气血调和，阴阳平衡，正气得复，此即翁老的"以通为补"的理论。复诊时，患者肛肠手术后，身体气血亏虚，脏腑亏虚，故扶正祛邪并重，加强益气健脾补肾的力量。山药、炒白术、生黄芪、炙黄芪、党参健脾益气；熟地、怀牛膝、续断、狗脊、盐杜仲、桑寄生、菟丝子、枸杞子、黄精、山茱萸补肾填精；虎杖、茯苓、猪苓、生薏苡仁、麸炒薏苡仁健脾化湿；丹参、川芎、川牛膝、郁金、鸡血藤、路路通、葛根活血通络，使瘀血去，血脉畅；肝阳上亢减轻，故仅以天麻、决明子、菊花略平肝阳；患者眠差多梦，以酸枣仁、五味子、柏子仁养心安神；天气逐渐转凉，并且术后体弱，为防止过于寒凉，加肉桂温阳散寒。全方补益而不滋腻，清热而不伤阳气，用药平和。

医案三 刘某，女，52岁。2014年12月14日就诊。

初诊 患者2012年底因血压不稳在翁老处初诊，经汤药调理1年余后，血压稳定，无不适主诉，故停汤药。停药约11个月，此次就诊时，患者自感右耳耳鸣，嗡嗡如蝉声，听力减退，乏力，纳可，入睡困难，眠中易醒，二便调。舌淡暗，苔薄黄，脉弦细。患者既往有高血压病病史，现血压稳定，控制在 130/80mmHg。

处方	百　合15g	山　药15g	川　芎12g	丹　参12g
	怀牛膝12g	天　麻10g	炒白术12g	白　薇15g
	炒苍术10g	续　断12g	黄　芩15g	葛　根20g
	五味子10g	女贞子15g	大　枣15g	决明子12g
	柏子仁12g	枸杞子15g	菟丝子15g	路路通15g
	桑　葚15g	酸枣仁15g	墨旱莲12g	荷　叶15g
	肉　桂6g	菊　花15g	络石藤15g	合欢皮15g
	茯　苓15g	珍珠母20g	桑寄生15g	钩　藤12g
	盐杜仲12g			
	20剂量做膏方。			

患者膏方服用2个月余，耳鸣，失眠等症状较前明显减轻。

按 经云："女子七七，任脉虚，太冲脉衰少，天癸竭""年过四十，阴气自半，起居衰矣"。说明女子年过四旬，肾中阴精亏虚，逐渐衰老。肾为先天之本，藏精生髓，上通于脑，开窍于耳，肾虚耳鸣多发于年逾四旬之人，与人体器官衰老、功能减退有关。患者年过五旬，肝肾阴虚，阴不敛阳，肝阳上亢，上扰清窍则耳鸣；扰动心神，则失眠易醒。故治疗以滋补肝肾、平肝息风为主，佐以重镇安神为法，以天麻钩藤饮加减。其中天麻、钩藤、决明子平肝息风；白薇、菊花、黄芩清肝泻火；盐杜仲、怀牛膝、桑寄生补益肝肾；柏子仁、酸枣仁、五味子、合欢皮、珍珠母、百合养心安神、镇惊安神；患者此时期肾虚为本，故以续断、枸杞子、菟丝子、桑葚、墨旱莲、女贞子加强补肾填精力量；肉桂平衡药味之寒凉，顺应季节时令，同时可以引火归元；川芎、丹参、葛根路路通、络石藤活血通络，血脉运行畅通，耳窍得血液精微濡养；山药、炒苍术、炒白术、大枣、茯苓、荷叶健脾化湿，使药物经脾之运化，被机体消化吸收利用，充分发挥疗效。

滋补膏方

滋养膏方以滋补作用为主，起到保健养生、预防疾病的作用。有些成品膏方就是滋养膏方，如阿胶膏，适用于贫血、月经不调、妊娠出血、产后虚弱及老年人延缓衰老、提高免疫力的作用；龟苓膏由龟板、地黄、土茯苓、绵茵陈、金银花、甘草、火麻仁组成，具有滋阴润燥、降火除烦、清利湿热、凉血解毒的作用，可用于虚火烦躁、口舌生疮、津亏便秘、热淋白浊、赤白带下、皮肤瘙痒、疖肿疮疡等；秋梨膏也叫雪梨膏，是一道传统的药膳，以精选之秋梨（或鸭梨、雪花梨）为主要原料，配以其他止咳、祛痰、生津、润肺药物，如生地、葛根、萝卜、麦冬、藕节、姜汁、贝母、蜂蜜等药食同源之原材料精心熬制而成的药膳饮品，具有润肺、止咳、生津、降火、利咽功效，用于阴虚肺热之咳嗽喘促、痰涎黏稠、胸膈满闷、口燥咽干、烦躁声哑；夏枯草膏具有清火、散结、消肿作用，用于火热内蕴所致的瘰疬、瘿瘤、乳痈肿痛，如甲状腺肿大、淋巴结核、乳腺增生等病；酸枣仁膏具有宁心安神的作用，可用于失眠不寐者。上述膏方功效相对简单，患者可根据自己的症状自行选择服用，但要想根据自己的身体状况服用膏方进行滋补，就需要通过辨证论治进行调补。主要原则是补其不足，泻其有余。

首先，以补益先天与后天为主。膏方调治涉及五脏六腑，但由以培补脾肾两脏为主。因为肾为先天之本，主藏精，主生殖及生长发育，主纳气；脾为后天之本，主运化水谷及水液，主升清，主统血，为气血生化之源。治病必求其本，就是求之于先天之本及后天之本，所以膏方须从脾肾入手，抓住了滋养的根本。

其次，膏方滋补不仅是所谓的"补虚""补不足"，而是要扶正祛邪兼顾。如体内痰湿、火热内盛，予祛痰化湿、清热泻火治疗，邪去正自安，此即为"以通为补"。同时要寒温并用，从整体上维护机体的阴阳平衡，使脏腑气血调达，以保证机体的正常生理功能。

再次，注重"开路方"，用药动静结合。传统膏方多以阿胶、龟板胶、鹿角胶等胶质收膏，同时补益药物较多，黏腻难化，容易滋腻碍胃，出现脘腹胀满、纳呆食少等症状。此外有些人脾胃运化功能较差，临床常见舌苔厚腻、没有食欲，同时感觉胸胁痞闷等症状，此时服用膏方，不但影响对膏方的消化吸收，反而加重脾胃负担，出现各种不适症状。因此，在使用膏方调理之前应先使用"开路方"。"开路方"就是在服用膏方前，先使用运脾健胃、理气化湿的中药，以改善其脾胃功能，为膏方的消化吸收创造有利的条件，同时通过试探性的调补，观察服药后的反应，为最后服用调补对证的膏方做好准备。

最后，膏方功效全面，用药动静结合。膏方中尤为重要的是注意脾胃运化功能。如过多服用补益滋腻药，会使胃气滞纳，阻碍脾运，津液停聚则为湿、为痰。故在膏方组方时，常佐以运脾化湿祛痰之品，如配伍苍术、藿香运脾，陈皮、焦楂曲、鸡内金以理气消食、化积导滞，炒谷麦芽以醒脾开胃、消除补药黏腻之性，或健脾益胃，或健脾化痰除湿，以资脾运生津之功。脾胃健运，则能生化津液，方可补而不滞，既能消除补药黏腻的弊端，又可发挥其补益的功效。

验案举例

医案　谢某，男，44岁。2014年10月8日就诊。

初诊　患者平素时有发作性心悸多年，乏力，多汗，咽部不适，总觉有痰，饮食可，睡眠可，二便调。舌红，苔白，脉弦。患者无高血压病、冠心病、糖尿病等慢性疾病病史。

处方			
百　合150g	防　风50g	山　药150g	白　前100g
玉　竹50g	炒白术100g	远　志50g	丹　参100g
天　冬50g	北沙参100g	法半夏30g	生黄芪50g
炙黄芪100g	黄　精120g	薤　白50g	生百部50g
炒苍术50g	桔　梗120g	麦　冬80g	南沙参100g
党　参100g	陈　皮50g	青　果120g	苦杏仁50g
瓜　蒌100g	莲子肉150g	生薏苡仁50g	龙眼肉100g
牡丹皮50g	茯　苓120g	龟板胶50g	麸炒薏苡仁100g
做膏方。			

按 患者无明显基础疾病病史，但有诸多不适症状。根据舌脉及症状，辨证为心脾两虚，痰湿内蕴。治疗以益气健脾，补肾宁心，清热化湿，祛痰止咳为法。百合、天冬、麦冬、北沙参、南沙参、生黄芪、炙黄芪、黄精、党参、莲子肉、龙眼肉、山药、玉竹、炒白术、龟板胶益气养阴、健脾补肾；丹参、薤白、瓜蒌、法半夏行气化痰、活血宽胸；炒苍术、麸炒薏苡仁、生薏苡仁、茯苓健脾化湿；白前、百部、桔梗、陈皮、苦杏仁、青果化痰止咳、清热利咽。全方体现了虚则补之，实则泄之，邪则祛之的组方原则。用药上寒热温凉并用，使扶正而不留邪，祛邪而不伤正，清热而不伤阳，温阳而不助热。

（李　岩）

第十节
安　全　用　药

中医诊疗疾病注重辨证论治，辨证论治的过程是临床循理、立法、处方、用药的思维过程，理、法、方、药环环相扣，最终要落实到用药这一环节，用药得当方能显效，用药精妙方能显奇效。翁老对临床处方用药有其自己的原则。一是，要保证用药的安全性，特别强调安全第一，安全用药为首要原则；二是，用好药，用药如用兵，药即是医家之兵器，会用兵布阵才能打好仗，战胜疾病。翁老强调"安全用药"这一思想与其老师郭士魁老中医密切相关。郭老是药房学徒出身，深谙药物的性能与毒性，悉知怎么安全用药，在药物的性能与毒性方面有深厚的中医功底。翁老师从郭老学习19年，用药方面深受其影响。翁老从医生涯中亲历的几件事，如烙印般刻在了老师的记忆中，更是加深了他对安全用药的体会，始终恪守"安全用药"这一原则。

安全应用北五加皮

【北五加皮事件】

在20世纪60年代，翁老当时在西苑医院心血管病房工作，郭老任科主任，当时风湿性心脏病（简称风心病）发病率高，常常有风心病心力衰竭患者住院治疗。郭老治疗心力衰竭常用"自拟五皮饮"，方中就有五加皮，且疗效较好。当时临床上发生因处方上开五加皮而取药时给北五加皮，引起的北五加皮中毒病例2例。其中1例为住院风心病患者，心力衰竭住院后用洋地黄毒苷治疗，配合服中药，处方中为"五加皮"，实际给的是"北五加皮"，每剂12g。患者服用3剂后，出现心率减慢和多源性多发性室性期前收缩，呈三联律，并有恶心、呕吐反应，停用北五加皮，并给予对症处理，5天后反应消失。另一例为高血压动脉硬化性心脏病患者，因有心力衰竭，服用地高辛每日2次，每次0.25mg，因下肢水肿、气短，加服中药，内有"五加皮"10g，实际给的是北五加皮。患者服药后心率渐渐减慢，出现期前收缩，恶心、呕吐，水肿先减轻后加重，查心电图：心率40次/分，一度房室传导阻滞，伴有室性期前收缩。发现后立即停药，并给予对症处理，1周后才渐渐恢复。这两个病例均在应用洋地黄类药物基础上加用一般剂量的北五加皮而出现类似强心苷中毒的症状和体征。由此引起了翁老对北五加皮临床作用的注意，之后，翁老查阅文献，并开始进行实验研究。

〖分类与作用〗

五加皮分为南五加皮与北五加皮。南五加为落叶灌木五加科五加属植物五加，以根皮入药。含有4-甲氧基水杨醛、鞣质、花生酸、亚油酸、维生素A样物及维生素B_1等。北五加为萝雄科植物杠柳，又名香加皮、羊奶条、狗奶子、山五加、羊角桃、飞仙藤等，根皮入药。除含有4-甲氧基水杨醛、香树醇醋、p-谷苗醇及其葡萄糖外，有十种苷类化合物，其中强心苷有杠柳苷G、杠柳苷H、杠柳苷K等多种，且含量较多。

北五加皮与南五加皮作用不同。南五加皮主要有祛风湿、强筋骨作用。实验证明北五加皮对心肌有类似毒毛旋花素G样强心作用。在实验研究中，翁老从北五加皮中粗苷，其提取率达0.8%。北五加皮粗苷，家鸽最小致死量为（2.62 ± 0.11）mg/kg（标准误），而毒毛旋花素G为（0.198 ± 0.004）mg/kg，粗制剂效价比毒毛旋花素G低，约为13.23∶1，从显效速度测定结果来看，属迟效性强心苷，24小时鸽体内蓄积率为40%，治疗指数小白鼠法为5.8（毒毛旋花素G5.3），鸽法为3.5（毒毛旋花素G2.9），家兔大剂量（14mg/kg及20mg/kg）；一次耳静脉注射显示强心苷中毒特征，P-R延长，多发性室性期前收缩，房室传导阻滞，心室内传导阻滞及室性心动过速，心室震颤而死亡与毒毛旋花素G类似。

〖临床应用〗

北五加皮临床可用于治疗心力衰竭。翁老曾以北五加皮每日3～10g配健脾利水中药，如党参、太子参、茯苓、泽泻、车前子、猪苓等组成"复方北五加皮汤"，适当随证加减治疗13例风湿性心脏病心力衰竭及8

例高血压动脉硬化性心脏病心力衰竭（Ⅲ度6例、Ⅱ度10例、Ⅰ度3例、急性左心衰竭2例），治疗后3~9天内控制心力衰竭显效10例，有效11例。不良反应为恶心、呕吐及腹泻等胃肠道反应。心力衰竭控制后北五加皮用量宜减少，每日3~6g，视患者体质而定。

北五加皮粗苷（片或胶囊，每粒10mg），对未用过洋地黄的患者每日60~80mg，分3~4次口服，心力衰竭控制后改为维持量每日20~40mg（40mg相当生药5g），对12例风心病，8例高血压动脉硬化性心脏病及1例先天性心脏病心力衰竭（Ⅲ度7例、Ⅱ度12例、Ⅰ度2例）进行治疗，用药2~3天可以控制心力衰竭。不良反应：恶心4例，呕吐1例，腹泻5例，均不严重。

〖明确区分北五加皮与南五加皮〗

从北五加皮的化学分析、实验研究与临床使用均证明其与南五加皮不同，有明显的强心作用，所以翁老建议它的功用应改为"强心利尿"，而作为"祛风湿、强筋骨"药物使用时宜慎用，以防中毒。制作五加皮酒时应该用南五加皮，不宜用北五加皮，处方用药也应注明"南""北"。建议药材部门南、北五加皮不要混用，不要将北五加皮作为"五加皮"或"南五加皮"用。名称应该统一，按《中华人民共和国药典》（简称《药典》）规定，北五加皮应称为"香加皮"。

安全应用朱砂

〖朱砂事件〗

20世纪60年代，一位20多岁的风心病患者，稍有劳累，病情常反复发作，常常住院治疗，严重影响其工作、生活，使患者非常烦恼。于是，患者寻到一民间偏方，猪心内塞满朱砂，炖熟后一起吃下，之后急性发病，立即住院，经检查发现汞中毒，出现急性肾衰竭，因无透析设施，立即转院到其他医院，但最终因肾衰竭抢救无效去世。

〖功效与临床应用〗

朱砂又名"丹砂""朱砂""辰砂"。其甘，微寒，具有清心镇惊、安神解毒的功效。因其清心安神的作用，临床用于心神不宁、心悸、失眠；因镇惊安神的作用，用于惊风、癫痫；因其清热解毒作用，用于疮疡肿毒、咽喉肿痛、口舌生疮。

〖安全性〗

中医学最早认为朱砂无毒，自《神农本草经》将其列为上品以来，对朱砂的毒性，特别是导致慢性中毒的弊端，基本上没有认识，几乎均认为朱砂"无毒"。《神农本草经》曰："朱砂主身体五脏百病，养精神安魂魄，益气明目，杀鬼魅邪恶鬼，久服通神明不老"。唐代一些医家中，曾引起过较大的异议，但直到明清时期，诸医家才改变了对朱砂"无毒"的认识，如《本草经疏》中载："若经伏火及一切烹炼，则毒等砒硇，服之必毙"，不仅指出了朱砂的毒副作用，而且还指出了火煅可使朱砂的毒性增强。现代医学研究认为，朱砂的主要化学成分是硫化汞（HgS），其含量在95%以上。服药过量可中毒，目前中药学已将朱砂列为"有毒"中药，水飞入药，且忌火煅。不宜过量，久服，以免汞中毒。

〖中毒的情况〗

☐ 炮制不当

采用机械化加工，如使用球磨机研磨，这样会使有毒汞游离出来，所得朱砂细粉就必然发黑。内服这种朱砂，会导致汞中毒。现要求先以磁铁吸去铁屑，然后以水飞法不断加水研磨，方可得到红色细粉正品朱砂。这样炮制后的朱砂，游离汞和可溶性汞盐的含量最低。其炮制应以

《中华人民共和国药典》规定的水飞法为准则。

⟡ 剂量过大

临床对癫痫等精神疾患治疗时，常用大剂量朱砂，致使中毒者屡有发生。出现精神恍惚、口吐白沫等症状。

⟡ 服用时间过长

临床有患者因患顽固性失眠症而长期轮换服用朱砂安神丸等含朱砂制剂，结果造成慢性肾衰竭。

⟡ 配伍不当

研究表明，含朱砂的中成药不宜与碘化物、溴化物配伍同用。两者同时服用可在肠道内生成碘化汞或溴化汞，毒性大大增强，可导致药物性肠炎。而最有机会混合使用到这三种药物的是神经衰弱和失眠患者。因此，患者服用含朱砂的安神中药时，一定不要同时服用三溴合剂之类含溴化物的西药。

⟡ 体质因素

研究表明，肝、肾功能不全的患者和小儿，更易出现汞中毒的情况。因此，肝、肾功能不全者禁服。小儿脏腑娇嫩，应尽量少用或不用。

〖 中毒的表现 〗

（1）神经系统。失眠多梦，记忆力减退，头痛头晕，手脚麻木等。

（2）消化系统。初期表现为恶心，呕吐，咽喉肿痛，食欲不振，重者可出现消化道出血。

（3）泌尿生殖系统。急性中毒表现为尿少，甚至突然无尿，伴心悸、恶心；慢性中毒可有妇女月经不调、男性少精等。

〖 临床应用注意事项 〗

综上所述，朱砂在临床应用中，功过两分，既发挥了重要的医疗作用，又对人体造成了严重的不良后果，其中毒原因是由多方面因素造成的。2000年版《中华人民共和国药典》明确指出，含有朱砂的药中，朱砂含量应为0.1~0.5g，因此日服用量不能超过0.5g。目前，朱砂在临床应用中，主要是对含朱砂的中成药的应用，注意严格按照药物的说明书使用，注意朱砂中汞对中枢神经系统、肾脏及生殖系统的毒性作用。也有朱砂在药膳中的应用，猪心炖朱砂是一个养心安神的药膳，将朱砂纳入猪心中炖服，但在实际应用过程中，一定要注意其安全性。

合理应用马钱子

【 马钱子事件 】

翁老曾在河南遇到一位患者。当时半夜翁老应人去诊治时，患者已经没有了生命体征，详问情况后，方知患者平素有严重的偏头痛，因而到处寻医找药，病急乱投医，结果找了一个兽医，提供了一个偏方，其偏方中有马钱子，患者服用过量马钱子后抽搐而亡。

【 功效 】

马钱子，又名苦实、番木鳖、马前子，为马钱科植物马钱的种子。性寒，味苦，有毒。归肝、脾经。功效散结消肿、通络止痛，传统用于风湿顽痹、麻木瘫痪、疽痈肿痛、跌打损伤、小儿麻痹后遗症、类风湿关节炎等疾病。对于风湿性关节炎、类风湿关节炎、强直性脊柱炎等风湿免疫疾病引起的疼痛，颈椎病、腰椎病、骨关节炎等退行性病变所引起的疼痛，或是外伤后遗留的疼痛均可治疗。

【 中毒表现 】

马钱子含有多种生物碱，主要为番木鳖碱（士的宁，stochnine）和马钱子碱。士的宁是马钱子的主要毒性成分，其口服中毒剂量成人一般为5～10mg，口服致死量为30mg。士的宁对整个中枢神经系统有兴奋作用。马钱子中毒的早期症状为头痛、头晕、恶心、呕吐、焦虑、烦躁不安及轻度抽搐，继之出现全身抽搐，感觉器官敏感性增高，牙关紧闭，痉挛，角弓反张，吞咽和呼吸困难。患者通常死于呼吸骤停。士的宁还能增强阻止胆碱酯酶破坏乙酰胆碱的作用，使肠蠕动加强，致腹痛、腹泻。马钱子碱和士的宁极大剂量时均可阻断神经肌内传，呈现箭毒样作用。马钱子也可直接损害肾小管上皮细胞，导致急性肾衰竭、尿毒症。口服士的宁一次5～10mg可发生中毒，30mg可致死亡；服马钱子生药7g可致死亡。中毒潜伏期为30～180分钟。马钱子的治疗量为0.3～0.6g。

〖 中毒的因素 〗

❏ 炮制

马钱子炮制质量的优劣，一般以炮制品士的宁含量作为标准，以降低疗效差、毒性较大的马钱子碱含量为目的。目前砂炒法和油炸法，已被《中华人民共和国药典》收载为法定方法。砂炒法至有爆裂声，表面鼓起，压之即碎，外表变为棕黄色，砂温240～250℃为宜，时间3～4分钟。油炸时油温以250℃为宜。经砂炒或油炸等高温处理，药效低、毒性大的马钱子碱被大量破坏损失，而士的宁被部分破坏，同时生成异马钱子碱、异士的宁碱等毒性小的生物碱。

❏ 配伍

《神农本草经》序中云："若有毒宜制，可用相畏相杀者"。研究表明，酒、汉防己、罂粟壳、麝香和延胡索等可以增强番木鳖碱（士的宁）的毒性，故不宜配伍。该药配伍较大剂量的生地黄、甘草、赤芍、肉桂、麻黄、地龙等可降低马钱子毒性，增加临床疗效，并减少不良反应的发生。

◇ 剂量

马钱子的治疗量与中毒量接近，临床应用时必须谨慎小心，可从小剂量开始，药量为0.3～0.6g，炮制后入丸散剂。士的宁含量控制在6mg左右。因患者体质、年龄等差异，实际应用中应因人而异，以病去为度。

《临床应用注意事项》

马钱子虽有大毒，但治病疗效肯定。临床应用时马钱子必须炮制规范，剂量一定要精确，不适宜人群不用。吕光荣老师认为，马钱子不适宜在下列人群中使用：孕妇和备孕的妇女；心、肝、肾功能不全的患者。有学者提出马钱子不宜生用，用量应符合《中华人民共和国药典》规定，不宜与某些药物同用，如酒、罂粟壳、麝香等；马钱子禁用于孕妇及肝肾功能不全者。注意服药后反应，特别关注患者是否有肌肉颤动的感觉，感觉肌肉有一过性轻微颤动为最佳有效量，此反应也表明不可再加量。服药期间禁止饮酒。

安全应用洋金花

《洋金花事件》

1969年，中国中医研究院农村疾病研究所筹备组设在山西运城稷山农村。第一批的20人分为2组，一组是研究布氏杆菌病，组长是方药中先生；一组是研究慢性支气管炎，组长就是翁老。当时医疗条件很差，就是应用针灸与草药治疗疾病。草药是在当地采，常用的草药是地肤子、地锦草、马齿苋、桑叶、棉花梗、洋金花。翁老当时治疗慢性喘息性支气管炎就用洋金花。洋金花有毒，过量后，出现手舞足蹈症状，经研究发现，洋金花可以使大脑皮下中枢兴奋，而出现上述症状。

【 功效 】

洋金花为茄科植物白花曼陀罗的干燥花，又名闹洋花、凤茄花、风茄花、曼陀罗花等，为各种洋金花之统称。以花朵大、不破碎、干燥、无杂质者为佳。洋金花味辛、性温有毒，归心、肺、肝经。主要功效有平喘止咳、麻醉止痛、解痉止搐。用于哮喘咳嗽、脘腹冷痛、风湿痹痛、癫痫、惊风、外科麻醉等。

本品所含东莨菪碱和少量阿托品是M胆碱受体阻断剂，故具有广泛的药理作用，对大脑皮层和皮下某些部位有抑制作用，但对延髓和脊髓则有不同程度的兴奋作用，特别是对延髓的呼吸中枢。东莨菪碱有一定的镇痛作用，对支气管及胃肠平滑肌有松弛作用；有阿托品样解除血管痉挛、改善微循环及组织器官的血流灌注而具有抗休克作用；有散瞳、调节眼麻痹及抑制汗腺分泌的作用。洋金花生物碱小剂量时，兴奋迷走神经使心率减慢；剂量较大，则阻滞心脏M胆碱受体，使心率加快。

【 中毒表现 】

含多种莨菪烷类生物碱，其中以东莨菪碱亦称天仙子碱含量较高，约占总生物碱的85%；少量，莨菪碱亦称天仙子胺。成人干花中毒量为1～30g。洋金花注射液肌内注射，每日6mg，可导致死亡。中毒后开始发病的时间，间隔短者仅10分钟，最长者为3小时，一般为0.5～1小时。中毒的主要表现为副交感神经功能阻断症状和中枢神经兴奋症状，如颜面及皮肤潮红、躁动不安、谵妄、脉率增快、步态不稳、头晕、幻觉、幻听、口干、口渴、口发麻、呕吐、言语不灵、瞳孔散大、对光反射消失，甚至高热、昏迷、大小便失禁、阵发性抽搐及痉挛等。上述症状多在24小时内消失或基本消失，严重者在12～24小时后出现昏睡、痉挛、发绀，最后昏迷、死亡。因此，对中毒患者，应观察24小时以上。

【中毒因素及临床应用注意事项】

严格按照规定用量应用。本品多作散剂服，0.1～0.2g；如做卷烟吸，每日不超过1.5g；麻醉用，煎服20g，现多以静脉滴注其总碱，0.08～0.1mg/kg，或东莨菪碱0.06～0.11mg/kg，配合西药氯丙嗪、哌替啶及肌肉松弛剂等用之。外用适量，煎汤洗或研末外敷。体虚、青光眼患者及孕妇禁用。冠心病、心动过速、心功能不全、严重高血压、高热、肝肾损害者慎用。

（张兰凤）

第十一节
对中药毒性分级问题的思考

在"药食同源，中药无毒"观念的影响下，中药不合理应用引发"中药不良反应"的报道逐年增多，特别是关木通引起的肾损害不良事件，严重损害了中医药的良好声誉，影响了中药在国际药品市场上的地位。其原因之一是对中药的毒性未能系统地进行研究，以获取有效成分及药效毒理学等客观数据，未能充分地说明中药毒性与毒性分级问题。为此，重新审视中药毒性及加强对中药毒性研究，用科学客观的研究资料阐述中药的毒性并制定毒性分级的客观标准，是中药研究、开发和应用所必需的，也是中医药走向世界所必须重视的问题。

古代对中药毒性的认识及传统分级

古往今来，历代医学家都非常重视对中药药性的研究，在临床中把对中药毒性的探索贯穿始终。历代对中药毒性大致存在三种不同认识。

第一种认识：把一切药物看为毒药。先秦时期《周礼·天官·冢宰》有"医师掌医之政令，聚毒药以供医事"的记载。《素问·移精变气论》云："今世治病，毒药治其内，针石治其外"。《素问·脏气法时论》云："毒药攻邪，五谷为养，五果为助……"。西汉《淮南子·修务训》记载："神农……尝百草之滋味，水泉之甘苦，令民知所避就，当此之时，一日而遇七十毒"。直至明代仍有一些医家谓毒即药，明代《类经·卷十二》云："毒药者，总括药而言，凡能除病者，皆称之为毒药""凡可辟邪安正者，皆可称为毒药"。这种认识对药物的治疗作用和毒副作用不能很好地把握，而将药性与毒性并列，笼统称为"毒药"。

第二种认识：认为药物的偏性为毒性。《素问·五常政大论》云："大毒治病，十去其六；常毒治病，十去其七；小毒治病，十去其八；无毒治病，十去其九。谷肉果菜，食养尽之，无使过之，伤其正也"。把治病的中药分为：大毒、常毒、小毒、无毒四种，且认为药效与毒性大小有关。金元四大家之一的张子和在《儒门事亲·卷二·推原补法利害非轻说》中提出："凡药有毒也，非止大毒小毒谓之毒，甘草苦参不可不谓之毒，久服必有偏胜"，提出了毒性与使用时间有关。明代张景岳则在《类经·疾病类·五脏病气法时》中论述："药以治病，因毒为能，所谓毒者，因气味之偏也……气味之偏者，药饵之属是也，所以祛人之邪气，其为故也……大凡可辟邪安正者，均可称为毒药，故曰毒药攻邪也"。他认为运用药物的偏性来祛除病邪，协调脏腑功能，纠正阴阳盛衰，增强抗病能力，反映了中医"以偏治偏"是药物治病的基本原理。同时张子和与张景岳提出大毒、常毒、小毒、无毒对疾病作用的强弱，认为药也可以无毒。这是中药毒性分级概念的萌芽。

第三种认识：把药物毒性看作是药物的毒副作用，并按毒性大小进行了分类。如东汉时期《神农本草经》列上品药120种，中品药120种，下品药125种。指出下品"主治病以应地，多毒，不可久服。欲除寒热邪气，破积聚，愈疾者，本下经"。并提到药有酸、咸、甘、苦、辛五味，又有寒、热、温、凉四气及有毒无毒之分，这是中药毒性在现存本草文献中的最早记载。这种认识使中药毒性分级初见雏形。但真正在某些具体药物条目下记载毒性的则首见于《吴普本草》。此后，在历代本草的药物条目下，大多都有有毒或无毒的记载，如《名医别录》载录有毒药物131种，唐代《新修本草》载录143种，北宋《证类本草》载录223种，明代《本草纲目》载录361种，并列有毒草专篇。唐代《新修本草》与《中华人民共和国药典》在部分药物性味之下标明"大毒""有毒""小毒"的意义是相一致的。"毒药"则专指那些含有有毒成分，药性峻猛，进入机体易致毒副作用，甚至致人死亡的药物。

古代对毒药毒力分类法并不一致。《神农本草经》将中药分为有毒与无毒两类，作为三品分类标准，指出下品"多毒、不可久服"，但未在毒性程度上进行具体分级。而后世本草著作中开始对毒性程度进行分级，如《吴普本草》按大毒、有毒二级定量分级，梁代陶弘景在《本草经集注》中按大毒、有毒、小毒三级定量分级，唐代陈藏器在《本草拾遗》中按大毒、有毒、小毒和微毒四级定量分级。医药学家李时珍的《本草纲目》中载有药物1892味，内含有毒药物239味；其中大毒者22味，有毒者120味，小毒者78味，微毒者19味，但对一般药物未提是否有毒。后世医家一般认为，使用小剂量发生不良反应且症状出现快而重的称大毒；使用较大剂量出现不良反应，症状出现较慢、较轻的为有毒；大剂量或蓄积到一定程度才出现不良反应而不良反应程度较轻者为小毒；一般不发生不良反应，用超大剂量或蓄积到相当程度才出现不良反应者为无毒。由于缺乏客观定量标准，对中药毒性的分级是不完善的。

现代中药毒性分级

中药毒性可分为广义和狭义两类，广义的中药毒性是指中药治病，药即是毒，毒才能去病；狭义的中药毒性是指应用中药一般剂量或低剂量应用时，也对人体能产生一定的损害作用。

现代对中药毒性做了许多研究，但尚缺乏系统的、客观的中药毒理学实验数据，所以中药毒性的强弱标记不统一，毒性分级不明确。一般认为，药物毒性强弱体现在以下两个方面。一是中药毒性作用所需的剂量，剂量越小，毒性越大；另一是对机体的影响及造成的后果，后果越严重，毒性越大。药物的剂量与毒性作用关系十分密切，许多药物在治疗量时仅有治疗作用，而无毒性作用；当超过治疗剂量时便可发生毒性作用，对机体造成损害。这种损害的强度随着剂量的增加而增加，即药物毒性成分的浓度越高，对机体的毒性作用越强，且多呈直线关系。中药毒性分级方法主要有以下几种。

〖 半数致死量（LD50）分级法 〗

半数致死量是判定药物有无毒性及毒性大小的定量标准。中药毒性越大，LD50值越小，毒性与LD50 呈负相关。一般认为大毒中药LD50小于5g/kg；有毒中药LD50介于5 ~ 15g/kg之间；小毒中药LD50介于16 ~ 50g/kg之间；无毒中药LD50大于50g/kg。2005年张智等人对15味有毒中药小鼠半数致死量的实验研究中显示，《中华人民共和国药典》所记载有毒、小毒、大毒的15味有毒中药中，小毒中药北豆根LD50为52.45g/kg，相当于人临床常用量的350倍，而有毒药物半夏的LD50为397.24g/kg，为临床用药量的2648倍，北豆根与半夏在人用量的比值上相差75倍。可见《中华人民共和国药典》注有小毒和有毒的毒级与LD50的实验结果不符，半夏半数致死量与临床常用量相差如此大的倍数，则应降低该药的毒性级别。由此来看，这种以LD50作为分级方法尚不完善，如以LD50作为分级指标，《中华人民共和国药典》中对有些毒性中药的分级则应重新划分。

〖 多指标分级法 〗

由杨仓良主编《毒药本草》依照临床中毒症状的程度、LD50的大小、有效量与中毒量的距离、剂量的多少、中毒潜伏期的长短等多项指标，对中药毒性进行分级（表2）。之后，翁老对该分级做了毒性判断的定义，凡符合三项以上者均可确定为该毒级。在杜友贵、方文贤编著的《有毒中药现代研究和合理应用》专著中，也认可了这种中药毒性的分级标准。

表2　中药毒性分级

项目	大毒	有毒	小毒
中毒症状	十分严重	严重	一般副反应
脏器损害	重要脏器	重要脏器	少见脏器损害
用量较大时	死亡	死亡	不易死亡
LD50	<5g/kg	5~15g/kg	16~50g/kg
有效量与中毒量距离	十分接近	较远	很远
成人一次服用中毒量	<3g	3~12g	13~30g
中毒潜伏期	<10分钟	10~30分钟	>30分钟或蓄积

近年来在对祛风湿药物的毒性实验中发现，如采用上述标准判定分级，可能有许多《药典》上和历代医书上记载无毒的中药，根据实验所得数据则显示有毒性。以豨莶草为例，豨莶草水煎剂的LD50为146.7g/kg，而水煎醇沉剂的LD50为414.3g/kg。依照2005年版《中华人民共和国药典》规定的临床人常用量，前者为临床用药量的863倍，而后者为临床用药量的2437倍，该数据应显示该药无毒。但该药服用后20分钟动物出现颜面青紫、呼吸急促、蜷缩、倦怠，2~5小时大部分动物出现死亡，亚急性毒性试验显示为肺脏受损（间质性肺炎）。根据潜伏期短，剂量大时出现死亡，中毒症状严重，脏器严重受损，符合上述分级的三项以上指标，又可认为该药毒级应定为有毒，这与《药典》记载豨莶草无毒有所不符。多指标分级法的不足之处在于将成人一次服用中毒量定为指标之一，把临床与动物实验指标笼统地混在一起，不利于准确划分中药毒性分级，是否应将临床毒性与动物实验中药毒性分级相区分，有

待于业内人士形成共识。

当前对常用中药毒性与毒性分级思考

《中华人民共和国药典》（以下简称《药典》）是当今具有法律效力的大型工具书，对中药药材的采集、真伪鉴定、中药饮片炮制、用量、毒性分级的大小均有明确的规定。《药典》记载的有些毒性中药也受到古代医药文献对毒性药物认识的影响，多依据《神农本草经》记载所标记的大毒和有毒之品进行分级。如草乌、闹羊花为大毒，半夏、南星、甘遂、千金子、仙茅、全蝎、金钱白花蛇、牵牛子、常山、商陆、硫黄、蜈蚣、蕲蛇、蟾酥、雄黄等为有毒，这些毒药的记载是基本正确的，是经得起科学验证的。但《本草纲目》所记载毒性药物时也难免漏误，历代本草记载属无毒的中药，现今却时有中毒病例的报道。如艾叶服用过量时，可引起肝细胞代谢障碍而发生中毒性肝炎，还可抑制心脏和呼吸，《药典》将艾叶归为有小毒。而《本草纲目》所记载有小毒的药物如豨莶草，《药典》未标明毒性，动物实验显示有毒性，故应趋于将其归于有毒之列。

但药物和毒物之间的关系非常密切，很难划分明显界线，如西药的洋地黄，中毒剂量和治疗剂量非常接近，临床发生洋地黄中毒屡见不鲜，但并未因洋地黄中毒而禁用该药治疗心力衰竭。其原因关键在于洋地黄能明确它的毒性剂量（极量）、毒性部位、临床安全用药的范围和停药后毒性是否具有可逆性，依此来指导临床用药。由此可见，不论中药还是西药，只要用于临床就必须具有毒性研究的客观实验数据，标明致毒的剂量，临床应用方能安全，否则有可能会造成严重后果。

近年来，国际上对中药不良反应事件屡有报道。小柴胡汤事件、黄连事件、马兜铃事件及千里光、益母草、何首乌出现临床不良反应的报道，均非《药典》所记载的毒性中药，由于国内缺乏系统中药毒性的相关研究资料，面对国外中药相继出台的一些禁令，难以及时做出有理有据、科学可信的应对措施，其原因之一在于没有对中药做过系统的毒性研究。国外报道的这些中药毒性，因《药典》未标明毒性，故一经报道不良反应的发生就会放大对中药毒性的渲染。因此，界定中药毒性和毒性中药分级是一项十分重要而紧迫的工作。应对中药有毒或无毒的认识做进一步的系统研究。

【合理使用中药，规范中药安全监管】

中药安全监管包括中药原生药产地、药材的真伪鉴定、饮片炮制、临床中药合理使用等内容。由于安全监管缺乏规范，使中药毒性分级受到很大限制。不合理使用中药引起毒性反主要由以下原因所致：中药含有毒成分剂量过大或使用不当；辨证配伍用药不当；有配伍禁忌者；药材未经炮制或炮制不当；煎煮时间不足；误服误用伪品；应用污染或变质的中药和用药时间过长；中药注射剂质量不好；外用制剂辅料使用不当；用药途径不当，以及年龄、性别与体质差异都有可能引起不良反应。故应尽快规范中药安全监管和临床用药标准，减少毒副作用。

【对《药典》所记载的中药进行系统毒性研究】

2005年版《药典》所记载的毒性中药小毒25种、有毒37种、大毒10种，除张智等对15味有毒中药（生药）小鼠口服半数致死量的实验研究外，多数有毒中药的现代研究是提取毒性成分腹腔注射测定LD50。有些有毒中药如干漆、木鳖子等直接延续本草著作中记载，缺乏系统的中药毒性研究。

中药治病用中药饮片配伍煎煮后服用（即煎剂）。有必要对《药典》记载的常用中药饮片、生药，根据定量毒理学方法（如半数致死量LD50等）进行系统毒性研究，把每种中药，无论是野生的还是种植的，只要是市场流通的商品中药各种药材品种，至少要先进行急性毒性试验。以豨莶草为例：豨莶是菊科植物，分为豨莶草、腺梗豨莶、毛梗豨莶，它的地上部分作为中药入药，应对豨莶的每一品种进行半数致死量测定。笔者认为进行常用中药材、饮片毒性研究可分为以下三个步骤。从《药典》每一类常用中药材、饮片测定LD50入手：是否可将筛选出测得LD50的中药材、饮片界定在有毒中药的范围内；通过动物实验，依据毒性多指标分级法，对中药材、饮片毒性分级；进一步研究毒性中药材、饮片对脏器的损害、提取毒性成分。在对中药材、饮片毒性系统的研究中，根据所测定LD50等实验数据初步判定每种中药材、饮片是否有毒性，基本明确《药典》已记载的毒性中药材、饮片的毒性大小。标明LD50，结合临床制定临床安全用药的范围。

《药典》所载中药材、饮片的毒性研究需要投入足够的人力、物力才能取得可靠的实验数据，这就需要引起有关部门的重视，列入相关的国家计划，制定相关的政策和经费支持。这样才能做到整体协调，资源集成，联合推进，才能完成。

〖制定中药毒性分级标准〗

采用LD50作为中药毒性分级方法是一个便于比较的相对指标，但仅依靠LD50的大小与临床常用量之比，判定中药的毒性大小和分级是不完善的。以上述豨莶草为例，只依靠LD50与临床常用量不能说明该药有毒，此方法可能会造成许多中药毒性的遗漏。且不能据以区分毒性作用的特点，应结合其他多项毒性指标综合评价，结果才更可靠。笔者认为在中药毒性系统研究未完成前，建议组织专家进行充分的论证，以制定中药毒性试用分级标准，以应当前之需。

总之，只有依照客观科学的实验数据，对中药毒性进行分级才能得到国际医药市场的认可。使得人们比较正确的认识中药的毒副作用，相信中药安全使用的科学性，让中医药安全地走向世界。

（关建红　翁维良）

第十二节
合理应用有毒中药雄黄

合理应用雄黄的意义

雄黄最早记载于《神农本草经》，被列为中品，有毒。且《神农本草经》谓其"味苦，平寒。主寒热，鼠瘘，恶疮，疽痔，死肌，杀精物，恶鬼，邪气，百虫毒，胜五兵。炼食之，轻身神仙。一名黄食石。生山谷"。它已有两千多年的应用史，被广泛用于养生保健和治疗多种疾病。

雄黄目前在临床多被用于皮科、外科及内科的疑难杂病，且多在成方中使用。2000年版《中华人民共和国药典》（以下简称《药典》）收载中药成方制剂458个，其中含雄黄的制剂23个，而《部颁药品标准》中药成方制剂1~20册中收载含雄黄的制剂更多。2005年版《药典》收载含雄黄的中成药共26种，包括小儿化毒散、牛黄解毒丸、牛黄解毒片、阿魏化痞膏、珠黄吹喉散、六应丸、七珍丸、小儿惊风散、小儿清热丸、牙痛一粒丸、牛黄抱龙丸、牛黄清心丸、安宫牛黄丸、安宫牛黄散、红灵散、医痫丸、局方至宝散、纯阳正气丸、梅花点舌丸、紫金锭、暑症片、痧药等，约占《药典》成方总数的5%，而且有逐渐增多的趋势。自20世纪50年代以来，含雄黄的复方制剂或单方用于治疗血液系统疾病、恶性淋巴系统疾病，甚至乳腺癌、宫颈癌、肝癌、胃癌、食管癌等实体瘤，取得了明显的治疗效果。中国中医科学院西苑医院血液科运用青黄散（由青黛、雄黄组成）治疗血液病已有50多年，对急性早幼粒细胞白血病、慢性粒细胞白血病等病都有很好的疗效。如周霭祥等于1985~1999年将青黄散用于治疗慢性粒细胞白血病86例，完全缓解率达72.09%；徐述等用青黄散治疗骨髓增生异常综合征55例，完全缓解率20%，有效率74.5%。含硫化砷药物在其他一些医院也有应用。如北京大学人民医院血液病研究所应用高纯度天然四硫化四砷单药治疗急性早幼粒细胞白血病，不论是诱导缓解，还是巩固维持治疗都有显著疗效。

由于雄黄在治疗沉疴痼疾方面发挥着不可替代的作用，所以长期以来，尽管其不良反应时有发生，但是临床一直在应用。且研究观察发现，雄黄的毒副作用很多情况是因使用不当导致的。

翁老认为，"用药如用兵"，尤其在使用有毒药物时，必须"知己知彼方能百战不殆"。因此，他一再强调要合理使用有毒中药材，尤其是雄黄，使其在安全可控的前提下尽可能发挥治疗作用，这对最大限度地发挥中药材治疗疑难疾病的优势具有重要的意义。

雄黄的毒性

雄黄为硫化物类矿物雄黄族，别名明雄黄、黄石、石黄、熏黄、鸡冠石、天阳石。主产于湖南、贵州、云南、四川等地。

雄黄为含砷化合物的中药。砷的毒性与砷化合物的化学形态、溶解度，以及摄入人体的剂量、吸收速度、途径等有关。雄黄的主要成分为二硫化二砷（As_2S_2），几乎不溶解于水，也不溶解于盐酸，其内服和外用均不容易被吸收，因此As_2S_2本身的毒性较小。重要的是，雄黄含有可溶性三氧化二砷（As_2O_3），俗称砒霜。它为雄黄的有毒成分，可通过皮肤、呼吸道和胃肠道被吸收。砷为一种细胞原浆毒，进入机体后作用于酶系统，可抑制酶蛋白的巯基，特别易与丙酮酸氧化酶的巯基结合，使之失去活性，从而减弱酶的正常功能，阻止细胞的氧化和呼吸，严重干扰组织代谢；砷尚能损害细胞染色体，阻止细胞的正常分裂；也可麻痹血管平滑肌以及损害神经细胞，造成广泛的神经系统病变；还可引起肝、肾、脾及心肌的脂肪变性和坏死。砷在人体器官中蓄积到一定程度，会导致器官产生病理改变，严重时可导致多器官功能衰竭。

王峰蓉等对多剂量口服含硫化砷药物治疗急性早幼粒细胞白血病

的临床研究发现，药物主要不良反应有心电图Q-T间期延长、转氨酶升高、胃肠道不适、皮肤红斑等，个别患者还出现尖端扭转型室性心动过速等致命性心律失常。所以，在连续口服多剂量含硫化砷药物时，需密切监测心脏毒性等不良反应。患者在服药期间血砷浓度平稳，尿砷个体差异较大，血砷和尿砷均在末次服药后达到最大，在停药后14天下降至低水平，但均未降至正常水平；多剂量组患者服药后第28天发现砷明显升高，约为服药前的10倍。这些均说明砷可在体内蓄积，长期服药应注意其对肝、脾等器官的慢性毒性影响。

动物实验也证实，雄黄有毒。持续6周给小鼠灌胃生雄黄125mg/kg，对肾脏损害不明显，肾小球稍有充血，肾小管上皮细胞出现水肿，间质血管中性粒细胞浸润，组织形态基本正常。但增加剂量至250mg/kg时，对肾脏损害较为严重，肾小球充血较明显，肾小囊腔明显狭窄，囊壁增厚，并有少量由增生的球囊壁层上皮细胞和渗出的单核细胞组成的新月体形成，肾小管特别是近曲小管上皮细胞水肿，间质血管充血，部分上皮细胞坏死脱落，肾小管重吸收和排泌功能下降，导致水电解质和酸碱平衡失调，从而影响肾功能。动物实验发现，雄黄中的砷具有吸收快排泄慢的特点，这是因为砷在体内有"二次吸收"现象，即机体内的巯蛋白组织如毛发、皮肤、指甲等最易与砷结合。当血液中其余的砷排泄到一定程度时，毛发、皮肤、指甲便将砷释放出来，使血液中的含砷量第二次升到高峰，造成机体对砷的第二次吸收。

雄黄毒性的临床表现

雄黄超量或长期服用会出现中毒反应，表现为口干、咽喉干痛、口渴、吞咽困难、口中有金属味、流涎、恶心、剧烈呕吐、腹痛、腹泻、头痛、头昏、眩晕、呼吸困难、肌肉疼痛、痉挛、谵妄、血管麻痹、吐血、咯血、便血、眼结膜充血、鼻出血，还可造成肝、肾损害而引起转氨酶升高，出现黄疸、血尿、蛋白尿、尿闭等，严重时可出现肾衰竭而致昏迷。雄黄的毒性是全身性的，包括各个系统。

（1）消化系统。表现为对黏膜有刺激性，造成消化道黏膜腐蚀，出现口腔黏膜充血、水肿，或糜烂、出血，吞咽困难。急性中毒者可出现剧烈腹痛、恶心、呕吐、腹泻、腹胀、口腔金属味；严重者可造成水电解质紊乱，肝脏脂肪变性，中毒性肝炎或急性、亚急性黄色肝萎缩，休克，乃至死亡。慢性中毒者的消化道症状表现为食欲减退、疲倦、恶心、呕吐、腹泻或便秘等。

（2）神经系统。急性中毒者可出现四肢麻木、感觉减退、头晕、头痛、烦躁不安；严重者可出现抽搐、惊厥，甚至死亡。慢性中毒者，可出现头昏、头痛、全身乏力等神经衰弱症状，并可导致周围神经炎。

（3）心血管系统。可出现心悸、胸闷、发绀、血压下降、心力衰竭等；心电图可出现窦性心动过速、房室传导阻滞、心肌缺血等。

（4）泌尿系统。可引起水肿、少尿、无尿、蛋白尿，乃至肾衰竭。

（5）血液系统。主要表现为尿血、衄血等，过量服用可引起单纯性红细胞再生障碍性贫血和溶血性贫血；慢性中毒者可出现血液细胞数目和形态的改变，血液中出现小红细胞，可出现贫血，严重者可引起再生障碍性贫血。

（6）皮肤及附属器官损害。此类不良反应最为多见。主要表现为固定性药疹、麻疹样或斑疹样药疹和剥脱性皮炎等，长期大量服用引起皮肤色素沉着，被称之为砷性黑皮病。此外，还可引起指甲失光泽、变色及脱发等不良反应。

导致雄黄出现不良反应的因素

【炮制工艺及产地】

关于雄黄炮制的记载始见于《神农本草经》。历代沿用的炮制法主要有干研法、水飞法、煮法、熬法、油煎法、火飞法等。雄黄不可用火炮制，否则会产生剧毒的As_2O_3。近代对雄黄的炮制方法又加以改进，研究发现酸洗法和碱洗法去除毒性成分As_2O_3的作用优于其他炮制工艺，其中酸洗法的去毒效果尤为显著。雄黄不可加热，不可入煎剂，否则导致中毒。

〖 长期使用 〗

某些中药长期服用易导致蓄积中毒。例如，含汞、铅等金属药物长期应用可蓄积中毒，黄花夹竹桃长期使用会发生洋地黄样蓄积中毒反应。梁爱华等人对雄黄中砷的蓄积性研究发现，在雄黄中的可溶性砷含量小于或等于1.7mg/g的条件下，人（体重60kg）服用雄黄的相对安全剂量约为160mg，用药时间为1～2周；20mg，用药2～4周；10mg，用药4～6周。

〖 超量使用 〗

（1）为获得疗效超出《药典》规定量使用。2010年版《药典》中草药项中明确规定雄黄的剂量为每日0.05～0.1g，由于儿童剂量无法使用按千克体重计算的方法，因此遵循儿童用药减半的原则，雄黄用量应在每日0.025～0.05g。统计发现，《药典》中超过雄黄每日最大摄入量的药品达12种，其中4种药品中雄黄用量竟然超过成人日服用剂量50%。在雄黄超标的药物中包括儿童用药5种，占41.67%。特别是小儿惊风散，其既含有朱砂，又含有雄黄，雄黄的服用剂量竟然超过了《药典》规定成人日服用限量的1倍。这些药物多被用于6岁以下的儿童，而其最大日摄入量竟然超过了成人服用剂量的2倍，这对于儿童用药是一个极大的隐患。在治疗中风、偏瘫和一些慢性疾病时，需要长时间服用含雄黄的药品，但是这些药品中雄黄的日摄入量超国家标准，长期服用具有极大的蓄积中毒风险，所以这类药品的服用应慎重。

（2）患者不遵守医嘱，擅自超量服药而致的各种毒性反应，或者擅自购买药物，随意加大药物剂量、超剂量用药导致中毒。

（3）个体差异导致相对超量使用。不同年龄、性别、身体素质、生理状况的患者，对药物的敏感性、反应性、耐受性不同。有的人对无毒药品尚可引起不良反应，如妇女哺乳期就对许多药物反应敏感，因此对于此类患者运用雄黄时更要谨慎。

【 中成药说明书不规范 】

这样致使患者不能通过阅读说明书了解成药中的毒性成分，盲目使用，尤其是OTC范围的药物。

目前，含雄黄的中成药的使用说明书中绝大部分没有"注意事项""不良反应""禁忌证"的相关内容，不能起到指导患者用药的作用，如缺乏中医药知识的人误认为牛黄解毒片这类药不但在上火、牙痛、便秘时可以吃，而且会在出差、旅行时备用，视同保健药品。有些说明书中没有明确疗程。对于肝、肾功能不全者、孕妇、产妇、儿童等特殊人群没有任何提示。有些说明书虽有提示，但过于含糊笼统，难以掌握，如"不宜长期大量服用"。药品说明书夸大药物的功能主治，但对不良反应却避而不谈，也将人们引入使用的误区。

【 民间偏方、验方的使用 】

雄黄早期是作为一种主要的炼丹原料用于人体，有强健身体之效，端午节喝雄黄酒在我国的历史由来已久，江浙地区的民谚"五月五，雄黄烧酒过端午"，所以，民间有一些含有雄黄的偏方、验方流传使用。而这些雄黄制剂的使用缺乏《药典》或中医专业人员的指导和规范，更容易出现不良反应。

合理使用雄黄应采取的措施

加强雄黄的不良反应监测

临床医生要告知患者可能发生的药物不良反应，以使患者在充分知情的情况下选择用药，使患者从使用者的角度关注可能出现的药物不良反应，及时发现，及时处理。加强对患者服药期间及停药后的血、尿砷监测，密切观察其毒副作用。对于长期服用者，还要观察砷的蓄积毒性。

完善含雄黄制剂的说明书，指导患者合理使用

目前，国家食品药品监督管理总局正在组织清理、整顿、规范药品的使用说明书。在中成药的使用说明书中提供全处方，是保证医患双方合理用药的最基本的条件。建议在含雄黄成方制剂说明书中添加"不良反应"项，附标识性警示，提示该药存在或可能存在的不良反应，并对早期中毒症状进行描述，注明出现早期中毒症状应立即到医院就诊；在"用法与用量"项中注明使用的疗程；在"注意事项"中注明必须在医生指导下使用，严格掌握适应证，避免长期、超量服用，用药过程中注意监测血、尿砷浓度和肝、肾功能，超过正常值者立即停用；孕妇及哺乳期妇女禁用，老年人、过敏体质或肝功能不佳者慎用；添加"药物相互作用项"，注明可能与含雄黄制剂发生相互作用的药物。

合理炮制，减少毒性

通过合理的炮制可以减少其毒性成分的含量，以减轻毒性。采用不同的炮制方法，其毒性也有较大差别，水飞法为2010年版《药典》推荐使用的炮制方法。水飞法炮制的雄黄其As_2O_3的含量较低，水飞次数越多，雄黄中的As_2O_3的含量越低。另外，使用稀酸洗法能更好地溶出As_2O_3，更有利于去除其毒性成分。

应注意的是，即使通过炮制能降低毒性成分含量，但是仍有可溶性砷盐残留，故剂量较大时仍可引起中毒，所以临床应用时应严格限制剂量。

〖 注意配伍使用 〗

雄黄不宜与含铁制剂配伍，因二者相互作用可生成硫代砷酸盐，使疗效降低；也不宜与硝酸盐合用，因硝酸盐可使硫化砷氧化，从而增强毒性。

总之，由于雄黄所含As_2O_3有毒并在体内有蓄积性，不良反应时有发生。临床上所报道的服用雄黄中毒的病例多为不合理用药引起，因此合理用药是防止雄黄中毒的主要途径。

翁老强调，中医的发展在于继承，我们要对中医药的精华潜心研究、认真保护。面对雄黄容易出现毒副作用的问题，不能回避，更不能弃之不用，而是要通过合理使用，避免其毒副作用，发挥其治疗疑难疾病的优势，保持中医药治疗疑难病证的优势。

（寇秋爱）

第十三节
如何安全应用中药注射剂

翁老一直从事中药临床应用的安全性评价工作，在药物的合理应用及安全性评价方面做了大量的工作，作为主编或编委完成了《中药注射剂临床应用指南》《中药不良反应与合理用药》等专著，特别是在中药注射剂的临床合理应用方面，积累了丰富的经验。翁老多次强调，中药注射剂的合理应用要重视以下几点：遵循说明书，重视中医辨证用药，关注特殊人群，严禁混合配伍，加强用药监测，规范临床操作等。

遵循药品使用说明书

翁老指出，药品说明书是对药品依法审评的结论，也是规范一般临床医护人员正确用药的标准，具有法律效力。《中华人民共和国药品管理法》和《中华人民共和国药品管理法实施条例》对药品说明书的内容做了严格而明确的规定，以保证药品说明书内容的规范性及准确性。药品说明书应当包含药品安全性、有效性的重要科学数据、结论和信息，用以指导安全、合理使用药品。药品说明书的具体格式、内容和书写要求由国家食品药品监督管理总局制定并发布，遵循药品使用说明书是监测中药注射剂不良反应发生的最基本措施。

【掌握适应证，重视中医辨证用药】

翁老强调，中药注射剂临床应用应严格按中药注射剂说明书中规定的"功能主治""适应证"范围使用，不能随意增加。中药注射剂的适应证包括了西医的疾病诊断和中医的辨证诊断，要同时符合病证结合模式下的适应证选择，临床用药的适应证选择既要符合西医的疾病，又要符合中医的辨证，中药注射剂不良反应/不良事件的发生多是由于超说明书范围用药导致的。

中药注射剂临床使用应辨证用药。据文献报道，90%的中药注射剂由西医所开，这些临床医生在应用中药注射剂时，在适应证的选择上常少了辨证论治。中医治病讲究辨证施治，中医理论中病有寒热虚实之分，中药有四气五味，中药注射剂也不例外，应在中医的理论指导下应用（对证下药）。以脉络宁注射液与清开灵注射液为例，二者均可用于治疗脑血管病，但适宜病证存在差异。脉络宁注射液由玄参、石斛、牛膝、金银花等中药提取物制成，具有清热养阴、活血化瘀的功效，它的适应证是阴虚内热血瘀证；清开灵注射液主要由人工牛黄、水牛角、金银花等成分组成，功用为清热开窍、豁痰解毒，适宜于实热证。若不辨证论治，则会引起不良反应。

另外，翁老强调，临床应用时要区分是否为中药注射剂，需要注意的是，有些注射剂虽然也归类在中药注射剂中，但其已经不具备中药的特征。如川芎嗪注射液，主要成分是化学合成，和中药的川芎已经不是同一类物质，临床应用也不能与川芎等同。真正的中药注射剂要遵循辨证用药。

〖关注说明书中的安全性信息提示〗

说明书中的安全性内容集中反映在"不良反应""禁忌""注意事项""孕妇及哺乳期妇女用药""儿童用药""老年用药""药物相互作用""药理毒理""临床试验""药代动力学"等项目中。目前，安全性信息在说明书中的详略不一，对于"不良反应"中"尚不明确"的中药注射剂产品，有可能是其不良反应确实少而小，但也可能是存在不良反应，甚至是严重的不良反应，只是尚未收集、整理、归纳明确而已。法规已明确"凡未将药品不良反应在说明书中充分说明的，由此引起的不良后果由该生产企业承担"。为对患者负责，凡是同一品种，若有的生产企业产品说明书安全性项目是"尚不明确"，有的企业产品说明书安全性项目已具体明确的，医疗机构应该采用后者，并按说明书使用。如果同一个品种，各生产企业产品说明书都是"尚不明确"，临床使用时也可关注相关文献是否报道了该品种的不良反应/不良事件。因此，医护人员应正确阅读中药注射剂说明书中的安全性信息，关注文献对相关品种报道的不良反应的相关信息，并根据说明书的要求予以合理应用。这些都是减少不良事件发生的关键。

〖遵循说明书中的用药剂量〗

中药注射剂说明书"用法用量"项中对用量有严格规定，临床用药要按说明书用量规定使用。超量使用也是造成中药注射剂不合理使用引起药源性疾病的原因之一，随意加大剂量可能造成不良后果。如葛根素注射液可导致急性血管内溶血，如不及时发现、治疗，会危及生命。血塞通注射液说明书规定：肌内注射一次100mg，静脉注射一次200～400mg。而631例血塞通注射液不良反应分析中用药量超过400mg的有186例，占29.48%。其中60岁以上的有78例，占41.94%。说明超量使用是不良反应发生的原因之一。尤其老年人超量使用风险更大。

中药注射剂有其安全用量范围，能防止增加不良事件发生的风险。临床应严格按照说明书推荐或规定的剂量给药。医院内静脉用药调配中心药师可通过审核输液处方及时发现并纠正超剂量、药物浓度过高、溶媒不合理等问题，保障用药安全有效。

〖 限制用药疗程 〗

临床上为了维持药物在体内的有效浓度，达到治疗目的，需要连续用药至一定的次数或时间，这一过程称为疗程。疗程长短和用药间隔时间，是根据病情、药物的作用和体内代谢过程来决定的。中药注射剂说明书上一般有给药的疗程，如热毒宁注射液说明书中规定：上呼吸道感染患者疗程为3日，急性气管–支气管炎患者疗程为5日；或遵医嘱。脉络宁注射液说明书中规定：每日1次，10～14天为1个疗程，重证患者可连续使用2～3个疗程。临床遵照执行时也要把握"中病即止"的原则。中药注射剂的优势在于快速取效，适宜急证处理，对于慢性病证，其风险较口服用药大。因此，取效后可改用口服制剂，避免长期使用带来的不良事件或不良反应。用药后若无显著疗效，也应改变治疗方案，更换其他药物。

总之，说明书是指导临床用药的依据，中药注射剂生产企业要加强中药注射剂风险控制，深化中药注射剂不良反应研究，随着研究的深化，应该经常修订说明书，修改和完善药品说明书也是防止中药注射剂不良反应的重要环节。发现新的问题，随时修订，提醒临床医生注意合理使用药物。

关注特殊人群的用药安全

老年、婴幼儿、孕妇为特殊人群，翁老强调，婴幼儿、孕妇一般情况下应避免使用中药注射剂。对老年、肝肾功能不全的患者，也一般不建议使用中药注射剂，尤其静脉注射给药的风险远大于口服或肌内注射。老年、肝肾功能不全的患者使用中药注射剂要严格把握适宜病证，不可盲目使用。若中药注射剂说明书上标明可用时，使用则要加强监护，密切观察，且可适当调低用量，减慢滴速以减少风险。

儿童正处于生长发育期，其组织器官发育不成熟，对药物作用敏感，比成人更易发生不良反应。据河南省食品药品评价中心数据涉及清开灵注射液药品不良反应（ADR）/药品不良事件（ADE）病例报告3660例，其中0～14岁儿童861例，占总例数23.52%；3岁以下儿童364例，占儿童总数42.28%。说明儿童不良反应发生率高于成人，尤其3岁以下为高。因此，儿童合理使用中药注射剂十分重要。对儿童用药，建议能口服给药的，不选用注射给药；能肌内注射的，不选用静脉注射；必须静脉注射的要加强监测。说明书中未规定可以用于儿童的注射剂，不建议给儿童应用。

另外，过敏体质患者易发生不良反应，在正常剂量或小于正常剂量的情况下也可发生严重的不良反应；而既往有过敏史者更易发生较严重的不良反应。患有过敏性疾病者，过敏反应发生率比无过敏性疾病者高，应慎用中药注射剂，对某种中药注射剂或其中某成分过敏的患者，不宜使用同类或含有同种成分的注射剂。因此，用药前应详细了解患者过敏史，包括食物（如海产品）、花粉类及药物过敏史或家庭过敏史。对于有过敏体质的患者应预先提醒，尽量避免使用中药注射剂。对已发生过敏患者，一定要告知患者及家属其过敏药物，避免再次应用引起严重后果。

严禁混合配伍

中药注射剂应单独使用，严禁混合配伍，重视配伍禁忌。由于中药成分复杂，针剂的研制和应用时间相对较短，至今不少中药注射剂与其他药物的配伍尚未进行很好的研究，因此应严格遵守药品说明书单独使用，谨慎考虑其他药物与中药注射剂的间隔时间及药物相互作用等问题，不宜与其他药物在同一容器中混合使用。有研究表明，中药注射剂与其他注射剂混合，多种药物间可能发生氧化、水解、聚合反应，出现颜色改变、浑浊或沉淀，同时会伴有药物成分的变化，影响疗效，甚至可能产生新的致敏性物质，导致不良反应。如清开灵注射液，由于其中含胆酸和黄酮类化合物，在酸性环境中易产生沉淀。将清开灵注射液分别与硫酸卡那霉素、维生素B_6注射液混合后即出现浑浊；与青霉素、盐酸林可霉素、维生素C注射液混合后放置8小时，有效成分含量有所下降。

因此，中药注射剂宜单独使用，说明书上也要求避免与其他药物混合静滴。但临床上在两组或两组以上液体序贯静脉滴注的情况还较多。对确实需要两组或两组以上液体治疗的情况下，应分别输注，中间须适当间隔一定时间，不宜序贯给药，以防止两种药物在血液中混合发生反应，引起不良反应/不良事件的发生。

规范临床操作

翁老指出，结合目前研究结果，以下临床操作规范是影响中药注射剂安全应用的重要因素，应该引起重视。

〖禁止将中药注射剂肌内注射给药改为静脉滴注〗

不同的输注方式对中药注射剂的质量要求不同，因此不能随意变更注射途径。临床上有少数医生擅自将肌内注射的针剂加到输液中静脉滴注，这是禁止的。有些医生使用中药注射剂时，不注意说明书中的使用方法要求，擅自将肌内注射给药改为静脉滴注，结果导致不良反应的发生。

〖控制输液速度〗

中药注射剂输液反应是输液治疗中经常遇见的事情，其中输液速度不当是其主要原因。输液速度过快可使循环血量急剧增加，加重心脏负荷，引起心力衰竭和肺水肿，这种情况尤其多见于原有心肺疾患的患者或年老患者。中药注射剂血药浓度升高过快，超过安全范围而产生毒性作用。高渗溶液输入速度过快时，可引起短暂的低血压。输液速度过慢，血药浓度低于应有的治疗浓度，达不到治疗效果。

中药注射剂输液速度常根据患者的年龄、病情、药物性质来调节，一般成人60～80滴/分，儿童20～40滴/分，老年、体弱、婴幼儿及颅脑、心肺疾病患者输液均宜以缓慢的速度滴入。中药注射剂滴速要适当慢些，用药前10分钟内滴速宜控制在15～20滴/分，并对患者进行密切观察，10分钟后若无不良情况发生再将滴速调至30～40滴/分。气温较冷时，血管刺激明显，要适当采取保暖措施。许多中药注射剂说明书中，对滴速都有明确的要求，如得力生注射液说明书：红参、黄芪、蟾酥、斑蝥。静脉滴注。将本品40～60ml用500ml 5%葡萄糖注射液或氯化钠注射液稀释后使用，滴速以不超过每分钟60滴为宜，一日1次。每疗程首次用量减半，用500ml 5%葡萄糖注射液或氯化钠注射液稀释后使用，缓慢滴注，滴速为每分钟不超过15滴，如无不良反应，半小时后可逐渐增加滴速，以不超过60滴为宜。45日为一疗程。

〖使用前检查中药注射剂药品质量〗

注意药品质量，一个疗程内尽量使用同一厂家的同一批号的产品。出现浑浊、沉淀、颜色异常加深等现象不能使用。遮光、密闭保存。保存不当可能影响产品质量，使用前请认真检查，如发现本品出现浑浊、沉淀、变色、漏气或瓶身细微破裂者，均不能使用。

〖选择合适的溶媒〗

溶媒是小容量中药注射剂输入静脉的载体。溶媒的选择对于保证药物成分的稳定性至关重要。因为在药液溶解或稀释时，药液内微粒会剧增，而不溶性微粒可引起静脉炎、肉芽肿、热原反应、过敏反应、局部组织的血栓和坏死、肺水肿等。中药注射剂要依据注射剂本身的酸碱性等特点来选择适宜的溶媒稀释。有研究表明，输液pH值低于5.9很容易引起静脉炎。微粒的增加与稀释后pH值的改变有较大关系。因此，合理选择溶媒是有效降低中药注射剂不良事件的措施之一。临床医生在使用中药注射剂时应严格使用说明书推荐的溶媒，以减少不良事件发生的风险。

〖洁净中药注射剂配制环境，加强无菌操作〗

净化操作环境可明显减少配制过程中热原和微粒的侵入，治疗室、输液室、病房要保持清洁、空气流通，用紫外线消毒每日1~2次，严禁非工作人员进入治疗室。治疗室应安装空气净化设施或配备净化无菌工作台，改善配液操作环境。有条件的医院可建立静脉配置中心，由专职人员在万级洁净密闭环境下严格按照无菌配制技术配制药物，这样可以保证静脉输液的无菌性，同时减少微粒污染。

〖规范加药方法和控制配置时间〗

配液时应注意药液配制顺序、加药方法，尤其是粉针剂，应注意先将药物充分溶解后，再加入输液中；直接用输液溶解，可导致溶解不充分、微粒数增加。如双黄连粉针应先用注射用水充分溶解，再加入到输液中。配药后放置时间也会影响药液微粒和稳定性，放置时间越长越会增加污染的机会。有些药品对配液时间有明确规定，如灯盏花素注射液要求用氯化钠稀释后在4小时内使用，清开灵注射液稀释后应在4小时以内使用。因此，应尽可能缩短药物配液后搁置的时间，最好现配现用，切忌为了工作方便，而将大量液体一次性全部配好待用。

【选用带终端的输液器】

输液器终端可有效截留各种途径产生的输液微粒，是避免直径较大微粒进入人体的最后关卡，所以选用合格的输液器非常重要。

加强用药过程监测

不良反应发生的时间多在用药过程中，初次用药时发生率较高。输液过程中，应密切观察患者的反应，尤其是加强对首次使用的患者和开始给药后1小时内的观察，发现问题立即停药并做相应处理。病房须准备好抗过敏、抗休克的急救药物和用具。

中药注射剂安全性问题十分复杂，包括若干环节，必须在研发、生产、销售、储存、使用等各个环节全面加强管理，多管齐下，才能提高整体安全水平。不仅政府部门要对中药注射剂研发、生产、流通加强监管，加快制定合理使用中药注射剂的指南；相关企业也要加强基础研究，尤其是与西药联合使用安全性的研究，同时提高中药注射剂的质量。此外，使用环节更不容忽视，再好的药，若使用不当，也难以发挥应有功效，甚至还会适得其反。因此，作为药品的最终使用者，临床医护人员必须加强规范使用中药注射剂的意识。

翁老强调，临床医护人员应高度重视中药注射剂的科学合理使用，使用中药注射剂要遵循《中药注射剂临床使用基本原则》。与西药和中药其他剂型相比较，中药注射剂有其特有优势，但也存在较多风险，临床操作必须结合患者的具体病情，综合分析，权衡利弊，确保患者承受最小风险，获得最大利益。

（高　蕊）

参考文献

［1］陈建玉，张惠霞. 从清开灵ADR/ADE报告和说明书分析看儿童安全用药［J］. 中国药物警戒，2010，7（7）：417–420.

［2］高天，王文莉. 葛根素注射液不良反应分析［J］. 中国中医药信息杂志，2002，9（10）：74.

［3］李文武，张惠霞，杨莎莎，等. 631例血塞通注射液不良反应/事件报告分析［J］. 中国药物警戒，2011，11（7）：690–693.

［4］钟云红. 静脉用药调配中心不合理处方分析［J］. 首都医药，2011，313（18）：36.

［5］胡燕琴. 34例灯盏细辛注射液的不良反应报告分析［J］. 北京中医药，2011，30（216）：621–623.

［6］曾聪彦，丘凯悦. 189例穿琥宁注射剂不良反应文献分析［J］. 中国药物警戒，2011，12（8）：759–762.

［7］杨乐. 喜炎平注射液上市后安全性风险分析［J］. 中国药物警戒，2011，12（8）：729–731.

［8］黄元，任经天，郭晓昕. 从复方丹参注射液配伍研究探讨配伍对中药注射剂安全性的影响［J］. 中国药物警戒，2010，12（7）：738–740.

［9］吕爱平，王丽颖. 加强中成药合理使用的建议［J］. 中国中药杂志，2011，36（20）：2762–2763.

［10］张智. 15味有毒中药小鼠半数致死量的实验研究［J］. 中国中医基础医学杂志，2005，6（11）：435–436.

［11］杨仓良. 毒药本草［M］. 北京：中国中医药出版社，1993，14–15.

［12］翁维良. 临床中药不良反应的探讨［J］. 中药新药与临床药理，1996，7（2）：4.

［13］杜友贵，方文贤. 有毒中药现代研究和合理应用［M］. 北京：人民卫生出版社，2003：78.

［14］关建红. 豨莶草水煎醇沉物对小鼠的急性毒性［J］. 中国中药杂志，2005，30（21）：1564.

［15］方药中. 中医内科学［M］. 上海：上海科学技术出版社，1984.

［16］朱文锋. 中医诊断学［M］. 上海：上海科学技术出版社，1984.

［17］时逸人原著，时振声改编. 外感热病证治要义［M］. 北京：中国医药科技出版社，1988.

［18］赵水平，彭道泉. 现代临床科研方法［M］. 长沙：中南大学出版社，2001.

［19］梁万年. 临床医学研究方法［M］. 北京：北京科学技术出版社，2002.

第十四节
名老中医经验传承研究方法及应用探讨

名老中医是中医学术和临床发展最高水平的代表，是将中医理论、前人经验与现代临床实践相结合的典范，是中医学术创新发展的源泉。名老中医临床经验和学术思想的传承研究，不仅继承了中医药独具特色的理论体系、临证经验和诊疗技术，还推动了中医学术进步和理论创新。在传承研究中，以名老中医的诊疗疾病为切入点，重点关注辨证的依据、治疗的着眼点、立法组方的思路、遣方用药的特色等，将学术理论思想通过临证思辨转化为临证经验。在对这一临证经验进一步验证的基础上，实现推广应用。

　　翁老认为，对于临证经验的验证，中医有其特殊性。中医治疗疾病产生疗效的本质是辨证论治，在诊治过程中其将重点放在对个性特征的辨析上，针对不同患者的特点进行调整，治疗效果也会受到患者主观意愿及外界环境的影响，是一种典型的"个体化诊疗"。随机对照临床试验（Randomized Controlled Trials，RCT）是临床研究提供最高等级证据的设计方案，是评价药物有效性和安全性的较有效方法，被称作评价治疗效果的"金标准"。对于如何验证名老中医临证经验，翁老认为RCT设计只能对某种药物、某一个剂量进行临床试验，所得药物有效性的结论只是总体人群的一种平均量级（效应），无法揭示单个病例中存在的特殊规律，无法确定最佳给药量、哪个亚组的效应最好、治疗效应的变异程度有多大等，这就使得中医药辨证论治缺乏标准化和普遍应用性。而单病例随机对照试验（Randomized Controlled Trials in Individual Patient，N-of-1）则不同，它是RCT的一种特殊形式，通过反复在同一个患者身体上进行多次随机、双盲、交叉对照研究，评价某种或多种药物与对照措施相比对患者自身的疗效差异，将疾病治疗由群防群治转变为同病异治。N-of-1设计可使患者最大程度受益，提高了其参与性和依从性，显示了中医辨证论治的个体化特征，并且可以通过小样本量达到研究的目的，突破了群体随机对照试验的局限性。在名老中医经验传承研究中，N-of-1作为一种科学研究方法，提供了这样一个桥梁，将科学的临床研究方法与中医自身规律有机结合，科学评价各老中医诊疗方案，合理阐明名老中医经验方的疗效。

N-of-1设计进行名老中医经验传承研究

【 N-of-1 设计模式和特点 】

　　N-of-1的设计模试是将随机对照的原理应用于单个病例所进行的一系列交叉试验，每一单个病例既是试验者也是其自身的对照者。每一干预措施所持续的时间称为一个观察期（period），每一轮（pair）试验包括一个使用试验药物的观察期和一个使用对照药物的观察期。在试验过程中，受试者交替接受试验药与对照药。在每一轮试验开始时，采用随机的方法来确定是先接受试验药物还是对照药物，以避免由治疗顺序产生的选择性偏倚；且研究过程中尽量采用双盲法，避免测量偏倚。在每个观察期间及每轮试验间设有一段合理的药物洗脱期，以消除前一次干预措施的残余影响。当试验数据能充分表明试验药物的作用时，则可终止试验。最后对个体病例的结果做出统计分析。

单病例随机对照试验，除能确定某种干预措施对具体患者是否有效或哪种更有效外，还有如下特点。①在探索药物的合适剂量时，具有灵活性，可从多种药物中，选择对患者最有效的药物或选择某种药物的最佳剂量；②所设立的对照是患者自身对照，只需较少的病例就可以证明其有效性；③患者积极参与试验，与医生共同评价干预措施的效果，增强对试验的依从性；④该试验适用于研究个体差异性较大的疾病，如慢性身心综合疾病（如关节炎、哮喘、高血压病、冠心病心绞痛、糖尿病、慢性疼痛等疾病）、罕见病等，以门诊患者为宜；⑤试验中洗脱期的设置最大化消除了安慰剂或另一种干预措施的效应；⑥测量效应指标可以是症状缓解、体征改善或有关实验室检查等，依治疗前、后动态变化值，作为评价效果的依据；⑦统计分析方法：单个患者的N-of-1试验虽然更强调患者个体的反应，能提供更真实的临床治疗效应，传统的参数分析方法同样适合单个患者的N-of-1试验，同系列单个患者的N-of-1试验的结果可以使用meta分析方法进行整合，其集合效应能完整得到某种药物的疗效证据，结论也可以应用于一般人群；⑧能够改善对患者治疗的管理并节省试验费用；⑨可对试验中个体病例数据合并分析，最大程度地减小各种潜在偏倚。

〖优势〗

◘ 反映中医辨证施治的特点

辨证施治是中医药学的重要理论基础，其反映了机体在内因、外因作用下的病理变化及表现的认识。即不同的人、病因不同、疾病表现也不同。由于体质的差异，致病因素的不同，疾病的发生发展与演变过程，临床上表现为不同的"证"。在辨证施治的过程中，即使是同一阶段的西医疾病也会出现不同的中医证型、或同一中医证型不同体质的患者在立法方药方面也不尽相同，因此出现了"同病异治"和"异病同治"的治疗思路。故此中医在强调辨证施治的同时，其实也重视个体化治疗（individualized treatment）。评价中医药在个体治疗中的作用，须考虑采用单病例随机对照试验设计以显示中医辨证施治的特点，甚至可把对症治疗或辨病治疗，在辨证不确定时，将两种不同的辨证治疗，进行双盲对照研究。有可能在循证医学水平上证明辨证论治的正确性，也有可能从中医辨证的不同来解释个体对某一治疗措施疗效差异的本质，突破群体的随机对照试验的局限性。

◘ 有利于探索中药的最佳剂量和不良反应

在中医临床辨证准确、治则治法正确的前提下，恰当的用药剂量是保障中药安全有效的关键。目前对中药剂量的合理应用仍存在较大争议，各个流派在用药剂量上具有不同的看法与心得。用单病例随机对照试验比较相同方剂不同剂量中药的疗效，可以选择出对某个病例的最佳适宜剂量，使之既有效，又可减少不良反应。同时可以对中药的不良反应进行深入客观地评价。与针对个体的"治疗试验"（即中医药的传统临床实践方法）相比，单病例随机对照试验可能更有效地观察中药的潜在不良反应，包括与剂量有关的不良反应等，还可能辨别出被忽略的不良反应。

实例分析

〖 慢性肾脏病的研究 〗

为了验证中国中医科学院老专家治疗实践基础上形成的宝贵经验——参芪地黄汤治疗慢性肾脏病Ⅲ期的疗效，研究采用单病例随机对照试验（N-of-1）设计。慢性肾脏病（chronic kidney disease, CKD）是指肾脏结构或功能异常，疾病不断进展，终至尿毒症，以肾脏替代等疗法维持生命，对患者的健康造成极大的危害。采用N-of-1研究方法探索参芪地黄汤对CKD Ⅲ期的中医症状、肾功能状态改善的疗效。CKD Ⅲ期疾病符合N-of-1的一些试验标准：①疾病进展缓慢；②中医辨证论治，个体化治疗方案突出；③患者能够长期服药；④医患沟通融洽。

➲ 治疗方案

采用N-of-1设计，纳入3例CKD Ⅲ期患者，每个病例服药周期分为3轮，每轮为2期，即治疗期和对照期，每期为4周，每1期开始前1周为洗脱期，时间共30周。每一轮治疗以计算机随机数字法简单随机分组，拟定随机化方案，确定治疗期或对照期的干预措施先后顺序。

（1）治疗期药物。采用名老中医经验方辨证治疗和常规基础治疗。名老中医经验方为参芪地黄汤（党参15g、黄芪15g、生地黄15g、山药15g、牡丹皮10g、茯苓10g），在此方的基础上根据兼证的不同进行加减。每日1剂，分2次服。

（2）对照期药物。对照期给予常规基础治疗，包括饮食营养、控制血压及调整血脂、电解质、酸碱平衡等。服用金水宝胶囊（成分：虫草菌丝，江西济民可信金水宝制药有限公司生产，批号：国药准字号Z10890003），每次6粒，每日3次。

➲ 疗效指标及其观测时间点

患者主要症状积分、血肌酐（SCr）和肌酐清除率（Ccr）。在医患共同商定的前提下，选出患者的主要症状，制定表格。以自我评分的方式，患者逐日在固定时间记录分值。SCr和Ccr在试验前和每期试验后各记录1次。

☐ 统计学方法

采用SPSS13.0统计软件，采用配对 t 检验对数据进行统计分析。

☐ 结果

纳入CKD Ⅲ 期患者 3 例，均为男性，年龄分别为52岁、57岁、59岁，慢性肾炎2例，慢性间质性肾炎1例，2例并发高血压病。

医案一 孟某，男，52岁。

患者有CKD病史30个月。主要症状：乏力，腰酸，大便不实，双目干涩，舌淡红，脉数。中医辨证为脾肾气虚，伴肝阴虚；治疗以补益脾肾，兼养肝阴。中药方剂为参芪地黄汤加味。常规基础治疗：硝苯地平控释片每次30mg，每日1次。

医案二 王某，男，59岁。

患者有CKD病史6个月。主要症状：轻度乏力，时有腰酸，时有头晕，目睛干涩，舌质偏红，脉弦。辨证为肾气虚，兼肝阴不足。中药方剂以参芪地黄汤加味。常规基础治疗：前2轮美托洛尔片每次12.5mg，每日2次；硝苯地平缓释片10mg，每日2次。第三轮硝苯地平缓释片10mg，每日2次。

医案三 侯某，男，57岁。

患者有CKD病史1年。主要症状：乏力，时有腰酸，舌质暗，苔薄白,脉弱。辨证肾气不足。中药汤剂参芪地黄汤加味。常规基础治疗：金水宝胶囊，每次6粒，每日3次。

3例患者各轮治疗期与对照期相比：中医症状积分均有不同程度的改善，其中病例1在第1轮有改善（ $P<0.01$ ），病例2和病例3在3轮治疗中全部改善（ $P<0.01$ ）。且将3例患者中医症状积分的治疗期和对照期合并后，病例2和病例3两期中医症状积分比较差异均有统计学意义（ $P<0.01$ ），病例1差异无统计学意义（ $P>0.05$ ）；SCr和Ccr均有一定程度的变化，SCr有不同程度的下降，Ccr有不同程度的升高，治疗期均好于对照期（$P<0.01$）。

〖 高血压病的研究 〗

原发性高血压在中医属"眩晕"和"头痛"等疾病范畴，在古代中医文献中没有明确的"高血压"这个病名，但从临床症状、并发症及治疗的经验和过程中，与中医学眩晕和头痛密切相关。文献研究表明，运用古代医家对眩晕、头痛病辨证的认识和治疗经验，可有助提高治疗高血压病的疗效。天麻钩藤饮出自《中医内科杂病证治新义》，由天麻、钩藤、石决明、栀子、杜仲、桑寄生、牛膝、黄芩、益母草、夜交藤和茯神等11味组成，具有平肝潜阳、补益肝肾、清热活血的作用。原发性高血压病完全符合单病例随机对照试验的应用条件，应用中医药临床和传承经验方的个体化评价方法，探索天麻钩藤饮治疗轻中度原发性高血压病的疗效，以体现中医药的特色和优势。

▢ 试验设计

采用单病例纵向设计，试验分为3轮，每轮为3周，其中2周为服药期，1周为洗脱期。每轮服药2周后和洗脱1周后须填写CRF表。

▢ 研究对象

符合（轻中度）高血压病西医诊断标准以及中医辨证分型（阴虚阳亢）标准的原发性高血压患者，共7例。

▢ 治疗方法

（1）给药方法。以天麻钩藤饮为固定处方，按患者病情变化，每轮辨证可调整中药处方、剂量或不予更改。为尽量减低患者心理因素影响，患者只获配发中药，不获处方。中药饮片购于香港成发行药材批发有限公司同一批号，统一要求药材洗净后须浸泡30分钟，使用电子药煲定时定量煎煮，第一煎45分钟，第二煎30分钟，第一二煎混合，每天分中午和晚饭后服用。

（2）疗程。疗程分3轮，每轮3周，共9周。所有患者均嘱低盐、低脂饮食，其余生活方式不变。

❑ **观察指标**

①血压；②起效时间和复发时间；③中医症状；④生活质量。

❑ **评价指标**

①降压值；②起效时间和复发时间；③中医症状评价；④生活质量评价。

❑ **统计分析**

应用SAS9.2统计软件处理，所有数据以均值±标准差（x±s）表示，洗脱期组与服药组之间的血压值比较采用Shapiro-Wilk法进行正态性检验，Levene's Test进行方差齐性检验；对符合正态、方差齐分布的数据采用ANOVA方差分析方法进行分析，对不符合正态、方差齐分布的数据采用非参数方法进行分析。各轮间的血压比较采用SNK法进行两两比较。起效时间、复发时间与轮次的关联性分析采用pearson线性相关法，并对其进行线性回归分析，求出回归方程表达式及回归线分布图。辨证因子的分布频率（百分比）以每个辨证因子的出现频率总合计算。

❑ **结果**

比较7例患者的血压值服药期与洗脱期，证明了天麻钩藤饮具有可重复性的降血压作用。个体起效与复发时间数据分析表明，7例患者服药期起效时间出现不同程度减少，复发时间出现持续增加，显示患者病情可能持续减轻或与药物残余效应有关。7例患者证候积分分析结果显示，服药期比洗脱期有不同程度降低，表示患者在不同轮的服药期不适症状较少。

〖研究讨论〗

（1）关于肾脏病的个体化评价研究。基本按照N-of-1的设计进行经验方的疗效和安全性评价，共包括3轮，采用计算机简单拟定随机化方案，确定患者接受治疗期和对照期的顺序，并且在治疗期和对照期之间设定药物洗脱期。记录在每轮治疗期和对照期 3 例患者的中医症状积分， 1 例部分改善（可能与患者中医症状不明显有关）， 2 例全部改善。 3 例患者每轮肾功能实验室指标治疗期与对照期相比均有一定疗效。将 3 例患者的数据合并进行统计分析，治疗前后有统计学差异。提示中医药对慢性肾脏病的症状和实验室指标改善均有一定疗效。研究中 3 例患者中医辨证论治的方案虽然都是以参芪地黄汤为主方，但症状不完全相同，中药加味不同，所以中医证候因人而异，所应用药物不同。这体现了中医辨证论治个体化这一本质特征。这种异质性难以用群体化的研究方法来进行临床试验。研究中唯一的缺陷是未采用盲法，由于对中医症状改善的评价为主观评分，在非盲下难以避免测量偏倚。尽管如此，本次N-of-1研究设计还是体现了中医个体化的优势，初步显示了在中医名老经验传承研究中应用的可行性。

（2）对于高血压病治疗的个体化评价研究。对于经验方天麻钩藤饮治疗原发性高血压的个体化评价研究，由于未设立对照，未进行随机、未采用盲法设计，并非严格意义上的N-of-1研究设计。但是，作为个体化评价研究，因为采用了类似的N-of-1研究设计。例如，纳入轻中度原发性高血压患者7例，以自身前后为对照进行疗效评价，加强了医患之间的沟通和了解；选用症状疗效评价、生活质量积分等，体现了中医辨证论治的特征，探索到天麻钩藤饮具有一定的降压作用，可有效改善高血压患者症状。但同时也发现天麻钩藤饮存在持续残余效应的问题，这对试验实施及试验结束后的数据统计分析会产生误差和影响，而这些问题基于中医的特点和中药的特性，暂时是无法解决的。在进行N-of-1设计时，尤应关注药物的残余效应问题。

N-of-1方法应用于名老中医经验传承研究的局限性

单病例随机对照试验在实际应用中仍存在一定问题和局限性，主要体现在以下几个方面，研究者在应用该方法时需要注意。

（1）试验中患者病情的自然变化，环境、气候、心理因素等可使基线不一、影响研究的可比性，所以试验要求每期的症状相对稳定。

（2）有部分药物和病种并不能用单病例随机对照试验进行研究，即使结果有借鉴作用，也因样本及数据极少而不能类推到其他患者，导致过高估计治疗效果。

（3）需要对试验期和对照期有完全和良好的管理，尤其需要对两期之间的洗脱期有更合理的控制来避免药物重叠作用引起的差异。

（4）在单病例随机对照试验设计中，由于疗效的评价多为易于观察和记录的症状缓解、体征改善等主观判断指标，为避免实施和测量偏倚，双盲是不可缺少的一个环节。中药有其特殊的色泽、气味、使用方法（如先煎、后下、冲服、烊服）等，如何保证盲法的较好实施，是N-of-1应用的一个难点。如果被评价的是中成药，问题还不至于太突出，但如果被评价的是中药汤剂，而且效应指标缺乏客观性时，这一问题尤显突出，局限了中药汤剂作为试验药物的使用。试验时若药物外观、气味等方面未能满足盲法的要求，采用第三方盲法判定结果是一个有效的选择。

（5）洗脱期确定。单病例随机对照试验设计实际上是在一个患者身上进行的多次交叉试验，因此在每个治疗周期以及在每一轮试验之间均需一段合适的洗脱期（wash-out period）以消除药物的残余效应（carryover effect）。洗脱期的长短主要根据观察药物的半衰期来定，而中药在体内的代谢时间的研究较少，代谢过程往往是较难确定的。洗脱期时间过短会影响下一周期或以后周期的结果，过长又会减低患者的依从性，也失去设计要求应有起效快、停药后药效消失快的特点，现阶段只能根据以往的治疗经验制定相对合理的洗脱期。

（6）根据单病例随机对照试验设计的要求，试验所使用的药物（包括治疗药物和对照药物）应有起效快、停药后药效消失快的特点，因而在运用单病例随机对照试验进行中药临床研究前应对试验用药进行评估，是否具有此方面的特点。

（7）选择的效应指标应有针对性，这应是医生和患者都很关心的问题。通常选择受试者最受疾病困扰的自觉症状或体征为主要的效应指标，并据此设计相应的数据收集和评价方法，如患者日记、问卷及目测模拟尺测量（visual analoguescale）等。并且，在试验开始前，应与受试者商定终止试验的标准。

（8）统计分析问题。N-of-1 的数据统计分析方法较多，对于服从正态分布的资料一般多采用 t 检验、配对 t 检验等方法，也有研究采用时间序列、固定/随机效应模型、meta 分析、分层贝叶斯模型等进行分析。由于N-of-1研究数据在不同时间上存在密切相关性，并且可能存在一定的残留效应，采用 t 检验、配对 t 检验等方法对于Ⅰ类错误和检验功效均有不同程度的影响。但是，如何对N-of-1研究数据开展分析目前仍未达成共识，还有待于对N-of-1研究数据的分析方法开展深入的研究。

（9）结论的外推。由于单病例随机对照试验的目的是确定某一干预措施对某特定的患者是否有益或是否有害，因此研究的结论仅适用于试验的受试者，而不能够推及所有患有相同疾病的其他患者。若有多个研究目的、效应指标类似的单病例随机对照试验，可在此基础上借助循证医学的原理和方法做进一步的综合评价，其结论将有助于指导相关的临床决策。

中医药的临床应用已有数千年的历史，临床疗效明显，但由于证据不足，其结果不能被广泛认同。传统的中医药临床疗效评价指标侧重于症状的改善、消失，证据强度仅停留在个案报道及病例的临床治疗总结，缺乏严格设计的前瞻性试验研究。近年来，中医科研也开始进行很多随机对照试验的研究，但由于比例不大，样本数量较少，测量指标不明确；证候或疗效判断指标难以规范化和量化；报道的疗效可重复性低，且疗效指标多为临床症状等主观指标，缺乏长期随访的客观终点指标，如病死率、致残率等，严重影响了结果的可靠性，研究的科学价值很难得到国际认可，阻碍了中医药国际化和现代化进程。另外，以往的研究中，很多是从单一或某几个指标角度探讨，缺乏针对证候实质全面整体的研究，无法完全了解治疗和方药的多向性。当进行临床研究时，大部分的病例均有兼证，或忽略了研究过程中证候的变化，样本收集的准确性较为困难。时间较长的临床研究出现不可控的干扰因素较多，包括饮食、环境、情绪影响和治疗等，如这些个体差异太大会给实验的重复性和结果分析带来困难。

单病例随机对照试验作为中医药名老中医经验传承研究方法之一，具有科学性和可重复性，同时又显示了中医千百年临床辨证论治实践的个体化特征，在中医药临床不同治疗的原则研究中，每个患者的中医证候是动态变化的，随之治则也发生变化，所以它十分适合同一患者不同治则的研究，这对每个中医临床工作者都具有实用性。单病例随机对照试验简单易行，并可通过随机方法避免由治疗顺序产生的选择性偏倚，双盲方法避免实施和测量偏倚，获得严谨、客观的证据确定适合慢性疾病患者的最佳干预措施，不仅能够有效改善临床症状，提升远期预后指标，而且使患者最大程度受益，提高了患者参与性和依从性，符合现今以患者为中心的理念，提升了干预措施选择的客观性和科学性，顺应现代医学模式的转变。

（陆　芳　于大君　林家扬）

第十五节
如何拜师

　　中医药作为我国独特的传统医学文化，有着悠久的历史。中医师承是具有中医特色、符合中医人才培养和学术传承规律的教育模式，是培养和造就各类中医药人才的重要途径。中医师承教育源远流长，《黄帝内经》以岐伯、黄帝师生问答而为师承之肇始。古代中医人才的培养模式大致分为五种形式，即世家传承、师徒教育、私塾教育、讲学论辩和自学成才，其中世家传承是中医教育的重要途径，师徒教育是古代中医人才培养的主要形式。教者言传身教，学者侍诊于师，耳濡目染，潜移默化，在师徒相承、口传心授的过程中，师者的学术经验得以传承，中医学术得以继承和发展。

　　中医学是实践性极强的经验医学，师承教育的价值与意义显得尤为重要。古之学者必有师，"学无师无以得高明，术无承无以得传薪"。师承教育的最大特点是以临证贯穿于教学过程的始终，将课堂教学与临床教学合二为一，将老师的临床经验、学术思想、诊疗风格、用药特点等方面的临证实践不断与理论相结合，并自行转化吸收，同时在积极主动的实践中教学相长、融会贯通。避免或缩短了中医师在迷茫与困惑中的摸索，使其在成才的道路上加快了脚步。曾有师承弟子感慨地说道："我在大学学习五年，在医院临床工作了十余年，都没有对中医入门，只是在跟师两年之后，我才刚刚入门"。中医"师带徒"的传术授业模式，是由中医自身体系所决定的。

　　师承是造就名医的摇篮，是理论与实践发展取得突破的关键。看古往今贤，从地方名医到国医大师，师承宛然是造就大师的摇篮。翁老毕业于上海医科大学，分配到中国中医研究院，在北京中医药大学参加卫生部西学中班学习中医两年。此后回到中国中医研究院工作，有幸师从三位中医大师：岳美中、赵锡武、郭士魁老中医。尤其跟随郭老时间最长，师徒之间总是时时事事相随，一同工作学习，同吃同住（住在一间宿舍），有任何问题都可以随时解决。郭老利用一切机会，进行言传身教，传授各种知识。老师学识渊博，精勤不倦，医德高尚，为人师表；徒弟虚心求教，勤学好问，刻苦钻研。老师著书立说，较早地提出了活血化瘀治疗冠心病的思路，并不断应用于临床实践，总结了丰富的临床经验；徒弟继承了老师的经验，并把活血化瘀理论不断发展、发扬，形成了益气活血、滋阴活血、养血活血、化痰活血等活血化瘀十二法。

研究名老中医的临床经验、学术思想，从临证经验中吸取营养，是继承发扬中医药独具特色的理论体系和临证诊疗技能、培养造就新一代名中医、提高中医临床服务水平的重要环节，也是推动中医学术进步和理论创新的迫切需要。那么，如何进行师承学习呢？

首先，要重视经典学习。国医大师朱良春曾言："经典是基础，师承是关键，实践是根本"。中医师承教育最重要的内容之一就是经典的传承。中医经典著作，是中医学在几千年发展历史进程中沉淀的宝贵财富。重视中医经典著作的学习是完整把握中医学理论体系和获取间接临证经验的需要。提高素养，重视经典，是中医师承教育的重要精髓，以此才能扎实中医理论基础，传承中医衣钵。

其次，是要跟名师。中医学是一门实践性很强的学科，以经验医学著称，没有一定的临床经验、没有名师指点很难体会到中医理论的深奥精妙。师承名师，学习老一辈中医学家独特的临证经验和诊疗技巧，通过跟师临诊、总结学习心得、与老师进行专题或专项交谈，耳濡目染，口授心传，耳提面命，衣钵相传，弟子才可以逐步领会和较快掌握，从而缩短摸索的周期，加快成才速度。同时，中医在学术传承上有许多知识，是只可意会不可言传，只有长期与老师亲密接触，方能心领神会，得以真传。

最后，是要勤临证。中医学是一门应用性很强的科学，具有高度的经验性、技巧性，许多临床经验和诊治技巧往往难以表述，常常要通过言传身教，结合长期的临床实践反复体会，方能掌握。临床跟师侍诊过程中，学生可以学习到老师的思维方法、用药习惯和经验体会，并将所学的知识与临床实践紧密结合，在临证过程中逐渐总结自己的心得体会，继而不断创新和发展老师的理论，从而推动了中医学的发展。

（李　岩）

第十六节
非典型肺炎辨证问题的探讨

非典型肺炎（以下简称SARS）属中医温（瘟）疫病，特点为传染性强、发病快、变化多，与以往温病，如风温、春温不同，与过去的伤寒也不一样。其急性起病，以发热为首发症状，偶有畏寒，有明显的呼吸道症状。病变过程一般为：疑似患者→发热数日→出现呼吸道症状→逐渐加重（肺纤维化和肺玻璃样变）→最后死于肺功能衰竭。即中医所谓疫毒时邪，毒性乖张，首先犯肺。SARS不是"伤寒"，多数学者不用辛温解表之法，但用卫气营血与三焦辨证也不适合。笔者通过文献研究、专家论证、问卷调查、病例分析等对SARS辨证问题进行探讨。

六经辨证、卫气营血辨证、三焦辨证之间的关系

SARS疫毒非寒非热，非湿非痰，客于肺之气络，热蒸毒蓄与血毒、湿毒相合，损伤气络，致宣降功能失职，湿聚成痰、成饮，痹阻肺络，气机壅塞而致喘咳，喘憋而咳，越咳越喘，喘多咳少，干咳为主，咳痰不出，咳嗽轻而憋闷重。

六经病证常会累及其所系的脏腑，反映脏腑证候。如太阳经受病，多表现为太阳经证。当表邪不解，影响到太阳腑的时候，就会出现蓄水

证或蓄血证。当寒邪入里，又可因人体正气的强弱而有不同的变化。正气衰弱则病由实转虚，可出现累及心、肾的少阴病；正气盛则病转实，而出现病在胃肠的阳明病。因此，六经病证，实际上就是六经所系脏腑在病理条件下所反映出的证候。SARS的临床特点提示，其病程表现虽然不能按六经顺序有规律的传变，但疾病由轻到重的本质、由表入里的特征还是与伤寒转归有某些相通之处的。

卫气营血证候的传变无固定形式，有初起不见卫分病证，而直见气分或营分病证者；有卫分证未罢，又兼见气分证而致"卫气同病"者；也有气分证尚存，同时出现营分证或血分证者，称"气营两燔"；更有严重者为邪热充斥表里，遍及内外，出现卫气营血同时累及的局面。不过卫气营血的证候传变，病在卫气，病情较浅、较轻；病入营血，病情较深、较重。其浅深、轻重是相对的，所以临证时则应详细观察，避免贻误诊治。SARS的传变也和卫气营血证候的传变一样，无固定形式。SARS入侵人体的途径除口鼻外，还有皮毛、黏膜、消化道等，其病理变化以温邪入侵卫气后，化火烁伤津液，化热最速为主，且卫分症状出现的时间很短，甚至有的往往不明显。一般起病为气分症状，病程中很少出现营血症状。

三焦辨证阐述的是，温邪病变过程中由上而下、由浅入深的发展变化规律，并用以说明温邪所犯脏腑病理变化及其证候特点。一般认为，SARS的发生与湿、热、毒、虚、瘀诸邪相关，且诸邪往往相兼为病，所犯脏腑病理变化及其证候特点也有一定规律性。借鉴三焦辨证的方法阐述SARS的辨证方案是一个重要途径。

卫气营血辨证和三焦辨证都是用以分析温病病理变化、确定病变部位、揣度病势轻重、认知病情轻重和归纳证候类型的方法。两者有共通之处，临床常把两者有机结合，并结合六经辨证，才能全面指导温病的辨证论治。如上焦手太阴肺卫病变，相当于邪在卫分，热壅于肺而无表证的，则属于气分范围；中焦足阳明胃和足太阴脾的病变虽都属气分病变范围，但邪在气分者不都限于中焦病变，凡邪不在表而未入营血的病证都属气分病变范围。这对于阐述SARS的病理变化、确定其病变部位、揣度其病势轻重、认知病情轻重和归纳证候类型具有重要意义。

外感温病不管如何辨证，只是认识方法的角度不同，其对疾病本质的认识是统一的。六经辨证、卫气营血辨证、三焦辨证，都是急性热病共性规律的反映，吴鞠通云："上焦病不治则传中焦，胃与脾也；中焦病不治则传下焦，肝与肾也。始上焦，终下焦，温病以手经为主，未始不关足经也"。按三焦顺传，实质上也是卫气营血的传变方式。可见，对急性热病的发生、发展、变化的规律加以认识，应当三者结合起来看才能比较全面。沟通三种辨证，为认识SARS发展过程提供了思路。

SARS辨证方法的研究

《SARS 辨证方法从基本的证候因素出发》

SARS最基本的证候因素，即毒、瘀、虚三因素。三因素相互间的组合及与各种辨证方法的交叉，如热毒与浊毒相并，毒瘀并存，毒虚互生等。本病以疫毒淫肺为主，可结合卫气营血辨证、三焦辨证、脏腑辨证、气血津液辨证等"升阶"，阶度越大则适应性越强。

肺居上焦，主气司呼吸。肺有制约邪毒之能，又有节制毒素分解之权，所谓"毒归肺制"。但肺为娇脏，易受毒侵，SARS疫毒，其性暴戾，肺受毒害，复失制毒之能，宣肃之令不行，故而热毒灼肺，出现高热；热毒灼津，损伤肺络，故而干咳，出现血丝痰，并随其兼夹病因或地域不同，出现多种兼夹症状。如北方多风，多有头痛；南方多湿，多有腹泻、全身酸困等。热毒滞留肺部不解，煎灼津液，出现肺部瘀滞，导致肺气宣肃失调，故而气促、呼吸困难，X线胸片显示出片状、斑片状阴影。SARS疫毒袭肺，较少出现热蒸津液为痰，痰浊阻滞而致痰咳气喘这一常规"热痰"过程，而是直接、迅速出现热毒煎灼阴津，瘀滞致喘的非常规病理演变，也就是痰证较少或不明显，而以热毒灼肺、气阴受损、肺津干涸而成瘀滞为主。SARS后期肺部出现大片纤维化，从中医角度讲，亦是瘀滞阻络的集中表现。随着气促、气喘等呼吸困难的加重，瘀阻肺络，火毒焚心，以致有心阴（心阳）暴脱之虞。

【SARS 各期病因病机】

热毒灼肺伤津，瘀阻肺络喘促，即毒、热、瘀、喘是SARS的病机特点，且各期临床表现不尽相同。

❏ 早期——疫毒侵肺，湿遏热阻

临床表现为：发热为主，或恶寒，咳嗽少痰，头疼，周身酸痛，气短乏力。舌边尖红，苔薄白或薄黄而腻，脉数或滑数。

瘟疫热毒之邪夹湿，自口鼻或皮毛而侵入，首先犯肺袭卫，致卫气闭郁，肺失宣降，出现发热甚或高热、恶寒甚或寒战、咳嗽。湿遏热阻，经脉不利，而出现周身酸痛、气短乏力。

❏ 中期——气虚血瘀，湿毒壅肺

临床表现为：胸闷气短，喘憋汗出，或咳嗽频繁，口唇发绀，或有发热，困倦乏力，不思饮食。舌暗苔白腻或黄腻，脉滑数。

瘟疫之毒，为剽悍之邪，传变迅速，热毒损伤络脉致瘀血阻络，血脉不通，形成瘀毒。"血不行则化为水"，水湿停滞于肺，壅塞肺络，损伤肺气，故而出现胸闷气短、喘憋、汗出或者咳嗽频繁等症状。热毒致瘀，瘀毒致湿，内湿与外湿合邪，形成湿毒。热毒、瘀毒、湿毒壅阻肺窍，气机内闭，是本期的病机关键。联系西医病理，呼吸道遭受空气飞沫中的病毒感染后，向下蔓延累及肺脏而引起炎症，表现为支气管黏膜变性坏死、脱落而形成溃疡和增生；细支气管弥漫性淋巴细胞浸润、充血、水肿和肺间质水肿，引起局部和广泛的肺不张，肺泡壁坏死、肺间质单核细胞浸润。这些都可以与热毒、湿毒、瘀毒联系起来考虑。总的来说，本期病机特点邪实为本，气虚为标。

□ **恢复期——肺脾气虚，心血耗损**

临床表现为：胸闷气短，动则尤甚，体倦神疲，心悸汗出，腹胀纳呆，时有咳嗽，便溏。舌淡暗，苔白或腻，脉细数或细弱。

瘟疫之毒犯肺，经过前期治疗，邪去正虚，肺气虚则胸闷气短，动则尤甚，脾胃虚则腹胀、纳呆、便溏，心血耗损则心悸汗出，体倦神怠。

SARS辨证分期

SARS是传染性强烈的甲类传染病，病证表现复杂多变，临床医生如何在科学防护的基础上，尽可能全面地获得临床脉证资料，是准确把握辨证规律的保障。首先，证候的表现常受体质的影响，每个SARS患者的禀赋有异，强弱有别，还有偏寒偏热和宿有痼疾等不同情况，因此虽患同一疾病，但其临床表现则不尽相同。其次，患者的年龄、性别、职业、工作条件等，与SARS的发生，也有一定关系。再次，自然界四时气候与地理环境，在临床辨证时也必须给予重视。如SARS当年春季，气候偏温偏湿，但北京偏热，南方偏湿，这对SARS的临床表现和辨证方法有很大影响。同时还要注意，各类病证的特点和变化不同，辨证亦有偏重。中医病证，大体上可分为外感时病和内伤杂病。SARS属于外感时病，辨证需要参照六经、卫气营血和三焦辨证方法，将伤寒、温病、内伤杂病的病因、发病、病理变化和临床特点均应考虑在内，详细而明确地进行分析，才能有效地指导临床实践。

SARS的辨证程序可按照辨病因→定病位→识病性→度病势的顺序进行。

（1）辨病因。根据SARS的发病特点判断其主要病因，可用伏邪、湿、热、毒、瘀、虚、情志失调诸端统之，诸邪多相兼为患。早期病因多为湿毒、外邪，以卫、气分症状为主；中期病因多为热毒，以上焦症状较明显；恢复期病因多为瘀毒、湿热余邪未尽，气阴两虚突出。

（2）定病位。"温邪上受，首先犯肺"。SARS侵犯的主要病位在肺，其次在胸膈、脾胃，再传内陷脏腑。

（3）识病性。SARS发病时可有短暂的卫表症状，很快进入气分，最终五脏衰。

（4）度病势。根据SARS病程分期审察病势，SARS可分早期、中期、恢复期3期。早期以卫、气分症状为主，表现为发热（100%）、咳嗽（60%）、乏力（50%以上）、头痛（50%）、周身酸痛可伴恶寒（30%~50%），脉洪数或滑数。SARS的传变较快。早期损伤气阴，以舌苔腻、湿邪伤阴为主，且卫表症状持续时间很短；中期以上焦症状较明显，表现为胸闷、气短、出汗，尤其以胸闷最明显，有部分病例，周身酸痛贯穿始终；恢复期表现为疲乏无力、干咳无痰、口干、失眠、周身酸痛、手足心热、心悸气短、少气懒言、大便干，舌苔以腻为主，舌质绛舌尖红，有明显的热象。根据SARS的传变规律，有普通型SARS和重型SARS之分。普通型SARS的卫分证持续时间通常在2~3天，然后很快传变到气分，此时如果能截断病势，对患者的病情转归具有重要意义；重型SARS起病时多为气分症状，此时抓住恰当的治疗时机，采用大剂量的清热解毒药，配合激素治疗，对控制病情十分有利。

结合病因病机及传统六经辨证、卫气营血及三焦辨证，归纳疾病分期及证候演变规律，见表3和表4。

表3　SARS分期证候特征体系

分期	病因	病机	证型	临床表现
早期 （1~7天）	多湿毒、外邪	疫毒袭卫，湿热外束，病位在卫、气分	湿毒外袭	发热（100%）、咳嗽（60%）、乏力（50%以上）、头痛（50%）、周身酸痛可伴恶寒（30%~50%），脉洪数或滑数

分期	病因	病机	证型	临床表现
中期 （8~15天）	多热毒	邪正交争，湿热蕴肺，病在上焦，在气分	热毒内蕴	普通型：胸闷、气短、出汗，尤其以胸闷最明显。有部分病例，周身酸痛贯穿始终 重型：呼吸急促，张口抬肩，鼻翼煽动，甚者喘憋欲脱，乏力极甚，脉微，舌紫暗、苔白腻或黄腻
恢复期 （16天以上）	多瘀毒、湿热余邪未尽	肺脾气阴两虚，余邪未尽，五脏柔弱	气阴两虚	疲乏无力、干咳无痰、口干、失眠、周身酸痛、手足心热、心悸气短、少气懒言、大便干，舌苔以腻为主，舌质绛，舌尖红，有明显的热象
			气阴两虚，夹瘀夹湿	胸闷减轻，体倦神疲，舌淡红，苔薄白，脉细数或细弱

表4　SARS分期分型证候特征体系

分期	普通型		重型	
	临床表现	病因病机	临床表现	病因病机
超早期 （1~3天）	发热，咳嗽，咽痛，或微恶寒，舌苔薄白或腻，脉浮	感受外邪即疫毒戾气，邪正交争。病在上焦	—	—
早期 （4~7天）	发热，头痛，身痛，汗出，干咳，或恶寒，腹泻，烦躁，无汗，舌苔薄白或腻，脉浮	湿毒外袭。主要病位在肺，与胃、脾、大肠关系密切。邪正交争，湿热蕴肺，病在上焦，在卫气	持续高热，寒热往来，身痛，乏力，头痛，腹泻，干咳，气短，胸闷	致病因素主要是毒邪，其次为外感，发病和加重因素与劳累和体质有关。病在上焦、在气分

分期	普通型		重型	
	临床表现	病因病机	临床表现	病因病机
中期 （8～15天）	呼吸急促，高热不退，喘憋加剧，重度乏力，气短明显，大便秘结，干咳、口唇发绀，或有腹泻，舌质暗红，苔白腻或黄腻，脉弦滑	热毒内蕴。主要为湿热、热毒、瘀、毒邪，其次为痰、湿、虚。病位主要在肺，与脾、胃、心关系密切	呼吸急促，乏力极甚，喘憋欲脱，鼻翼煽动，张口抬肩，舌紫暗，舌苔白腻或黄腻，脉微	死亡的主要原因为衰竭脏器，按出现频次从多到少依次是肺、心、肾、肝。三焦同病，累及营血
恢复期 （16～21天）	乏力，心悸，汗出，胸闷气短，纳差，便溏或便干，烦躁，舌淡暗，苔白或腻，脉细数或细弱	气阴两虚，或夹瘀夹湿	心悸汗出，胸闷，纳差，便溏或便干，烦躁，舌淡暗，苔白或腻，脉细数或细弱	气阴两虚，或夹瘀夹湿。津亏液耗，脏腑虚弱

　　注：临床根据SARS不同发病阶段，可横向分为3期，即早期、中期、恢复期，纵向根据入院时病情分型，可分为普通型和重型。此所谓："SARS三横两纵辨证法"。

第 十 七 节
中 医 、 中 西 医 结 合 治 疗 SARS 的 启 示

　　2003年10月10日世界卫生组织（WHO）和国家中医药管理局在北京联合召开了"中医、中西医结合治疗SARS国际研讨会"，来自WHO总部、西太平洋地区驻华代表处的官员和荷兰、日本、美国、越南、泰国、韩国以及中国大陆、香港的正式专家代表51位、观察员17位参加了会议。会议推选中国中医研究院翁维良教授、泰国卫生部疾病防治司

万森医生（Dr.Vason）作为大会主席主持会议，大会听取了中医药参与SARS防治的科研报告。与会专家达成了以下几点共识。

（1）中西医结合治疗SARS是安全的，其潜在的效益主要体现在：①减轻SARS患者的乏力、气短、呼吸急促等临床症状；②可促进肺部炎症吸收；③减低血氧饱和度（SaO_2）低下的风险，使异常波动的SaO_2趋于稳定；④促进外周血淋巴细胞的恢复、提高T细胞亚群的水平；⑤减少糖皮质激素和抗病毒药的用量及其副作用；⑥减少谷丙转氨酶（ALT）、乳酸脱氢酶（LDH）和尿素氮（BUN）异常发生率，显示中西医结合治疗SARS是安全的；⑦单纯中医治疗组治疗费用较单纯西医治疗组低。

（2）为中医药预防、治疗SARS方面是有效的：①单纯应用中医治疗的普通型病例，未使用抗病毒药、抗生素、糖皮质激素和免疫调节剂的患者，全部好转出院；②在年龄、基础疾病大致相同的情况下，中西医结合治疗组的死亡人数低于单纯西医治疗组；③在有机会接触SARS病例医护人员服用中草药预防的调查中，未发现SARS感染病例，并改善了感冒症状和生活质量；④中医治疗在SARS患者恢复期增强体力、改善症状以及治疗肺部炎症等方面有一定效果。

（3）迄今SARS的预防和恢复期治疗方面，西医尚无针对性的治疗方法，中医有其独到之处。并提出以下建议：①中西医结合治疗SARS是安全的，建议在中医理论指导下尽可能早期、全程、合理使用；②继续跟踪SARS病例，观察和比较各种疗法的远期效果；③进一步完善临床研究方案设计，充分考虑SARS的临床特征和中医个体化诊疗模式，加强临床研究质量控制，减少偏倚；④加强SARS发病规律的研究，优化治疗方案，提高中西医结合治疗效果。研究、开发有效中药，完善质量控制标准；⑤加强卫生经济学研究，特别是预防效益的评估；⑥充分利用中医药资源，将中医纳入公共卫生突发事件临床救治体系，建立研究网络，制订应急预案和研究预案，加强人员培训；⑦中西医结合治疗SARS的经验可以作为其他国家防治急性传染病的参考。

这一对中医药事业发展具有重要意义的结论来之不易，许多中医药工作者、政府官员和各学科的研究人员为此做了大量工作。担任大会主持人兼主报告人的中国中医研究院首席研究员翁维良教授，当时也参加了研究方案设计与实施。

〖 会议采访内容摘录 〗

记者：有人说中医药两千年来延续至今就是中医具有疗效的最好证据，这是无须证明的。那我们为什么要投入大量精力做临床试验拿数据来证明中医的有效性呢？

翁维良：几十年前面对流行性乙型脑炎，中医和中西医结合治疗效果很好，但西医不认可，认为我们的研究方法存在问题。西医学很早就开始注意运用科学的临床研究方法，认为只有规范化的临床设计做出的临床试验，才能保证研究质量，得出的结果才是可靠的。

国家中医药管理局在SARS开始流行的时候，就下决心要用这种现代的研究方法来研究中医，成立了"多中心大样本中西医治疗SARS的临床研究"课题组，后来北京市、科技部都参加了该研究。由于经费比较充分，很多新的信息技术设备都得以采用；也显现了多中心的好处，研究人员来自国家中医药管理局系统、北京市系统、北京中医药大学及部队系统，因此才拥有500多例大样本病例。

国家中医药管理局希望在这次SARS研究中能借助循证医学、DME、GCP这些国际上公认的先进的方法来研究中医临床疗效，得出比较直接的结果。这个结果拿出来，要让中国的西医相信，也让国际上的西医相信：WHO认为中医属于传统医学，而传统医学在WHO里是很小的一部分，且WHO专家对中医能治疗急性病或中西医结合比单纯西医效果好，大都持怀疑态度。阻碍中医药走向国际的一个很重要的原因就是外国人不认可我们的疗效，在他们印象当中，传统医学都是很落后的，他们不相信中医。我想这就是为什么国家要投入这么多资金来验证中医临床疗效的原因吧。

记者：您当时作为大会主席全面负责此事，为了能够通过WHO专家严格的评估，应对他们提出的各种问题，您事先都做了哪些准备呢？

翁维良：本来我是作为专家出席这次会议的，后来让我做大会主席，兼主持人、主报告人，全面负责这个事情，所有材料都要我来把关，压力确实很大。我把所有材料重新审了一遍，其中的每一项都要落实，且一定要非常确切、可靠。有些专家的材料以前没有被这样严格的审核过、反复改，觉得很麻烦，我说不改不行啊，因为所有的说法一定要严谨、有依据，写法、表达方式要符合国际惯例才行，数据更要确切，尤其要重视研究方法的表述。

我们还请一些人站在WHO专家的立场向我们提问题，做这种模拟训练是很有好处的。在模拟现场，我们做报告，然后根据模拟专家的提问再对报告进行反复修改。现在中药不良反应在世界上闹得风风雨雨，我们想外国人肯定很关心中药的安全性问题。虽然临床试验原先没有设计安全性内容，但在常规检查中是做了肝、肾功能检查的，我发现经中西医结合治疗的SARS患者的肝、肾功能比对照组患者好，这就能够用来证明这些中药是安全的。就专门组织了一篇报告说明这个安全性问题。当时，WHO专家也正好提了很多这方面的问题，事实证明这个准备非常必要。

记者：我记得WHO专家当时提出的问题都比较尖锐，因为这17名官员也都是各领域的专家了。那您觉得他们的思路、考虑问题的重点和我们国内相比有什么不同？

翁维良：WHO的提问主要围绕三个问题：一是安全性问题，这个如前面所说已经解决了；二是随机对照的问题，这也是他们最关心的；三是偏倚的问题，问我们是用什么手段控制偏倚的。

关于随机对照，在临床试验方案中是设计了的，但遗憾的是有些医院没有好好去做。当然，也有几家医院做了随机对照，如地坛医院、

302医院、佑安医院和东方医院。有的医院在WHO专家提问的时候不敢说做了随机对照，因为该院的随机对照是用最原始的抓阄的方法，而现在国际上早已不再采用这种方法了。我鼓励他们如实说，当时是在SARS紧急救治情况下启动的研究项目，条件差、困难多，患者分组是通过抓阄来决定是对照组还是治疗组，不是大夫有意分配的。这样的随机分配，虽然很原始，但毕竟也做了随机，可以减少误差。WHO也承认了这一点。

WHO专家提问的另一个焦点是临床研究偏倚，偏倚的概念可能有些人不大了解，偏倚又称为误差或偏差，是指由于某些因素的影响而使研究结果偏离真实情况，影响研究质量与结果的可信性。偏倚的产生有多种原因，如回忆偏倚、测量偏倚、入院率偏倚等。控制偏倚的措施也有很多，如设置合理的对照组，研究人员要培训标准化，采用盲法，即单盲、双盲或三盲等。在临床试验过程中如果医院给治疗组患者服用中药，给对照组只服用西药的话，患者就会意识到两组的差别，所以控制试验偏倚应该采用盲法比较好。在SARS临床研究中面临许多过去在常规临床研究中所未遇到的问题，这一点WHO专家也表示理解。但是我们的研究设计应该说是不完善的，对偏倚的控制还不够严格。

开始WHO专家抱着怀疑的态度，提问非常严格，对报告的讨论是一个字一个字进行的，最后态度慢慢地转变了，达成了共识。他们想到的问题我们事先都想到了，他们没想到的问题我们也考虑过了。当然，有些问题也不是充分准备就能满意解决的。

记者：您觉得我国目前临床科研设计、评价、质量控制等方面存在哪些不足？和国际水平相比有什么差距吗？

翁维良：20世纪开始，国际上开始注意临床试验的科学性与保障受试者的权利，逐步规范临床设计，而真正形成国际公认的规则大概是近20年的事情。我国1983年成立了14个首批临床药理基地，中国中医研究院西苑医院就是其中之一，基本上国际上现行的方法我们都了解。GCP原来是指药物临床试验规范，现在发展到应用于中医临床试验方面。为了使我国中医临床研究设计能和国际接轨，国家中医药管理局设立了一项"中医临床研究设计与评价"的软课题。这个课题就是要解决怎样做中医临床研究设计，怎样进行质量控制，怎样运用中医临床研究的统计方法及数据管理，如何进行临床评价等问题，以提高中医临床科研者的研究水平，使研究结果更可靠，质量更高，疗效更确切。

　　据我了解，好多临床研究人员不够重视临床研究中的偏倚，不了解偏倚的重要性。许多文章只是泛泛地说做了随机对照，可是具体怎么做的随机，怎样控制偏倚，在文章中都没有体现，实际上作者也很少考虑。在国内以治疗心血管疾病著称的某药物有关临床试验的16篇文章中，符合要求的且能达到10分以上的只有2篇（根据数据、方法有一套评分机制，随机对照、控制偏倚较好的最高分是17分）。所以该药物临床研究控制偏倚的措施是很不完善的，得出的临床结果自然也是存在问题的。

中小学生核心素养系列丛书

中小学生预防溺水
知识读本

陶红亮 / 编著

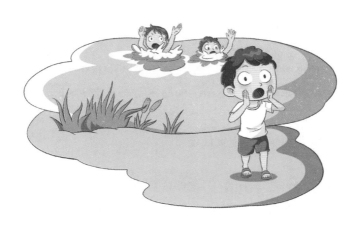

应急管理出版社

·北京·

图书在版编目（CIP）数据

中小学生预防溺水知识读本 / 陶红亮编著. -- 北京：
应急管理出版社，2019（2020.6重印）
（中小学生核心素养系列丛书）
ISBN 978-7-5020-7661-0

Ⅰ.①中… Ⅱ.①陶… Ⅲ.①淹溺—安全教育—青少
年读物 Ⅳ.①R649.3-49

中国版本图书馆CIP数据核字（2019）第179186号

中小学生预防溺水知识读本（中小学生核心素养系列丛书）

编　　著	陶红亮	
责任编辑	王　坤　高红勤	
封面设计	何洁薇	
出版发行	应急管理出版社（北京市朝阳区芍药居35号100029）	
电　　话	010-84657898（总编室）010-84657880（读者服务部）	
网　　址	www.cciph.com.cn	
印　　刷	北京九天鸿程印刷有限责任公司	
经　　销	全国新华书店	
开　　本	710mm×1000mm　1/16　印张 6.5　字数 100 千字	
版　　次	2019年10月第1版　2020年6月第2次印刷	
社内编号	20192445　定价　28.00元	

前言

　　节假日是青少年溺水事故的多发期。由于青少年的安全意识不强，加上假期有充足的时间，以及父母的无暇顾及，所以，当青少年下水游玩的时候，可能会出现各种各样的危险。

　　多发的青少年溺水事件引起了社会各界的广泛关注，中小学生假期安全问题成为家庭、学校和社会关注的焦点。为提高青少年预防溺水意识，增强青少年的自我保护能力及自救能力，家庭、学校和社会都有义务对中小学生进行预防溺水安全教育，最大限度地让中小学生认识到溺水的危险性，从而对危险水域有足够的认识，避免接近危险水域。

　　溺水不仅给溺水者及其家庭带来不能挽回的后果，也是社会的悲剧。之所以溺水事故频发，很大程度上是因为中小学生缺乏安全防范意识。预防溺水安全工作的开展刻不容缓，任重而道远。

　　我们在了解预防溺水知识之前，一定要明白什么才是真正的溺水。只有我们了解了真正的溺水知识后，才能对自我救助有真正的认识。

　　在预防溺水的安全教育知识中，作为中小学生，要清楚地知道哪些地方是危险水域，哪些地方是不能去的。我们对自己最好的保护，就是从一开始就不要接近危险。当我们出行时，也要对行程中的水域进行了解，不去禁止游泳的地方游泳，也不去深水区游泳。

当然，生活中总会有些意外，作为中小学生，外出玩耍的时候，若是不幸遇到溺水的情况，也要学会自救。要在第一时间保持冷静，然后想方设法让自己脱困。当我们看到他人陷于危险之中时，也要努力去帮助他人脱困，在这个过程中，我们一样需要掌握方法量力而行，因为我们不仅要对他人的生命负责，更要对自己的生命负责。

预防溺水知识的普及对中小学生有着极其重要的意义，这是一份知识，更是一份生命的保障。我们不仅要认真学习其中的知识，也要帮助身边的人，向他们普及预防溺水知识。只有对溺水有了正确的认识，才真正达到了预防溺水教育的目的，真正做到预防溺水，安全第一。希望这本预防溺水安全知识读本能给中小学生和家长带来一些启发和警示，从而减少溺水事故的发生。

编　者
2019 年 6 月

目录

第四章

预防溺水有办法

第五章

溺水时如何自救

第六章

他人遇险巧妙施救

第一章

溺水危害知多少

　　溺水是生活中经常发生的事故，特别是在夏天，随着暑假的来临，青少年在水域的安全问题就提上了日程。学校、家庭和社会上都给青少年传达各种各样的安全防范知识，但是很多时候，效果并不明显。说到底，只有青少年自身认识到溺水的危害，他们才能学会保护自己。

001

关于溺水的基本知识

◎ 溺水事件时有发生，每年夏天的溺水事件都牵动着我们的心。每一年的假期前后，老师都会对我们进行安全教育，为的是让我们对自身安全引起足够的重视，同时也要学会处理和应对生活中突发的安全事件，更好地保护自己。

寒暑假的来临，预示着我们有大量的时间自由安排，在这段时间中，我们能够接触到更大的世界。或者是去外面旅游，或者是跟同伴玩耍，在认识新事物和新朋友的同时，也会遇到各种各样的危险。在炎热的暑假，不少同学会选择去游泳、戏水，因此溺水成了夏天最常见的安全事件之一，也应该引起我们的足够重视。

据济南市济阳区信息中心通报，2019年2月17日，济南孙耿街道所辖西范村西北池塘发生一起儿童溺水事件。当天下午，孙耿街道西范村、时家村五名男孩相约在西范村西北角的池塘边玩耍。在玩耍的过程中，四名男孩不慎落水。随后被人发现，之后经过紧急救援，四名儿童被打捞上岸，但不幸全部溺亡。

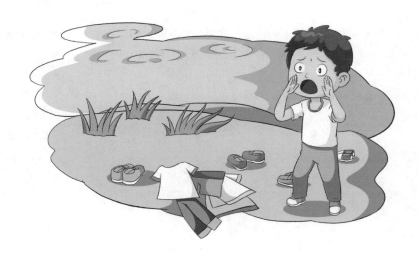

2019年2月18日下午1时42分，山东宁津县公安局接到群众报警，时集镇前油周村有儿童落水。救援人员到达后，马上在水域附近展开救援行动。下午2时至2时30分左右，先后有三名儿童被打捞出水，经抢救无效死亡。直到下午5时30分，最后一名溺水儿童被打捞出水，确认死亡。后经确认，这四名儿童是在前油周村村边沟渠附近玩耍时不慎落水的。

溺水的危险性很大，却往往被我们疏忽。我们觉得安全的水域，却不一定是完全安全的。生活中的溺水事件比我们想象中的多得多，特别是夏天。因此，我们要对溺水有充分的了解，这样才能真正认识到溺水的危害，更好地保护自己。

溺水也被称为淹溺，是指在游泳时或者失足落水时发生的严重意外伤害。溺水是生活中很常见的意外，溺水后可能引发窒息缺氧，如心跳停止，则被称为"溺死"；如心跳未停止，则称为"近乎溺死"。

通常来说，溺水的过程是非常快的，在很短时间内就会因呼吸、心跳停止而导致死亡。随着夏季的到来，不管是大人还是小孩，都喜欢到江、河、水塘内游泳，这就为溺水的发生提供了契机。特别是在暑假，青少年到水中游泳导致意外死亡的事件时有发生。一般容易发生溺水的地点是：非正规游泳池、水库、水坑、池塘、河流、溪边和海边等。

溺水后，人往往会有生命危险，很多时候是因为在水里挣扎而导致呼吸道和消化道少量进水，呼吸反射性暂停。这个时候，他们往往还能保持清醒的意识，但是已经无法保持协调的动作。在此过程中，由于缺氧，溺水者需要重新呼吸，就会导致水进入肺部而引起呛咳。同时，胃发生反射性呕吐，呕吐物会进入气管阻塞呼吸造成窒息。随着窒息，溺水者的神志会越来越不清，在很短的时间内就会昏迷或呼吸停止，各种反应消失，但仍有微弱的心跳和呼吸。此时，如果得不到及时抢救，就会导致溺水者在短时间内死亡。

溺水的危险性极高，我们一定要有正确的认知，要防微杜渐，只有真正认识到危险，才能有效预防溺水事件的发生。

002

频繁发生的溺水事件

　　我们知道的很多溺水事件，有时候是新闻报道，有时候就发生在我们身边。溺水事件已经成为夏季的高发事件，学校每一年的安全教育会上，学校和老师都会对学生进行安全教育，但是都会有学生不听劝阻，使自己置身于危险之中。

　　随着暑期的到来，青少年溺水身亡的事件频频发生。据统计：中小学生平均每天约有 40 人因溺水死亡，小学生溺水死亡的人数占溺水死亡学生人数的 68.2%。中国儿童意外溺水状况报告显示，溺水死亡占我国 14 岁以下儿童意外死亡的 60% 左右，每年有约 3 万名儿童死于溺水事故。其中，溺水死亡的农村儿童是城市儿童的 5 倍。

　　2018 年 6 月 23 日，安徽阜阳六名少年在水沟边玩耍，两名孩子溺亡。

　　6 月 24 日下午，郑州市中牟县即将中考的五名初三学生和同学一起相约看考场，途中下河游泳，四名学生不幸溺水身亡。

　　6 月 24 日，江西抚州孝桥村，八名小学生去抚河游泳，四人溺亡。

　　6 月 24 日下午，山东泰安新泰市刘杜镇下盐店村七名少年结伴去附近的水库游玩，其中两名少年不慎溺亡。

　　6 月 25 日下午，恰逢中考，广西桂林资源县梅溪镇初中放假，七名女生相约一起到外面玩，其中四名学生下河游泳，三名学生溺水身亡。

　　6 月 25 日下午 2 时 30 分许，安徽池州贵池区乌沙镇六名青少年到江边游泳，其中四人溺水身亡。

　　6 月 30 日，浙江温岭两名男孩在池塘溺亡。同一天下午，刚考完试放假，广西钦州灵山县的三名小学生到山塘游泳时不幸溺亡。

　　7 月 2 日，东莞桥头镇三名小学生相约到东江边游玩后失联；7 月 3 日早上，桥头警方在东江边发现三名小孩的鞋子，遂将尸体打捞上岸。

7月5日，贵州省铜仁市碧江区的三名中学生在暑假期间跑到河里游泳戏水，其中两名学生溺水，另一名学生立即报警求救，但两名学生还是不幸身亡。

2018年，媒体报道了河南等多个省份32名溺水事件当事人的相关数据信息，想要通过这些信息让人们引起反思，尽可能减少溺水事件的发生。

通过数据分析，32名溺水人员中，87%是未成年人，其中10岁及其以下的占12%，11~17岁的占75%。在报道的溺水事件中，有一名小学生年仅8岁。根据媒体公布的数据信息，在溺水人群中，初中生或高中生占比最大，并且高发期都集中在中考或高考前后，以及学校放假时。在32名溺水人员中，男生居大多数，女生占19%。

溺水之后生还的概率很低，在32名溺水人员中，91%的人溺水后身亡，6%的人失踪，仅有3%的人成功获救。这样的数据不禁让我们心痛，本是鲜活的生命，还没有来得及看更大更精彩的世界就凋零了。在事后的原因分析中，溺亡的未成年人几乎都是与同学结伴外出，周围没有成年人的陪同或看护，且下水游泳时未配备救生设施。在这种情况下，一旦发生溺水，生还的可能性很小。即便是学校在放假前再三强调不要靠近水域，但依旧有很多学生意识不到在水边玩耍存在的危险，结果导致了悲剧的发生。当然，我们也看到了父母对孩子的疏忽。

在统计的溺亡事件中，78%发生在农村，22%发生在城市。无人看管的公共河流是最容易发生溺水事件的地方。此外，还有一些溺水事件发生在水上乐园、公园、村中池塘、水库及水沟等地。

溺水事件的频繁发生让我们警醒，我们在众多的事件中要看到教训。正是因为这些悲剧的发生，才让我们知道了生命的可贵和易逝。我们要珍爱生命，时刻防备身边的危险。

003

发生溺水的主要原因

◎ 溺水，是人体淹没于水中后，由于水吸入肺内或者咽喉痉挛而导致的窒息。儿童、不会游泳的人及不具备预防意外事故常识的落水者是最常发生溺水的人群。

在水淹没人体之后，呼吸道会被水堵塞，从而因急性缺氧而引起急性窒息。通常来说，溺水分为两类，即干式溺水和吸入水的溺水。

干式溺水是指在落水后，水未进入肺内，只因水刺激呼吸道，反射性地引起咽喉痉挛及声门关闭导致急性缺氧。吸入水的溺水是指游泳或落水人员缺乏或丧失游泳能力导致溺水。吸入水的溺水往往由于以下几种情况而产生，如肢体因受寒或活动过度而抽搐；游泳时间过长，换气过度，呼吸性碱中毒引起手足抽搐或一时性昏迷；游泳时发生心脑血管疾病；潜水人员因装备故障而吸水。当然，在其他潜水疾病发生之后也可能发生溺水。

2014年5月3日凌晨1时许，一名学生和几位同乡在南宁市鲁班路明月湖公园亲水平台进行烧烤，一名在平台附近捡破烂的小孩，不慎将拖鞋掉进水中。这名学生出于热心，便去帮助这名小孩捡鞋。由于鞋子已经漂出亲水平台数米远，这名学生便脱掉上衣跳入水中。当他拿到鞋子往回游时，意外发生了——腿部抽筋了。随后，一名闻讯赶来的同学见状，跳下江中打算施救，结果也没能救到人。

2017年8月，小赵和放暑假的朋友到村边的河里去游泳。小赵到河边之后，一个猛子扎了下去。没想到，游出20多米后，就感觉人使劲儿往下沉。他赶紧往岸边游，没想到因为水太凉，用力过猛，右腿突然开始抽筋。小赵急忙大喊"救命"，为了保持体力，他只好尽量浮着顺水往下漂。随后，他的朋友游过来将他拦腰抱着，慢慢拖着他游到了岸边。小赵上岸后，在朋友的帮助下吐水，最终才没出事。

　　2016 年 8 月 15 日，上海一游泳中心，一名男孩在浅水区游泳，因为体力不支，在游泳过程中不慎溺水，遭池水呛入肺部，趴在水里不断拼命挣扎。幸好救生员及时发现，果断地救起了男孩，才避免了不良后果。

　　2018 年 5 月 19 日，江西省景德镇市浮梁县一中学生汪某某在游玩时，不慎失足掉入水流湍急的昌江河里被水冲走，同伴王奥斌见状立马脱掉衣服鞋子跳水施救，双手托举她游到岸边，自己却因体力不支沉入水中。

　　2019 年 6 月 29 日，昌邑市石埠经济开发区发生一起溺水事故。由于当天天气较热，两个人来到潍河岸边纳凉，后来就到河里游泳，其中一人游回了岸边，另外一人因为体力不支而溺水。

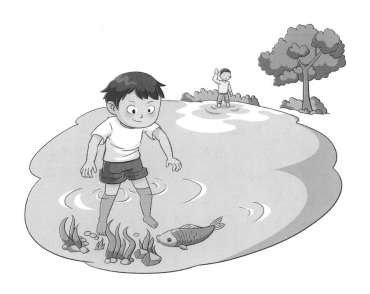

　　溺水的危险我们已经得知，溺水的死亡案件也让我们触目惊心。我们要在此期间学会溺水的重要知识。只有对溺水了解得足够充分，才能更好地保护自己。

004

溺水后会有哪些后遗症

◎ 溺水后，有些溺水者会当场死亡，也有抢救回来的。但是溺水者被抢救回来以后，是否就一定是安全的呢？事实上并非如此，当溺水者得以脱险后，后期引发的身体疾病一样是非常危险的。

溺水之后还能被救过来，是非常庆幸的。但是我们要知道，这并不代表救过来就万事大吉了，它会导致各种疾病的产生。有些时候，溺水之后引发的病症甚至比我们想象的要严重得多。

小叶不小心落入水中，之后被人救起，送往医院抢救。她到达医院的时候，呼吸、心跳都已经非常微弱。但是经过医生们的全力抢救，小叶醒过来了。

但不幸的是，她落水之后呛入的水是被污染过的河水，因此患上了并发吸入性肺炎，肺部整体感染，生命垂危。医生在抢救期间，从小叶的鼻子、耳朵、嘴巴里抠出大量脏物。在治疗过程中，小叶的生命体征一直不稳定，几次的危险期都让人非常担心。直到小叶在医院接受了一个多月的治疗后，才真正脱离了生命危险，但是后期的治疗还要继续。

上述事例告诉我们，如果溺水的人在得到救助后能够幸存下来，也不要大意，一定要去医院做必要的检查和救治。因为溺水有可能导致呼吸、神经、循环、消化、血液、泌尿等多个器官损伤，所以即使苏醒也可能引发很多并发症，如果得不到及时治疗，后果将非常严重。

溺水之后会出现的病症

夏季燥热，人们追求凉爽，喜欢到水域附近活动，于是各大水域的游人越来越多。不少人觉得自己会游泳，加上活动区域一般人流量都很大，所以把安全问题抛之脑后。正是因为有了这样的想法，才导致了溺水事故的多次发生。

我们要知道，即使有很好水性的人也会因为肌肉痉挛、低血糖等症状，造成自己无法控制身体而溺水。即使被施救上岸，也不能掉以轻心。人们溺水时，吸入不同的物质会导致不同的疾病。

如果吸入的是液体或颗粒性物质，就会引起化学性肺炎，肺泡壁衬的细胞受损及肺泡表面的活性物质分泌受损，进而导致斑块状肺不张。无氧充入的肺不张区域可导致肺内血液分流，加重低血氧。随着吸入的液体增多，表面活性物质丧失加重，肺不张和低氧血症会进一步加重。大区域的肺不张可导致肺僵硬而出现呼吸衰竭，可引发呼吸性酸中毒伴高碳酸血症。

其中，因组织缺氧又可能同时导致代谢性酸中毒，肺泡和组织的低氧可引起肺水肿和脑水肿。溺水所致的肺水肿被认为是肺泡低氧的直接后果，肺水肿和肺不张可同时存在。而吸入液体的种类和容量不同，也会产生不同的后果。如果吸入的淡水量很多，就会引起严重的电解质不平衡，使血容量突然增加并发生溶血，可引起窒息、心室颤动。如果吸入一定量的海水，就会导致钠和氯轻度升高。

溺水患者的临床表现个体差异较大，这与溺水持续时间的长短、吸入水量的多少、吸入水的性质及器官的损害范围有关。

005

学习预防溺水知识意义重大

◎ 夏天时，许多人喜欢游泳。游泳不仅可以强身健体，还能帮助我们在危急时刻脱离险境。但是，游泳同时也有一定的危险性，溺水是游泳时最常见的事故。

我们要学习预防溺水知识，并把这些知识记在心里。在游泳之前，要注意周围的环境，更要牢记意外溺水时自救的方法。青少年的安全一方面要靠外在力量的帮助，但更多是要靠自己的防范。

　　即将放暑假了，三年级（2）班的同学围坐在一起，商量着暑假去哪里玩耍。陈老师走进教室，让班长把《安全教育知识》分发下去，然后打开了班里的多媒体放映机，召集同学们坐好。

　　陈老师首先说了放假的事情，然后说："在放假之前，老师想给大家看一些东西。"陈老师把视频点开，画面上出现了几个小朋友，他们在水里玩耍，看上去很开心，但是不一会儿，就有一个小孩子出现了意外，他突然在水池里挣扎，剩下的几个孩子上去帮忙，最后却都沉在了水下。视频是动画，但是之后视频中出现了新闻报道，新闻上出现了几个小孩的信息和遇难现场。看完视频后，教室内鸦雀无声，同学们都很震惊。陈老师这个时候才开始讲解《安全教育知识》，同学们的注意力比平时集中很多。

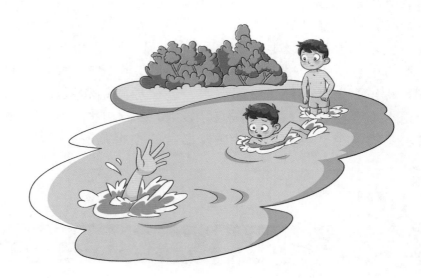

　　我们在暑假中有很多的事情可以做，但不能因此而忽略了身边的危险。当我们面对清凉的池水时，更要看到背后的危险，牢记安全是第一的，我们要在保证自己人身安全的基础上去享受更多的欢乐。

游泳的注意事项

1．要在有救生员的正规场所游泳，不要在野外随便下水，特别是设有"禁止游泳"或"水深危险"等警告标识的水域。

2．进行水上活动时应穿上救生衣，这样可以有效保证我们的生命安全。下水游泳的时候，装备要带全，一定要戴泳镜，不穿长裤下水。

3．如果有身体不适的情况，如疲倦、生病等，都不适合下水游泳。同时，我们身上若是有开放性伤口、皮肤病等，也不宜游泳，心脏病和传染病患者尤其不要游泳。

4．在下水游泳前要做好准备活动，以免因冷水刺激而发生肌肉痉挛。在水中发生肌肉痉挛时切忌慌乱，要保持冷静，可改用仰漂。

5．游泳时不要和同伴在水中嬉戏打闹，特别是泳技不高者，要高度集中精神。

预防溺水"六不"

一不私自下水游泳，二不擅自与他人结伴游泳，三不在无家长或教师带领的情况下游泳，四不到无安全设施、无救援人员的水域游泳，五不到不熟悉的水域游泳，六不熟悉水性的学生不擅自下水施救。

006

预防溺水知识的几个误区

对于溺水，大部分同学并没有深刻的理解。虽然我们也在不少新闻报道中看到过溺水事件，但往往只对其后果有深刻的印象，却

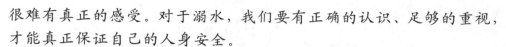

很难有真正的感受。对于溺水，我们要有正确的认识、足够的重视，才能真正保证自己的人身安全。

溺水是生活中经常发生的危险事件，每一年我们都能听到各种新闻报道，说某些地方学生发生暑假溺水事件。这种情况一再发生。即便是放假之前，学校再三强调要远离危险水域，依旧不能阻止一些学生涉足危险水域。

5月13日是母亲节，一名14岁的少年在南阳市社旗县赵河公园河边捡拾贝壳，准备送给妈妈和奶奶当"母亲节"的礼物，但是不慎跌入河中。

事发当天，少年在邻居的带领下来到赵河公园游玩，少年到水边捡贝壳，邻居提醒他注意安全。可是当这位邻居再次看到少年时，少年已经落水了。

邻居急忙下岸，向少年游去。但是在施救过程中，少年拼命抓住邻居的衣领不放，邻居竭力带着少年向岸边游。但是由于少年抓得过紧，邻居几乎动弹不得。加上岸边湿滑，邻居无法上岸，只好朝岸上呼救，一位垂钓者用一根竹竿把邻居拉了上来，少年却落入了水中。当天下午3时许，少年被打捞上岸，但是已经没了呼吸和心跳。

溺水事件频频发生，警钟敲响了一次又一次，但是每年依旧有这样的事情发生，归根结底还是因为我们不够重视。很多时候我们会心存侥幸，或者认为自己能够应对，但是当意外发生时，才知道自己的力量其实是不足的。

预防溺水知识中的误区

我们在影视剧中看到溺水者总是双手乱挥、用力拍水、大声呼救，但其实真正的溺水并不像这样，溺水总是悄然发生的。溺水者往往想呼喊却发不出声音，他们看上去就像平常的样子在游泳，但事实上已经置身在危险之中。

1. 我们会发现有些人在泳池中溺水，看起来就像是趴着或站在水中发愣，往往这个时候，溺水者已经意识模糊，应尽快将溺水者拉上岸进行救治。

2. 我们会误以为会游泳就不会溺水，事实上从近年来发生的溺水事故看，在水中出事的孩子多数都会游泳，但他们往往忽略了水下的危险。特别是在水库、池塘、河流等野外水域，这些地方的水下往往有茂盛的水草，游泳者可能被水草缠住脚，或者被水底的碎石划破脚，甚至可能被淤泥陷住……一旦发生意外，将后悔莫及。同时，体能减少、腿部抽筋、空腹等也会让我们无法正常游泳，导致溺水。

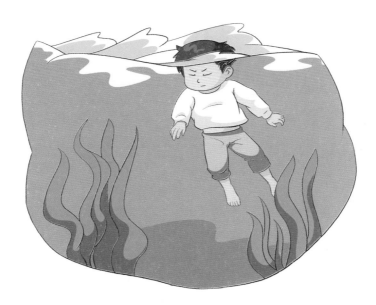

3. 我们误以为手拉手就能救溺水者，这样的情况也是造成很多人接二连三掉入水中的原因。当我们看到有人溺水时，第一时间想要救助，但是不正确的救助方式会让我们都陷入困境，最终不仅救不了溺水者，还可能牵连更多的人溺水。救助溺水者的方式有许多种，但手拉手救人的方式危险性是最高的，因为结成"人链"后，一旦有人因体力不支打破"平衡"，就会让多人落水，导致群死事件。我们要切记，救援溺水者是很有技术难度的，没有受过专业训练的人员很难救援成功，特别是未成年人。

4. 我们误认为溺水不超过一小时就能救活，但实际上长时间溺水会造成溺水者呼吸、心跳停止，脑部缺氧，严重的甚至发生脑死亡，这一过程是不可逆转的。在一般情况下，心脏骤停 4~6 分钟，脑组织就会产生永久性伤害；心脏骤停 10 分钟，就会出现脑死亡。所以，溺水超过一小时是不可能被救活的。

5. 我们会误认为倒背控水是可行的救治溺水者的办法，但其实这种控水法没有任何作用。因为神志清醒的溺水者，或者昏迷但呼吸、脉搏尚存者，其溺水时间比较短，肺内根本没有吸入水或者仅吸入很少的水，完全没有必要控水。而控水过程会导致胃内容物反流和误吸，反而会阻塞气道，还可能导致肺部感染。而对无呼吸、无脉搏的溺水者来说，控水会延误救人的黄金时间，并且会导致误吸，增加死亡率。

第二章

不可不知的危险水域

　　我们知道了溺水的危害性，知道了溺水之后人体的不可反抗性，也明白了生命的可贵，那么，我们就要远离危险水域，不要把自己置身于危险之中，以真正实现对自身的安全负责。危险水域很多时候就在我们身边，我们日常见到的江河、水库、水渠、湖泊，以及我们向往的大海等地方，都潜藏着巨大的危险，这些都需要我们去了解。

001

远离暗藏玄机的江河

◎ 我们在假期中若是不可避免地要接触水域，也要找到足够安全的水域。我们在日常生活中见到的大江大河等水域，实际上其中有着很大的危险，而这些危险是我们不能预料的。青少年在没有足够的能力及监护人的保护下，一定不要到江河中游泳。

我们外出旅游时，或是在城市中，经常会看到一些人在江河中游泳。我们在心生羡慕的同时，也要看到其中的危险。远离我们不清楚的水域，才是生命安全最根本的保障。

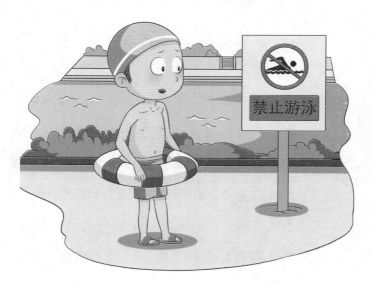

2018 年 7 月 19 日上午，容县某小学四名学生相约到江河内游泳解暑。因为当地天气非常热，四个人下水后在江河中玩耍了很久。等到他们准备上岸的时候，发现少了一名小伙伴，马上大声呼叫。附近听见呼叫的群众立马赶过来，有热心的群众拨打了报警电话，派出所民警、消防和救援队也赶了过来。经过积极的打捞救助，才把一名男生从水下打捞出来，但是已经毫无生命迹象。

　　博罗县柏塘镇境内发生一起溺水事故，一个来自云南的 17 岁小伙阿明下河游泳溺亡。当日下午，阿明和几位工友结伴到附近的河里钓鱼。该河宽约 10 米，深约 3 米。天气炎热，阿明下河游泳，意外溺水。事发后，阿明的同伴报警求助。等到救援人员找到阿明，阿明已经毫无生命迹象。

　　这样的事情每年都在发生，我们看到了在江河中游泳的轻松和惬意，也要看到在江河中游泳的危险。我们现在正处于成长期，自身还不够强大，一旦遇到危险，身边又没有可以实施救援的人，生命就会受到威胁。

在江河中游泳的危险

　　在江河中游泳本身就要冒风险，因为江河中存在着很多未知的危险。我们不止一次被告知，在陌生水域里游泳是非常危险的，因为我们不了解水深，不知道水下的情况，一旦发生意外，我们很难寻找到援助。

　　江河宽广，水深莫测，有些水域下怪石嶙峋，加上长时间的浸泡，上面会附着苔藓、水草，石头表面很是光滑，一旦踩上去就很容易滑倒。更为重要的是，江河的水质情况不定，很多水域的污染严重，我们在陌生水域中游泳，存在着很大的安全隐患。

在江河中游泳须知

　　当我们有机会，也有足够的防范意识和安全措施在江河中游泳的时候，也要知道在江河游泳中的注意事项，尽可能地保证自己的人身安全。

　　1. 掌握游泳技能是基础。江河不比室内游泳池，在没有经过系统的游泳训练时，一定不要贸然去江河中游泳。只有拥有快速、高效、协调、省力的游泳技能时，才能在江河中进行游泳活动。

　　2. 克服恐惧心理。我们总是对第一次下水时的忐忑心情记忆犹新，对自然水域的恐惧是正常的，但是这个时候我们需要更强大的信心和自持力。

3. 下水之前，一定要对自身的游泳能力和水平有正确的认识，仔细观察自然水域的游泳环境，在水下的时候要善于判断危险。

4. 我们要能够判断流速，同时规避障碍物。急流的形态非常复杂，需要仔细观察水的流速、流向及前方的障碍物，正确计算漂游路线。

5. 在江河游泳时，要随时随刻察看四周是否有其他危险，如水上的快艇、游船。

6. 当我们的身体出现不适的时候，要马上停止江河长距离游泳，上岸休息。

002

远离变幻莫测的大海

 海边的美丽风景让我们着迷，我们渴望在大海中嬉戏玩耍。海洋宽广，我们在海洋中领略到了大自然的美好，但是一样要注意到其中的危险。暑假来临，我们有了更多的时间去接触大自然，但我们在接触大自然的时候，一样要看清楚大自然中的危险因素。

大海的确让我们心动，特别是夏天的时候，凉爽的海水能够让我们身心舒畅。但是在海边，我们一样会有很多犹豫，当自己不会游泳时，要不要下水？或者是会游泳时，要不要往深水区游？在这些问题面前，我们一定要把自身的安全放在第一位。

2015 年 8 月 6 日，一名中年男子在即墨海泉湾海滩附近溺水身亡；8 月 9 日在崂山区仰口沙滩海域，一男子下海游泳时溺亡。

2015 年 8 月 12 日，仰口沙滩海域接连发生溺水事件，前后共有八名游泳者被大海吞没，六人获救脱险，两人溺亡。

2016 年 8 月 3 日，在第一海水浴场，两个孩子独自玩耍时溺水，幸亏有人及时发现进行营救，孩子送到医院经抢救后脱险。

2016 年 8 月 5 日，一名 15 岁的男孩跟同伴在市北区晓港名城附近下海游泳时溺水，等救上来时已经身亡。

2017 年 8 月 6 日，在青岛市音乐广场西侧海域，一名男子带着小女儿在海边玩耍时，被大浪卷入海中，并拖入排水口。所幸附近路人施救，无生命危险。

2018 年 7 月 22 日，受台风"安比"影响，澳门路海边风大浪高，一女青年在海边行走时被大浪拖入水中。一名路过的男孩跳入水中施救，也被大浪吞噬。两人不幸离世。

从以上青岛市海边溺水事件可以看出，海边游玩的危险，不管是水下看不到的危险因素，还是我们身体的原因，很多时候我们都不能保证自己的安全。但我们还是禁不住对海洋的向往之情，这就要求我们一定要学会自救，并且在下水之前做好充分的准备。

海边危险须知

我们在下海之前，一定要知道海洋的危险性。海中常有礁石、贝类、蟹类等尖锐物体，可能会划伤人体。同时，海浪也是威胁我们安全的一大隐患，海浪的高度及冲击力能够在一瞬间把我们带到水下。

此外，海洋中的生物是非常丰富的，当我们在水下的时候，很有可能会遇到一些危险的鱼类。很多时候，海洋生物对我们人体造成的伤害要比我们想象的大得多。

下海游泳前要注意以下几方面

当我们有机会下海游玩时，为了自身的安全，要先认真地了解海上的情况及自身的身体状况。

1. 我们要时刻注意天气情况。当天气发生变化，海上的风浪较大时，应服从现场管理人员的指挥，切忌在大风大浪等恶劣环境下下海游泳。

2. 我们要时刻注意涨潮的时间。海水涨潮后就将退潮，尽量不

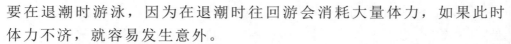

要在退潮时游泳，因为在退潮时往回游会消耗大量体力，如果此时体力不济，就容易发生意外。

3. 下海游泳前要做好准备工作。要在岸上进行拉伸手脚等准备活动，预防出现抽筋、痉挛等情况，然后在浅水中浸润皮肤，使身体适宜水温。

4. 一定不要在非游泳区游泳。因为非游泳区域的水情复杂，常常存在暗礁、水草、淤泥和漩流，一旦我们疏忽大意，就可能发生意外。因此，在下水之前一定要了解当地水情，做到心中有数，远离非游泳区。

5. 游泳之前切勿喝酒精饮品。因为这样会让我们体内储备的葡萄糖被大量消耗，而后出现低血糖。另外，酒精会抑制肝脏正常的生理功能，妨碍体内葡萄糖的转化及储备。同时，酒精会影响大脑的判断能力，增加游泳时意外事件的发生概率。

6. 我们下海游泳之前，要保证自己的身体机能良好，身体不适者千万不要去游泳。

7. 进行剧烈运动后不要马上下海游泳。体温的急剧下降会减弱抵抗力，引起感冒、咽喉炎等。

8. 饭前或饭后不要马上游泳。因为空腹游泳会影响消化功能，也容易导致在游泳中发生头昏乏力等意外情况；饱腹游泳亦会影响消化功能，还会产生胃痉挛，甚至呕吐、腹痛现象。

9. 夏天去海边游泳时，不能长时间进行曝晒游泳。长时间曝晒会产生晒斑，或引起急性皮炎，也叫日光灼伤。上岸后最好用伞遮阳，或到有树荫的地方休息，或将浴巾披在身上保护皮肤，或在身体裸露处涂防晒霜。

10. 在大海中游泳后，一定要注意泳后卫生。游泳后应马上用软质干巾擦去身上的水垢，最好用淡水冲洗。

003

警惕水库和池塘

◎ 我们放假的时候都喜欢外出玩耍，但是在这个过程中，我们是否能够保证自己的安全？这是一个非常重要的问题。学校和父母都禁止我们接近危险水域，但是很多时候，我们却禁不住诱惑，擅自去不熟悉的水域玩耍，殊不知这样会让自己陷于危险之中。

日常生活中我们会见到很多水库和池塘，这些水域表面看上去很平静，有些时候甚至能够看到池底，所以我们掉以轻心，认为这样的水域是安全的，却不知它们一样潜藏着危险。我们要保持警惕性，对自己的生命负责。

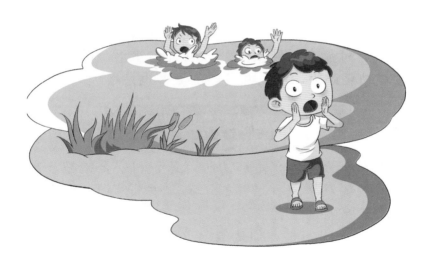

发生在杏滨街道的一起小孩溺亡事件让很多人心痛。6岁的小明、9岁的小刚和另一伙伴在池塘边玩水，由于不小心，小明和小刚掉进了水塘里。事情发生后，同行的小伙伴吓坏了，赶紧呼救。听到呼救后，附近的居民郑先生赶紧下池塘救人。但是当两个孩子双双被救上来的时候，已经没有了呼吸和心跳。附近的居民把两个

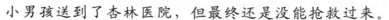

小男孩送到了杏林医院，但最终还是没能抢救过来。

6岁的小明今年读幼儿园中班，而9岁的小刚读小学二年级。正值暑假，他们跑到附近的池塘玩耍，没想到就出现了这样的意外。见到自己孩子的尸体，双方家长伤心欲绝。而就在不久之前，就在这个杏滨街道西滨的池塘里，8岁的小男孩小东溺水身亡。也是因为小东和表弟下池塘游泳，结果再也没有上来。

这样的悲剧几乎每年都在各地发生。对池塘游泳或水库游泳的危险性，社会和学校一直在强调，但是我们很多学生都不放在心上，于是才有了一起又一起悲剧。

水库和池塘可能存在的危险

水库和池塘中有很多危险，水下的环境不能分辨，水底可能存在水草和石头等，让我们的脚被缠住或受伤。而水库中一般都有泄水口，泄水口附近会产生漩涡，吸引力过大，会导致我们发生溺水。

我们知道，池塘一般是用来养殖或灌溉的，水质较差，我们在其中游泳，很有可能会引发疾病。一旦发生溺水，因为池塘的水质不好，即便是被救起来，引发并发症的概率也是很大的。

在水库和池塘中游泳须知

如果我们有机会，也有足够的防范意识和安全措施，在水库或池塘中游泳，也要对水域有足够的了解。在水库和池塘中游泳，需要我们格外注意周边的环境。

1. 如果游泳技术不是特别熟练，不要随便下水，野外水域的安全性和室内游泳池的安全性相比相差太多。

2. 我们要随时关注周围的环境，若是发现周围有不明异动，要及时上岸。

3. 在下水之前，要摸清水深和下水点的水底情况，更好地保障自己的人身安全。

4. 不要到深水区活动，在水中游泳时也不要和小伙伴嬉闹，防止呛水。

5. 远离危险区域，不要在水质环境不好的地方潜泳，特别是在没有任何防护设备的情况下。

004

躲避来势汹汹的山洪

◎ 洪水的发生是不可控制的，它是由暴雨、急骤的融冰化雪、风暴潮等自然因素引起的江河湖海水量迅速增加或水位迅猛上涨的水流现象。

山洪是指山区溪沟中发生的暴涨洪水。山洪具有突发性，水量集中、流速大、冲刷破坏力强，水流中挟带泥沙甚至石块等，常造成局部性洪灾，给人民的生命财产和安全带来巨大的威胁。

1998 年的大洪水，涵盖了长江、嫩江、松花江等很多水系。长江洪水是继 1931 年和 1954 年两次洪水后，20 世纪发生的又一次全流域型的特大洪水；嫩江、松花江洪水同样是 150 年来最严重的全流域特大洪水。

当时受灾地区面积很大，包括受灾最重的江西、湖南、湖北、黑龙江四省，全国共有 29 个省（区、市）遭受了不同程度的洪涝灾害，受灾面积 3.18 亿亩，成灾面积 1.96 亿亩，受灾人口 2.23 亿人，死亡 4150 人，倒塌房屋 685 万间，直接经济损失达 1660 亿元。

山洪的发生不是一瞬间的事情，而是灾害能量积累到一定程度的结果。在积累的过程中，也就是在洪水到来之前，我们要利用这段有限的时间，尽可能地做好准备。

山洪发生后及时自救的方法

1．现在来说，一般洪水暴发前，政府工作人员都会提前疏散群众。这个时候，我们要做的就是听从救援人员的组织与安排，进行必要的防洪准备，或是撤到相对安全的地方。

2．如果洪水到来时来不及转移，我们就要就近选择，迅速向高地、避洪台等地方转移，或者立即爬上屋顶、楼房高层、大树、高墙等高的地方暂避。

3．如果不慎被卷入洪水中，一定要尽可能抓住固定的或能漂浮的东西，寻找机会逃生。

4．被山洪困住后，切忌攀爬电线杆、铁塔，也不要爬到泥坯房的屋顶。如果暂避的地方已难自保，则要充分利用准备好的救生器材逃生，或者迅速找门板、桌椅、木床、大块的泡沫塑料等能漂浮的材料扎成筏逃生。

山洪像猛兽，我们终须小心

山洪的力量是可怕的，大自然的猛兽向来不给人们更多的机会。因此，我们要对山洪的暴发有一定的认识，牢记自救的方法，这样在面对山洪的时候才能临危不乱。

山洪的来临多数情况下都有一定的预警，在预警区域范围内，我们要做好避险准备。山洪的危害巨大，即便是山洪离我们很远，也不能不防。

我们的生命只有一次，在大自然面前，我们的力量很是渺小，所以我们要秉承一颗敬畏之心，小心应对山洪等自然灾害。

005

石窟、水坑"坑死人"

◎一些河流中，进行采沙或者采石作业过后，会留下很多深坑。这些深坑在开采过后便积存在这里无人管理，也没有竖起警示牌。这些深坑从水面上根本无法看出来，因此也成为导致很多孩子溺水的重要原因。

在一些工程施工地段，有时候会看到一些深坑，下雨之后会有很多的水积在里面，掩盖了它的大小和深浅，由于缺乏管理和警示措施，导致了很多意外发生。

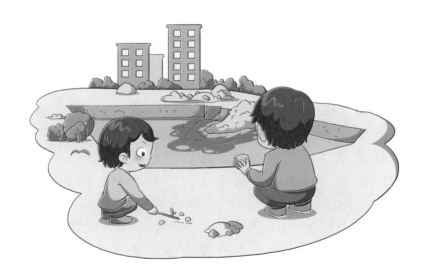

2004年8月18日，泉州市泉港区前黄镇凤阳村，两名十三四岁的少女在一个采石窟游泳时溺水身亡。

2006年7月29日下午1时37分，石狮市曾坑厝头附近的一废弃石窟内，两名小男孩在玩耍时不幸溺水，在消防官兵及周围群众的合力营救下，终将两小孩救起，但是孩子已经毫无生命迹象。

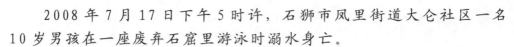

2008年7月17日下午5时许，石狮市凤里街道大仓社区一名10岁男孩在一座废弃石窟里游泳时溺水身亡。

2008年7月27日，一男子在石狮市南环路粮库附近的废弃石窟游泳溺水身亡，而就在不久前，刚有一个小孩在该石窟溺水身亡。

2008年9月20日，泉州市惠安具百崎回族乡一名5岁男童掉进废弃石窟后溺水身亡。

2019年1月23日下午2时左右，邯郸市广平县靳庄村一名4岁男孩和一名6岁男孩一起在村西头玩耍，中途两个孩子脱离了大人的视线。下午4时左右，大人突然察觉到两个孩子没了踪影，急忙四处寻找，并发动亲戚朋友帮忙。直到1月24日上午，人们才在村后的一个水坑里发现了两个孩子溺水的痕迹，经打捞，尸体终被找到。两个孩子在没有大人监护的情况下私自去水坑处玩耍，但是因为没有足够的安全意识，不慎落水，因没人发现和救援，最终导致了悲剧的发生。

不管是工地上的水坑，还是采石场内的废弃石窟，都是十分危险的。实际上无论是在什么地方，矿产资源开采完毕以后，都必须恢复此处的森林植被或采取复耕措施，不能使该处成为潜藏危险的地方。工程施工之后，水坑旁边是必须设置防护措施的，目的就是防止人员出现意外。但是在现实生活中，我们很少见到水坑或石窟附近设置防护栏，或是按照规定进行"闭坑"处理。未成年人缺乏自我保护意识，喜欢去那里玩水，而这些废弃石窟和"坑人"的水坑如同死亡的陷阱，吞噬着一个个鲜活的生命。

不管是采石场的石窟还是路边的水坑，我们都要知道其中的危险，不要去这些地方玩耍，也不要带着其他人或听信他人的话去这些地方玩耍。也许在我们看来，这些地方没有特别大的危险，以为自己能够应对，但是实际上，我们本身的能力是不足以应对突发危险的。所以为了自己的生命安全，一定要远离水坑、石窟等危险水域。

006

小心水井变成吃人的"陷阱"

◎ 我们在路上、田间，常常会见到一些水井，不管是废弃的水井，还是荒废的排水井，看上去不大的地方，实际上存在着很大的危险。当我们怀着好奇之心去观察时，一旦不小心落水，生还的希望是非常渺茫的。

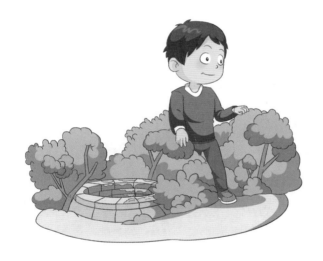

　　某市的教育部门进行的相关统计显示：在一年中发生的学生溺水意外事故中，其中约 80% 的孩子都是农村的中小学生。但是，这些数据并不表示生活在城市中的孩子就是安全的。事实上，无论是农村的孩子还是城市的孩子，都可能遇到威胁生命的"陷阱"。

　　2013 年 5 月，常宁市 2 岁男童不慎坠入绿化带内无盖窨井身亡。

　　2015 年 5 月，西安市 2 岁男童坠深井 40 米，抢救 20 小时后救出。

　　2015 年 8 月，上海市宝山区一男孩在窨井附近玩耍，井盖板突然断裂导致孩子坠入。

　　2016 年 1 月，济南市平阴区一名 8 岁男孩在水井边玩耍时掉入枯井，经抢救无效不幸身亡。

2016 年 2 月，荥阳市 2 岁多的男童失足坠入绿化带中一口枯井中，被困 19 小时后获救。

从以上事例可以看出，平时看似很不起眼的水井，当意外发生时，水井带来的危险比我们想象中大得多。

水井危险，我们要警惕起来

水井可以说是一种文化的积淀，也是一种文化的传承。而农村的水井数量要比城市里多得多。在农村，水井已经成为意外溺水事故的主要事发地之一。

造成坠井溺水事故频发的主要原因是水井的安全防范措施不足，很多发生事故的水井边缘并没有安装防护栅栏，或者安装了防护栅栏却没有上锁等，导致不知情的孩子失足落水身亡。

我们要知道，一旦落入井下，想要上来是一件非常困难的事情。因为井壁湿滑，加上周围没有可以使力的地方，所以我们只能被动地等待救援。即便我们会游泳，能够让自己浮出水面，但是水井通常很深，我们不一定能很快被发现，一旦我们体力不支，就会溺水。

这几种类型的井，我们要多加小心

1. 废弃机井

这是最常见的危险井，因为其直径较窄，并且深度多在 30 米以上，而且没有井盖，也没有遮掩体，加上井底部缺氧，淤泥较多，井壁不能攀爬，一旦落下，就会非常危险，即使被人发现，救援也会有很大的难度。

2. 裸露水井

在农村，部分地区田间地头仍有裸露的水井，水多井深，井底有淤泥，多有农药等有毒物质渗入，且井口缺少覆盖物，容易造成溺水、中毒等危险。

3．路面井盖

城市街道路面井盖每年都有危险发生，由于井盖破裂、井盖丢失等引发坠井事故。此外，下水道井盖下可能隐藏着沼气等有毒气体，一旦掉入，生还的希望渺茫。

第三章

出行游玩防止溺水

　　暑假来临，父母会带着我们外出旅游，我们自然也渴望去外面看看更广阔的世界。总之，能够暂时放下学业，这对天性好玩的我们来说是一件非常美好的事情。但是，我们在出行的时候，更要清楚地知道外面的危险，特别是在水域玩耍的时候，更要防止出现溺水情况，只有保证自己的人身安全，才能在未来走向更广阔的世界。

001

游玩时避开这些危险区域

出行游玩是一件很开心的事情，特别是在酷暑夏日，游泳更是人们消暑的不二选择。因此暑假一到，除了室内游泳池，许多孩子还喜欢去河边、海边游玩。但由于孩子还小，缺乏必要的安全意识和自救能力，一旦发生意外，后果将不堪设想。

游泳是我们最喜欢的体育运动之一，但是如果没有做好准备，并且缺少防范意识，遇到意外时慌张、不能沉着自救，就很容易会发生溺水伤亡事故。因此我们在水边游玩的时候，有很多可能潜藏危险的地方需要注意，一旦不小心溺水，将会带来非常严重的后果。

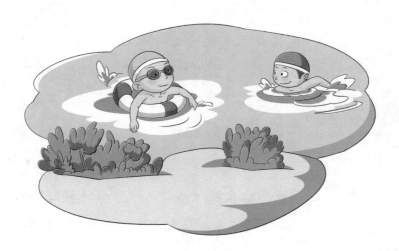

2006年7月12日，四川省自贡市第十五中学六名初一学生在水库玩耍，不幸全部溺水死亡。

2010年6月22日，武汉市一所中学五名男同学约好去其中一人家里玩耍，吃完饭后大家感觉天气有些热，便商议一起到汉江游泳。其中三人率先下水，其余两人在岸边犹豫。仅仅一会儿的工夫，先下水的三人相继在水里拼命挣扎，岸上的两人随即呼救。但是江水无情，等附近的居民和救援人员赶来时，三人已被江水吞没。

2011年6月4日，四川省内江市资中市宋家镇中心学校五名初三女生，在白云寺水库玩耍，一名女生不慎滑倒跌进水库中，另四名女生在施救时一起落水，除一人获救外，其余四人皆溺亡。

从这些例子中可以看出，我们必须对自身所处的环境有正确的认识，然后避开潜藏危险的区域，这样才能最大限度地保证自身的安全。

水边游玩的危险区域

1. 临近水边的台阶

水边的台阶因长期处于湿润环境中，常常长有青苔，表面十分湿滑，很容易踩滑掉入水中，这是非常危险的。

2. 近水处较大的水泥缓坡

我们很多时候会误以为缓坡很安全，于是会翻越栏杆到河边洗手或钓鱼。殊不知这样的缓坡长期经河水的冲刷，表面覆盖有青苔、泥土等，十分湿滑。此外，缓坡没入水中的部分较陡，很容易让人失去平衡，一旦滑倒或失衡摔倒，即使岸边的水不是很深，想要找到支撑点爬上岸也是非常困难的。

3. 表面流速缓慢的河流

有些河流在岸边的部分较浅，于是我们的安全意识就会降低，或是在岸边钓鱼，或是玩水。但是，这样的河床经长期冲刷，会形成不少暗沟，而复杂、湍急的水流往往隐藏在平静的水面之下，在看似较浅的水域玩耍同样要保持警惕性。

4. 滩地

岸边水较浅，能清晰地看到水底的滩地，这样的滩地因为水面浅，于是会有人想从岸边往深处走，不管是玩耍还是钓鱼，这样做都是很危险的。因为有些河的中间河槽较深，一旦跌空落水就会将自己置于危险之中。

如何避开这些危险区域

1. 我们在海边玩耍的时候，不能越过安全警戒线。如果不是熟悉水性者，不要独自下水。不会游泳的人不要依靠浮具随波逐流，要格外小心潮水将浮具带离岸边。

2. 戏水地点要选择有管理单位、救生员及安全设备的场所，并根据自己的体能状况，留意天气、水位的变化再前往玩耍。一定要听从管理人员的要求，最好与大人同行。

3. 在江、河、湖、溪等处游泳和戏水，要事先了解水域的情况，判断其是否存在潜在危险，要了解的内容包括地形、漩涡、水深等。

4. 我们要遵守水域警示牌提示的警告事项，参加水上活动要按规定穿着救生衣，并遵照工作人员的指示进行游玩。

外出一定要当心

外出玩耍时，一定要格外注意自己的人身安全。特别是在暑假期间，因为天气炎热，我们对水上活动更加钟情。但是水上活动有很大的隐患，要不能因为自己会游泳就无所畏惧。俗话说"善泳者死于溺"，会游泳的人往往发生溺水事故的可能性更大。外出活动注意安全，既是对自己负责，也是对家人和亲友负责。

002

观潮时的安全注意事项

◎ 随着生活水平的提高，我们会在闲暇时进行一定的游乐活动，除了下水游玩，我们也会去观看大潮。我国著名的钱塘江大潮是观潮的首选，潮水的壮观让我们为之惊叹，而钱塘潮作为世界三大涌潮之一，也的确带给了人们无比震撼的视觉体验。

　　观潮是一种视觉享受，但是我们也要看到其中的危险。潮水凶猛且变化万千，人们无法准确预测大潮的走向和时间，有时候潮水退去并不代表不会回环，所以我们要谨记观潮安全注意事项，保护自己，合理观潮。

　　2007年8月2日下午4时30分左右，杭州市江干区下沙七堡一号丁字坝附近水域发生一起钱塘江潮水卷人事件，30多人被潮水卷走，最终造成11人死亡。

　　2010年10月10日下午，下午2时许，钱塘江潮水经过南阳观潮城附近，潮水来时游客们都待在安全区域，潮水过去后，便有七八人离开安全区域走到河坝之下。不料潮水回头，一下子将他们卷走。被卷走的游客都是萧山本地人，其中有三名小孩。事发后，一名7岁的孩子游回岸边，消防救援人员救回一对母女，其余四人不幸遇难。

　　2011年8月31日下午，海宁老盐仓，奔涌而来的钱塘潮撞击着老盐仓大坝，掀起一个又一个冲天巨浪，之后又直接淹没了下层海塘，潮水冲上了新江堤，将江堤上80米长的防潮护栏冲毁，多名观潮游客被潮水冲下堤岸，造成多人受伤。

　　2013年7月17日，四川的三名游客在浙江嘉兴市海盐县观海园观潮时，不幸被潮水卷走。其中两人在被救援人员拉上岸后，经抢救无效死亡，另外一名失踪人员也于中午左右被救援人员在水中寻获，确认死亡。

　　钱塘江大潮的产生是由于天体引力和地球自转的离心作用，加上杭州湾喇叭口的特殊地形所形成的特大涌潮。钱塘潮的壮观景象使人惊叹，但是其中所包含的危险我们也不能忽视。观潮本是一件开心的事情，但是如果没有安全意识，不遵守观潮秩序，造成的后果会不堪设想。

观潮中出现危险的原因

　　观潮中会有危险，一方面是因为不可预测的自然危险，另一方面是人为造成的危险。如果说大自然的危险我们无法逃避，那么只

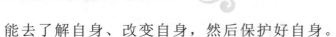

能去了解自身、改变自身，然后保护好自身。

1. 钱塘江涌潮一年有两个高潮期，分别是春分和秋分。涌潮潮头一般为 1~2 米高，最高可达 3 米，以每小时约 20 公里的速度由下游向上游推进。这样声势浩大的浪潮，其中必然蕴含着强大的力量和极大的危险性。

除了每年农历八月十八日前后的潮水最为壮观外，也会出现一线潮、回头潮等特殊涌潮，平时还有一种暗涨潮，潮水在远处时平静得让人无法察觉，等到接近时却是铺天盖地，具有很强的隐蔽性和极大的危险性。

2. 人们缺乏对江水涌潮危险性的了解，同时也抱着一种侥幸心理，对危险置若罔闻，对江堤上的警示标语和标志视而不见。有人翻越护栏，到河滩、丁字坝上去游玩，甚至在江中游泳、戏水，置身于险境而不自知，待察觉时已经晚了。

观潮的注意事项

钱塘江大潮的形成是自然的原因，我们在了解大自然的壮观的同时，更要明白自身能力的不足。面对大自然，我们要做的就是遵循自然法则。而在观潮活动中，我们就要遵守观潮安全规定和现场工作人员的指挥，这样才能保护好自己，也能得到极致的视觉享受。

1. 要对钱塘江潮水的涨落规律、习性，特别是潮水的危险性有充分的了解和认识。

2. 观潮时，一定要选择安全的区域和地段，注意观潮区域的警示标志，对沿江堤坝上的警示标志要严格遵守，服从管理人员的管理。

3. 掌握自救的方法，遇突发情况，切记不能惊慌，要快速、有秩序地向安全地带撤退，遇到危险立即向周边的工作人员或他人求救。万一落水或被潮水击打，要尽量抓住身边的固定物，防止被潮水卷走。

4. 在观潮时，千万不要下堤到河滩及丁坝上观潮。要避开弯道的潮流下方，因为这些地方一旦有潮水涌上塘来，人们往往无暇躲闪。

003

河边石垛和护栏切莫攀爬

◎ 我们在日常生活中会经常见到河边的护栏，或者是小区公园池塘周围的栏杆。我们也能在护栏旁边见到很明显的提示语，上面写着"水深危险，切勿翻越"。这样的提示不仅仅是用来看的，更是对我们的一种警示，目的是保护我们的生命安全。

河边石垛和栏杆的存在，主要作用就是防止有人在河边玩耍的时候不慎落水。对防护栏，我们要明白它们的实际作用，更为重要的是，一定不能任性攀爬防护栏，以免造成不必要的伤害。

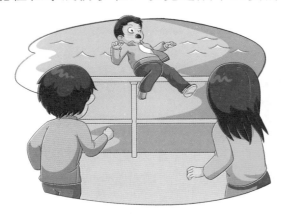

江中的观景台上，有五位同学靠着栏杆有说有笑。水位很高，离观景台很近，江中能看到鱼群游来游去。几个人嬉戏玩闹，大家靠在栏杆上聊天。一位男同学双手撑着护栏，坐到了栏杆上面准备指挥下面的同学一起唱歌。突然，男生"扑通"一声落入江水中，大家隔着护栏伸手想去救人，却根本抓不到。女生对着附近大声呼救，可是等到有人把落水男生救起来的时候，男生已经没有了生命体征。

类似的悲剧在日常生活中并不少见，很多学生不顾安全提示，由着自己的性子胡来，当悲剧发生的时候，连后悔的机会都没有。河边石垛和护栏是为了保护我们的生命安全而设立的，而我们要做的就是遵守规则，保护自己。

攀爬护栏的原因

1. 方便省事

有时候我们想要到河对岸去，但常常需要绕远路过桥渡河。于是有些学生仗着自己会游泳，或者以为河水较浅，想省事，于是会翻越护栏想游泳或蹚水过河。

2. 下河游玩

为了到河中戏水，或者是想要进行游泳和垂钓，于是会出现翻越、攀爬护栏的行为。

3. 打捞物品

我们有时会把书包、衣服等物品挂在护栏上，这些物品因为放置不稳或者其他原因落水后，一些学生可能会攀爬和翻越护栏去水中打捞。

4. 认识不足

自身就对护栏的认识不足，没有意识到这是保障自己生命安全的一道屏障。

5. 监管力度不到位

因为所在水域的警示和管理力度不够，不能做到全程监管，于是有人抱着侥幸心理攀爬护栏，以身犯险。

随意攀爬河边石垛和护栏的后果

1. 危及自身生命安全

我们随意攀爬护栏，最直接的后果就是把自己置身于危险当中。一旦发生溺水事故，后果不堪设想，这既是对自己生命的不负责，也是对自己的家庭不负责。

2. 祸及他人

当我们随意攀爬和翻越栏杆的时候，也会在不经意间影响其他人。很多时候，我们不规范和不安全的行为方式会带动其他学生跟风模仿，不仅使我们自己，也使得其他人置身于危险当中。

爱护自己就要遵守规则

爱护自己，就要理智地遵守规则，这不仅是对自身负责，也是对家人和朋友负责。河边的石垛和护栏，对我们来说是危险面前的一道屏障，不仅自己不要随意攀爬和翻越，看见别人这么做也要及时劝阻。

出行游玩很开心，更为重要的是能够安全地回到家。只有保护好自己，才能不断地把欢乐延续下去。所以我们要时刻为自身安全着想，既不攀爬和翻越护栏，也不要在附近打闹，避免因为栏杆不牢固而落水。

004

安全过河的方法和技巧

◎过河这件事听起来很简单，但其实并不是一个简单的问题。在我们的观念中，过河也许只需要把裤腿挽起来，然后蹚过去。但我们没有意识到河水中其实潜藏了许多的危险，我们没有任何准备就贸然过河，将可能造成不可弥补的遗憾。

过河前一定要多长个心眼，尤其是在陌生的地方或者下雨后，水流可能比看上去要急很多，也可能比想象中深很多，要设想好这两种情况可能同时存在时，我们该如何应对。即便是浅水，水底淤泥覆盖，情况不明，也可能使人体受到伤害。

某日，小韩跟着爸爸回到了住在乡下的爷爷家，因为正是暑假期间，所以山里比城市凉快得多。小韩在几天之内就和周围的同龄人打成了一片，经常跟着周围的孩子们一起去玩耍。前几日刚好下了一场雨，孩子们提议去山里捡蘑菇和采木耳。小韩也带上口袋，跟着大家一起出了门。

山上的路还有些泥泞，几个孩子互相搀扶着，一路上大家收获很多，小韩的口袋里装了几朵大蘑菇，还有很多新鲜木耳，高兴地说晚上回去让奶奶炒菜吃。小韩一直往前走，看见小河对面有更多的蘑菇，于是招呼小伙伴过河。同行的人中有人劝阻说："刚刚下了雨，河水涨了。我们还是不要过去了，再说路也不好走。"

小韩不以为意，因为前几天他才蹚过这条小河，河水刚刚没过小腿而已。小韩不听劝，执意要过去，几个小伙伴也只好跟着。小韩带头，刚开始的时候水也只是到小韩的小腿，等到小韩走到中间时，才发现水深了很多，已经淹住了小韩的大腿，加上水流很急，小韩一时有些慌乱，就想退回去，谁知转身的时候没有站稳就摔倒了，河水汹涌，小韩很快消失在大家的视线里。等到小伙伴们叫人把小韩救上来的时候，他已经没有了生命体征。

过河并不像我们想象中的那么简单，很多时候其中潜藏着致命的危险。过河需要技巧，更需要万分小心。所以，我们要对河流的基本情况和过河的方法有一定的了解。

野外过河注意事项

1. 我们在野外遇到河流时一定要先观察水情，不能急于蹚水过河。要选择地势高的地方仔细观察，弄清楚水流的方向和流速、河道的深浅、有无暗流漩涡等。

2. 在时间允许的情况下，尽量选择河的上游涉水，或在水中搬运放置一些石块或倒木，以方便通过。

3. 下水前要用登山杖、树枝或竹竿等测试水深，消除视觉误差并克服恐惧心理。下水点最好选择水深较浅、水流相对平缓、河面相对较窄、河床为泥沙或鹅卵石、对面河岸无峭壁的地方。

4. 当我们准备下水时，最好结伴而行。除泥沙河床可以赤脚走过外，其他情况都应尽量穿鞋过河，这样有助于控制平衡。

5. 过河时可以就地找一根竹竿或木棍，帮助我们在过河时保持身体平衡。

6. 过河时可以采用手拉手、后者抓住前者腰部衣物或彼此搭肩的方法，移动速度要慢，步伐不可过大。

安全过河，为自己负责

日常生活中，我们不能盲目涉水。在不了解水深，特别是在我们不会游泳的情况下，一定不要随便下水过河。过河看上去是一件简单的事情，但实际上一点也不简单，我们要看到河流本身存在的危险，要对大自然保持一颗敬畏之心。

为自己负责，就是尽量不要让自身陷于危险之中。在平常的生活中，不妨多积累一些安全知识，也许平时我们看不到它们的重要性，但是当真正需要时，就会发现它们的作用很大。

005

乘船游玩安全须知

◎ 乘船游玩是我们外出游玩时经常会进行的一项活动，因为这不需要考验我们的游泳技术，相对来说要安全得多。乘船还能让我们领略大自然水域的无限风光，放松心情，陶冶情操。但是水上交通同样也会发生事故，如与另一艘船发生碰撞，或者遭遇恶劣天气，等等。

乘船时，我们潜意识里会觉得一切都是安全的，但事实上，很多时候乘船也有一定的危险性。在乘船游玩过程中，我们一样需要遵守乘船的规则。

周末，陶然的爸爸妈妈带陶然去水上公园游玩。陶然第一次见到这么多水上游乐设施，很是开心，当看到水上有人乘船游玩时，陶然请求爸爸妈妈带他一起去。妈妈虽然担心陶然不会游泳，但是看着水面比较平缓，四周游客也很多，最终还是答应了。

小船上坐着一家三口，陶然坐在爸爸后面，妈妈坐在另一边，三人都穿着救生衣。上船前，管理人员说路上有一段拐弯的急流，要大家扶好船上的护栏，不要随便站起来。妈妈认真地记下了，上船前也嘱咐了陶然。陶然上船后，乖乖地坐在座位上，妈妈这才放心。可是中途，陶然觉得脖子太卡，就把救生衣最上面的安全扣解开了，爸爸妈妈都没有注意到。等到了转弯的地方，水流很急，陶然突然站起来抓栏杆，结果被船尾一甩，甩到了水里。

陶然的救生衣由于解开了安全扣，落水后就脱落了下来，陶然在水中惊慌失措地挣扎，爸爸赶紧跳下水，把陶然拉回船上。因为营救及时，加上水不是很深，陶然并无大碍，但是也呛了几口水。

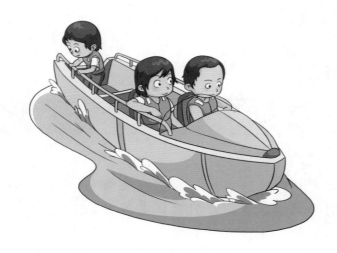

我们出行游玩，很多时候会被美丽的风景吸引，然后就会忘记需要遵守的规则。当意外发生的时候，才知道自己的行为多么莽撞。在正规的游轮及大型客船上，都有乘船安全须知，我们需要了解并遵守。

乘船游玩安全须知

1. 不能带易燃、易爆、有毒、有腐蚀性、有放射性及有可能危及乘客人身和财产安全的危险品乘船。

2. 登船时要抓好扶手，下船时一定要等到船停稳后再行动，以免碰伤。

3.登船后一定要根据船上的提示标语确认救生衣、救生圈、消防器材等放置的具体位置，以便需要的时候能及时找到。

4.登船后不要坐在船身的栏杆上，也不要挤向船的一侧；在船上不要奔跑，以防滑倒；不要靠近游船停泊一方的门窗，以免发生意外。

5.在船上活动时要注意防火、防盗，不要随意触碰船上的各种设备和仪器。

6.如船遇到风浪颠簸时，我们不要惊慌或跳跃，一定要抓好栏杆。

7.在乘船过程中如遇险情，不可慌乱，应听从工作人员的安排和指挥。

乘船时出现险情的原因

1.船上的乘客不遵守乘船须知，擅自做出不符合安全规则的行为。

2.遭遇大网大雨等恶劣天气。

3.乘客患有心脏及精神系统严重疾病。

4.船只本身出现机械故障等问题，使我们置身于危险当中。

我们要遵守规则，才是对生命负责

乘船时遵守乘船规则，是对自己的生命安全负责。也许有些时候，我们会觉得这些规则没有什么作用，但是当意外发生的时候，我们才会发现遵守规则的重要性。

乘船时的危险是我们不能完全预料的，不管防护措施有多完善，都不能保证乘船过程的绝对安全。制定乘船规则既是为了保障我们自身的安全，也是为了提高我们的安全防范意识，看似无关紧要，实则是对自己生命的负责。

006

翻船后的应对方法

◎ 水上游玩，必须对水上的自救知识有一定的了解。作为水上的交通工具，船舶能够给我们带来很多的欢乐和便捷，但是当意外发生，也存在翻船的危险。当危险来临时，我们必须做好充分的应对准备，这样才能保护自己免受灾难。

我们在出行的时候，谁也不能保证不会遇到危险，在这个过程中，我们更多的是要学会如何保护自己。近年来，随着人们的物质生活水平逐渐提高，出海及在水域活动的机会也越来越多，正是因为如此，我们更应知道在水域翻船后的自救方法。

2016年6月4日中午12时许，广元市轮船公司"双龙"号游船搭乘18人，从利州区三堆镇盐井溪码头出发，前往白龙湖小三峡景区游玩。下午2时40分左右，"双龙"号返航途经三堆镇飞凤村三组水域时，发生翻船事故。

目击者称当时海上的风很大，疑似大风吹翻了游船。事发船只上有18人（含船员及其家属共3人），在当时的搜救中一共有4人获救，其中3人经抢救脱离生命危险；一人（小孩）抢救无效不幸罹难。其余14人下落不明，最终均确定遇难。

这次事故是突发局地强对流天气带来的强风骤雨并伴大浪导致的重大沉船事故。因为事发地的特殊峡谷地形，当时的风速在短时间内持续增强，最大瞬时风速达12级。这样的风速已经远远超过该船舶能够抵御的限值，于是船舶向左倾斜并迅速翻沉，最终造成了悲剧。

外出乘船旅游本是一件很开心的事情，但有些时候天不遂人愿，也会出现一些意外。在这个时候，我们不能慌张失措。除了听从管理人员的安排做好应急准备之外，我们也应该懂得一些自救方法。

在水域中翻船后我们要这样自救

1. 当事故发生时，一定要第一时间穿好救生衣，带上救生圈，离开船舱前往甲板，按次序乘坐配备的救生艇快速逃离。

2. 如果没有找到救生衣，则一定要充分利用身边的水桶、高筒靴、木板或空塑料瓶等一切可以漂浮的物品，让自己漂浮在海面上等待救援。日常生活中用到的水桶、高筒靴等，只要将开口垂直向下放就可以充当漂浮物使用。

3. 当船只遇险时，如果沉没很快，跳海生还的可能性要大一些。如果沉没得不那么快，往往是留在船上的乘客坚持到了最后。

4. 如果不幸船已翻沉，我们不要随着人群挤作一团，应该分散撤离船只，游向岸边、岛上或其他救援船艇等。

5. 如果需要跳水，则要注意跳水的位置，一定要远离船边，到船尾最好，并尽可能地跳得远一些，不然船下沉时形成的涡流会把人吸进船底。我们跳水时应迎着风向跳，以免下水后遭漂浮物撞击。

6. 跳水时，双臂要交叠在胸前，压住救生衣，双手捂住口鼻，防止跳下时呛水。眼睛看向前方，双腿并拢伸直，脚先下水。为了避免身体向前扑摔进水里，我们不要向下望。如果跳法正确，在整个过程中还能深吸一口气，落水后救生衣会使人在几秒钟之内浮出水面。如果救生衣上有防溅兜帽，一定要解开套在头上。

7. 当遇到翻船时，自身一定要坚定求生信心，遇险人员之间可以互相鼓励。

学会自救，才能绝处逢生

当我们遇到危险时，一定要调动自身的力量实现自救。翻船是十分可怕的水上交通事故，但这个时候往往也是最考验自己的时候。如果我们不幸遇到这样的情况，一定要沉着冷静，充分利用所掌握的自救知识，尽最大的努力保护自己免受伤害。

我们要知道，翻船事件的发生是多方面因素造成的，在等待救援的过程中，外界变化实在太多，我们不能完全依靠等待，最大的生还希望都是自己创造的。我们要尽可能地使自己获得生还的机会，并且要尽力去帮助别人。

007

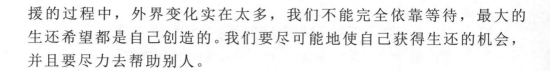

汽车落水必须掌握的逃生术

◎ 我们在日常生活中听到过这样的新闻，有些司机会不小心把车开到水库中，或是车子失控落水等。在这样的情况下，我们要如何实现自救呢？

在现实生活中，我们乘车出行，对汽车的事故印象还停留在陆上的车祸，如汽车发生碰撞等。于是我们在各种安全教育讲座上认真地学习如何在发生此类车祸时自救，却忽略了汽车落水事故发生后如何逃生。

2003年，陕西省华阴市境内，一辆汽车翻入公路右侧河水中，造成一女四男当场身亡。这辆汽车自北朝南行驶，突然翻到公路右侧深两三米的河道里，四轮朝天。

2004年北京，任女士驾车载母亲驶到黄塔村梯子口水坝处时，不慎翻入水坝中。发现落水车辆时，任女士的手机还处于通话状态，但车内两人已死亡。原坐在副驾座位的任母已在后座，任女士位于其母一侧，旁边的车窗已经破碎。驾驶员的左手车窗也有裂纹。

2004年上海松江区，车渡口缓缓通过四辆车，其后第五辆车准备上船，却突然偏离方向，失控栽进了黄浦江中。车中有四人，两人及时逃离车厢，另外两人却随同轿车沉入江底，不幸身亡。

2005年北京海淀区昆玉河边，一辆夏利掉头时因操作不当冲进河里，车内三人除一人成功逃生外，还有两人被困车中，最终确认死亡。

2006年北京，一男子驾车冲进海淀区上庄水库，在车慢慢下沉

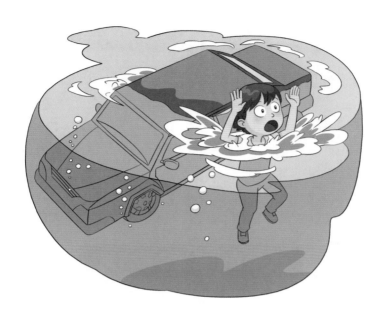

的时候，司机从驾驶室钻出，很费力地爬到后备厢上，可当车辆完全沉没后，该男子还是不幸溺水身亡。

2009 年重庆，一辆出租车行至重庆龙头寺火车站宝华路进站下穿道时，被深约 1.6 米的积水淹没。司机自行游泳逃生，两名乘客被淹死，其中包括一名 2 岁多的男童，另外 3 名乘客爬上车顶获救。两名死者位于出租车后座。后座左侧车门无法由内打开，延误了逃生时机。

通过以上事例，我们看到了汽车落水后的危险要比想象中严重得多，因为汽车落水后，逃生的难度是不断加大的，如果我们不在最快的时间内实现自救，而是一味地等待救援，逃生的希望是十分渺茫的。

汽车落水后难以逃生的原因

1. 因为汽车车速太快，如果发生剧烈碰撞后掉下水，此时车内的人生理反应受阻，逃生意识和身体反应都跟不上落水的速度。

2. 在落水后，一些人由于不会游泳，只能在车内等待救援。一旦错失了逃生的最佳时间，车子开始下沉之后，由于水压的不断增加，打开车门就会变得非常困难。

3. 汽车落水时，车身未必是水平的。有的车落水时，可能是翻过来的状态，这样对车内人员而言，逃生的难度会更大。

汽车落水后的自救方法

汽车落水后，遇到的最大困难是水压增大、电子器件失灵和窒息。巨大的水压让我们推不开车门，而电子器件失灵会导致中控锁锁死、车窗降不下、天窗打不开，更为严重的是水会慢慢填满车厢，空气减少导致窒息。所以不幸遇到这样的情况时，我们要在第一时间进行自救。

1. 第一时间开车门。当汽车落水，我们的第一反应应该是打开车门，建立逃生通道，这样成功逃生的可能性会非常大。我们可以用膝盖顶住车门，用力往外顶出一条小缝，就有逃生的希望。

2. 敲碎车窗玻璃，善用器材。我们可以把头枕从座椅上取下来，把头枕上的金属杆插到车窗与车门的缝隙间，然后用力撬。此外，安全锤是很重要的逃生工具，所以最好提前在车内预备安全锤、浮力抱枕、车载灭火器等工具，以备不时之需。

3. 善于利用逃生拉环。不同的汽车功能性是不同的，对于那些后排座椅能放倒的车型，在后备厢会有一个逃生拉环，我们要尽快爬到后备厢，利用逃生拉环打开后备厢，建立逃生通道。

4. 尽量从后座逃生。汽车在入水过程中，由于车头较沉，所以应尽量从车后座逃生。

5. 保持冷静的头脑。汽车刚落水时，我们千万不要惊慌，要快速辨明自己所处的位置，确定逃生的路线。同时要注意面部尽量贴近车顶，保证足够的空气，等待水从车的缝隙中慢慢涌入，车内外的水压保持平衡后，即可打开车门逃生。逃出来以后，应尽量站到车顶，这样便于呼救或等待救援。

008

水上冲浪安全须知

◎ 水上冲浪是一项刺激也有一定危险的运动。随着夏季的来临，不少人想要去海边度假，冲浪也成了其中一项备受欢迎的运动。

实际上，冲浪需要非常好的身体协调能力，对新手来说，下水前要事先了解冲浪这项运动，做好准备。毕竟冲浪有危险，最好找到一个好的教练，这样不仅能够保证我们学习正确的冲浪知识，还能保证我们的安全。

需要知道的是，并不是准备好了冲浪器材就可以随时去冲浪，在此之前还有很多准备工作。我们如果是初学者，不仅要提前进行脚部训练、划水、憋气训练等，还要对体力和技巧进行训练。初学者不要单独冲浪，如果身体带伤最好不要去冲浪。

2018 年，21 岁的拉塞尔·比尔克在葡萄牙冲浪时遭遇 18 米高的巨浪"吞噬"。这名来自澳大利亚的年轻人打算挑战当天最大的浪潮之一，但是冲浪过程中发生了意外，海上突然涌起一道 18 米的巨浪，直直地向他倾压下来，在巨大的浪花下，他瞬间被淹没了。幸运的是，比尔克在很短的时间后重新浮出了水面，在下次浪潮到来之前获得了呼吸的机会。之后，他被来自巴西的冲浪运动员驾驶水上摩托艇救出。而这并不是比尔克第一次遭遇巨浪，2017 年，他曾在澳大利亚的一次冲浪中被巨浪打昏，并在水下停留了大约 45 秒，吞下大量的海水后被救出。

冲浪存在一定的危险性，特别是在我们不熟悉的水域中。我们

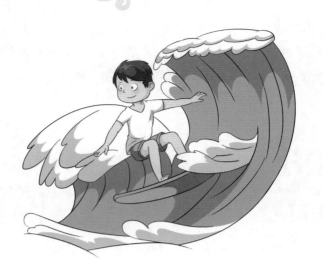

要知道，并不是所有人都能幸运地在落水后被救回来。所以，当我们在接触一项新运动的时候，一定要先知道其中的危险性，提前学习自救知识，以便遇到危险时保护自己的生命安全。

冲浪的注意事项

冲浪作为一项存在一定危险性的运动，和普通的游泳存在着很大差距。我们要进行这项运动，就要提前做好准备工作，了解冲浪的注意事项，并且去遵守。

1. 下水前要检查装备，安全绳、救生衣等都要检查好，暖身运动做 20 分钟后才可以下海冲浪。

2. 手上拿着冲浪板的角度要呈直线，朝海边走去时，千万不可把冲浪板放在身体前面，防止海浪撞击冲浪板打到自己的身体。

3. 冲浪时要避免冲浪板直接冲击到石头上，这是非常重要的。冲浪板和海浪撞击时，不能用手去拉安全脚绳和冲浪板，防止手被拉伤。

4. 在水上冲浪时，一定要和周围的冲浪者保持两个冲浪板长度以上的距离。

5. 在水上冲浪时，一定要注意海浪形态的变化，海浪出现意外状况时一定要及时上岸。

6. 海上的危险因素很多，如冲浪时看到水母要尽可能远离，一旦被水母咬到，要赶快上岸接受治疗。

009

掉入泥潭后如何自救

◎ 下雨后，在不少工地上，或者是在室外的公园、草地等地方，我们都会看到泥潭。泥潭中的泥水混浊，我们很难看到其中的真实情况。一旦我们深陷其中，就会对我们的生命安全造成威胁。

夏日雨多，在野外或者垃圾、泥土成堆的地方，由于雨水的冲刷和浸泡，往往会形成泥潭，表面看起来很正常，可下面全是松软的泥巴，根本承受不住人的体重。一旦掉下去，就会十分危险。

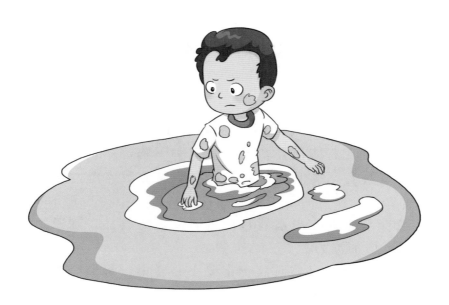

暑假期间，李阳和几个小伙伴相约去旅游，他们清晨出发，因为是第一次出游，几个孩子的好奇心都很强，到处跑跑看看。但是

在此期间，他们遇到了麻烦。李阳看到离他不远处有一种不知名的植物，十分漂亮，于是匆匆地向那边跑去。刚开始的时候，他感到脚下的地面有点软，也没在意，可跑了没有几步，突然脚下一滑，双脚一下陷了下去。这时他才明白自己跑进了沼泽区。很快，烂泥就没过了他的脚踝，慢慢向双膝逼近。

李阳吓得大声呼救，一个同伴听到呼救声后，马上跑到李阳附近，让李阳立即把身体往后倾，轻轻地躺倒在沼泽上，同时张开双臂，十指大张，贴在上面。李阳镇静下来后，按照同伴所说的那样去做，慢慢地躺在沼泽上。这时，其他几个同伴也跑了过来。一个同伴身上带着绳子，趴在地上，慢慢地爬到李阳身旁，把绳子绑在李阳和自己身上。其他同伴拉住绳子的另一头，使劲一拉，两个人同时离开了沼泽。幸亏这几个同学都懂得自我救护的技巧，否则后果不堪设想。

野外泥潭一般在沼泽或潮湿松软泥泞的荒野地带，农村或工地上垃圾和泥土较多的地方在下雨后也容易形成泥潭，我们出行或游玩时应尽量避开这些地方，不要让自己处于危险之中。

陷入泥潭的自救方法

当我们不慎掉进沼泽或泥潭中，会有生命危险，为了保护自己的生命安全，我们平时就要多积累自救知识。

1. 在地面上行走时，如果发觉双脚下陷，应该把身体后倾，轻轻跌躺在地面上。跌下时尽量张开双臂以分散体重，这样可使身体浮于表面。

2. 如果我们身上背着背包或者有斗篷等物品，别脱下背包或斗篷，它们可增加浮力。

3. 当我们移动身体时，一定要小心谨慎。每做一个动作，都应让泥或沙有时间流到四肢底下。急速移动会使泥或沙之间产生空隙，把身体吸进泥潭深处。

4. 若是身边有人同行，我们要尽量躺着不动，等同伴抛一条绳子或伸一根木棍过来，拖拉自己脱险。

5. 当身边没有同伴时，朝天躺下后，可轻轻拨动手脚，用背泳姿势慢慢移向硬地。

6. 要注意身边的树根、草丛，可通过这些物体来借力移动身体。

7. 在移动的过程中，我们要做到镇定，不要慌忙。感到疲倦时可伸开四肢，躺着不动，待体力恢复后再继续向硬地移动。

第四章

预防溺水有办法

在江、河、湖、海、小溪和池塘戏水，给人带来欢乐和享受的同时，也潜伏着许多危险因素。学生在下水前多一分准备和清醒，就多一分安全和欢乐。

001

积极学习游泳技能

◎ 游泳可以说是一项重要的生存技能。在我们的日常生活中，它不仅能够帮助我们在意外落水的情况下脱险，也是一项很好的运动项目，对我们强身健体和锻炼自己的能力都有很大的帮助。

游泳这项运动技能是需要经过学习才能掌握的，一旦学会就会终身受用。但是，很多学生因为各种原因始终掌握不了游泳这项技能。实际上，游泳的学习是需要技巧的，它不难，但是也不像看上去那么简单。

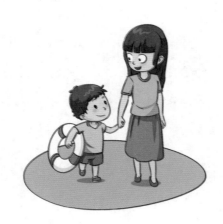

一位妈妈想让孩子学习游泳，自己却是一个旱鸭子。孩子5岁之前，几乎没有下过泳池，等孩子5岁时，刚好小区新开了一家游泳馆，孩子才正式接触游泳。

由于孩子年纪小，个子也小，连报班学游泳的教练也不收。因为孩子的爸爸太忙，没有时间教学，于是妈妈想出了一个好主意。妈妈带着孩子去游泳池，她给孩子套了一个游泳圈，在娃娃池里泡水。开始接触时，孩子一点都不熟悉，穿着游泳圈都会把自己压着，呛水。

妈妈一边看着孩子玩水，一边照顾孩子的安全。孩子坚持每天穿着游泳圈，在水中打打腿，就这样玩了一个月。等到孩子慢慢适应了，就开始学闭气呼吸。妈妈在家里倒一盆温水，让孩子戴上泳镜，学闭气，感受一下把头埋在水里闭气的感觉。一个夏天结束了，虽然孩子没有学会游泳，但是对水有了初步的接触，也培养了一点水感。妈妈看着孩子对泳池的乐趣，觉得孩子之后的游泳学习之路会更加轻松快乐。

学习游泳是需要一定时间、精力和技巧的，这个过程虽然比较长，但是游泳作为一项很重要的生存技能，不妨在条件允许的情况下认真学习游泳，为自身增加一项生存本领。

游泳技巧需知道

1. 学习憋气。我们知道，憋气是学习游泳的基础，只有憋好气才能开始学习游泳。最初的时候，我们可以准备一脸盆水，将嘴鼻全部浸入水中。若是条件允许，可以进行计时，注意自身实际情况，到达憋气极限时赶紧将头抬离水面，切不可逞强。

如果有条件经常去正规泳池，可以穿好泳衣，进入泳池中的浅水区，手扶岸边或朋友的手臂，下蹲至水没过嘴鼻。一样要注意自身的实际情况，适时将头部抬离水面。

2. 训练胆量。我们初次接触陌生环境时都会感到害怕，这是人类的本能。但是同时我们也要知道，如果我们不敢下水，那么是学不会游泳的，我们需要不断地去锻炼，让自己的身体更快地适应水中的环境。应前往正规的泳池，根据自身身高选择适当的、不超过胸前深度的水域，进行训练。

3. 在水中憋气漂浮。学会了憋气、不再怕水后，就可以进行下一步了，即让自己的身体能够在水中漂浮起来。首先让自己全身都放松下来，然后深吸一口气，憋气放松后让身体自然潜入水中，头部同时也要放松。脸朝下，这时水的浮力会将你慢慢托到水面上。与此同时，全身四肢及头部都不要动，去适应水带来的浮力。直到到达憋气的极限时，头部快速离开水面，找准重心站立起来。把这样的动作反复进行训练，直到自己能够轻易使身体漂浮在水中为止。

4. 在水中憋气游泳。适应了在水中漂浮后，就要开始进行四肢运动。手臂和腿部运动起来后会和水产生相互作用力，当身体在水中动起来时，就要学会去控制自己的姿势，并且是有规律地去控制自己的姿势和动作。可以根据自己身体的协调性，找到适合自己并且能划动身体的泳姿，手脚协调运动来使身体游动。

5. 在水中将头部抬离水面。当我们适应了在水中游泳后，就要学习将头部抬离水面，这样做是为了换气，以达到持续游泳的目的。试着将自己的头部抬到眼睛能看清楚水面的位置，然后不断调整四肢的力度及方向，再试着将头部抬到鼻子离开水面的高度，这时我们就可以尝试呼吸换气。之后就是反复进行练习，直到能让嘴巴离开水面进行换气为止。

002

游泳前做好热身准备

上体育课前，老师会要求我们先做准备活动，也告诉过我们运动之前的热身活动的必要性。游泳也是一样，在游泳之前，我们也需要做好热身准备。

热身活动能够让我们身体的器官、系统的机能从安静状态迅速过渡到工作状态，就像汽车的发动和起步。热身活动是运动之前必不可少的环节，我们要认真地做好准备活动，这样我们才能提高神经系统的兴奋性，能够克服呼吸和血液循环等内脏器官活动的惰性，提高身体能量代谢的水平。只有我们的身体机能预先活跃起来，才能满足运动的需求。

小虎的游泳技术很好，是校队游泳的骨干。因为身体素质很好，加上有一点天分，所以在很多比赛中都拿到了奖项。有一次校队训练时，小虎因为迟到怕被教练责罚，于是赶紧换了衣服，悄悄跟在了队伍的后头。

　　教练没有注意到小虎的行动，安排队员下水训练。其他人在小虎到来之前已经跟着教练进行了热身活动，所以下水后很是舒服。小虎匆匆而来，还没有顾得上做热身活动，就直接下了水，刚入水就打了一个寒战，但小虎还是快速翻腾了几下，就准备开始游泳了。

　　口哨声起，校队的人员全部开始奋力游泳，小虎也赶紧跟上。一开始，小虎就感觉体力消耗很大，但是为了不落后，一直坚持着。等到转身时，小虎一条腿才蹬住泳池一边，刚要转身，另外一条腿就抽筋了。小虎一个不稳，整个人沉在了水下，剧烈的疼痛让小虎张嘴，被迫灌了好几口水。教练扭头发现情况不对，赶紧跳水把小虎拉了上来。

　　小虎被教练拉出水，立即进行了恢复治疗，之后小虎休息了很久才缓过来。教练非常严肃地批评了小虎。而小虎也因为自身的行为，被教练罚了一周的值日。

　　热身活动是非常必要的，游泳更是如此。因为准备不充分而在水中发生意外，如果旁边没有其他人，那么后果将是不堪设想的。所以在游泳前，我们要做好热身运动，尽可能地让身体适应水下的温度。

　　1. 在我们下水前，可适当做一些慢跑、徒手操、拉伸肌肉与韧带的练习，这样能够让身体放松。也可以在岸上进行游泳模仿动作，尽可能使身体变得更灵活。

　　2. 游泳时，身体关节运动较大，特别是颈、肩、腰、髋、踝、肘、腕等大关节，所以对它们的热身运动要适当加强，对负担较重的部位更要活动充分。这样入水后不容易引起抽筋，可以减少危险的发生。

　　3. 针对自己的身体机能进行有目的的锻炼，当自己身体的某些部位调动较频繁时，就要有针对性地对该部位进行锻炼，这样是为了在游泳时能够更好地发挥身体机能。

　　4. 在游泳之前进行拉伸训练时，切忌用力过猛。拉伸是为了防止损伤，不要为达到一个目标，强忍着疼痛来折磨自己的身体。

　　5. 我们可以进行下水前的淋浴活动，把水温调节到和体温差不多的水平，冲淋头、脸、全身，两分钟就行。在适应水温的同时，也可以让皮肤水分饱和。

6. 不要直接跳下水，可以坐在池边，把腿放入水中，用手撩水到上身、头、颈、脸，适应水温后再缓缓入水。

7. 下水后不要立即开始剧烈活动，应选择自己最擅长、最放松的泳姿游一段时间，当成正式开始游泳前的热身游。

在游泳前的热身活动中，我们要尽可能把运动做全，不能因为自己游泳技能较好就不重视热身活动。热身活动是保障我们下水之后顺利适应水温和充分调动身体机能的重要活动，我们要从心底真正重视起来。

003

私自去户外游泳使不得

 在夏季游泳是非常舒服的一件事情。我们为了纳凉，自然喜欢去游泳池玩乐一番。但是如今城市的游泳池已经越来越拥挤，加上卫生、时间限制、光照有限等问题，使一些游泳爱好者乐于寻求户外水域。

户外很多水域都拥有宽阔的水面，加上清新的空气，更使人们禁不住诱惑，想要去水中嬉戏一番。但是户外游泳毕竟和游泳池不一样，看似平静的水中往往暗藏危险，我们需要多加注意。

2015 年 7 月 25 日下午，在陕西省商洛市商州区丹江河边，一名男童在水边玩耍时溺水，一名散步时途经此处的男子见状下水救援男童，两人不幸双双溺水身亡。救人男子 34 岁，而溺水男童只有 10 岁。

2015 年 7 月 26 日中午，陕西省商洛市洛南县灵口镇代川村一处河道，3 名 20 岁左右的小伙子下河洗澡时不幸溺亡。事发地距离河南省灵宝市城区只有几百米，等到人们发现的时候，3 人已经没有了生命迹象。

　　浙江省会金华市浦江县白马镇永丰村一名 17 岁的男孩，在池塘洗澡时溺水身亡。一起下水的一共有 3 个人，其中两人水性较好，会游泳，男孩不会游泳，但是也下了水。池塘约有半个篮球场大小，最深处超过 3 米。

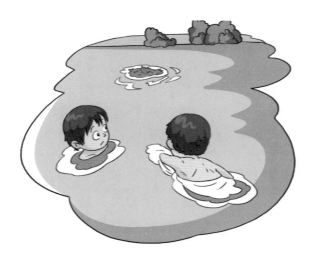

　　独自户外游泳是一件非常危险的事情，一旦出现意外，生还的机会是非常渺茫的。在没有同伴和足够安全防护的情况下，千万不要去户外水域进行游泳和戏水活动。

户外游泳须知

　　当我们在户外水域活动时，为了保障自己的生命安全，以下几点一定要切记。

　　1. 单独一个人坚决不去。我们要知道，野外游泳毕竟和有专人管理的游泳池不一样，一旦发生意外，我们连请求救援的机会都没有。

　　2. 雷雨天坚决不下水。我们在课堂上学习过雷雨天的安全常识，雷雨天不能去游泳的原因主要是防止被雷击。

　　3. 不明水域不跳水、潜水。当我们不了解水下的情况时，不能直接跳下去。一旦遇上水浅或有石块突出，非常容易造成碰伤或更严重的伤害。如果需要跳水，一定要脚先入水，或至少身体平行于水面入水。同时，我们也要知道，看似平静的水面下可能暗藏危险，

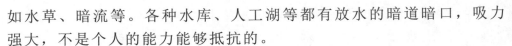

如水草、暗流等。各种水库、人工湖等都有放水的暗道暗口，吸力强大，不是个人的能力能够抵抗的。

4.下水时间要挑选。吃完饭后，或者过度饥饿的时候都不适宜下水，最好是饭后一小时再进行活动。

5.不要过度依赖游泳圈。在野外游泳时，一般会带上游泳圈、橡皮艇、浮床等。但对那些不会游泳的人来说，依旧存在潜在的危险，在野外依旧要当心，一定不能因为有了游泳圈就掉以轻心。

6.户外游泳距离不宜太远。在户外游泳不仅需要体力和技术，更需要稳定的心理。户外水域的水面开阔，我们会在不知不觉中失去对距离的把控。等感到吃力的时候，心理的恐惧会远远超过自己的想象。

7.夜间不宜户外游泳。夜晚时，光线及安全性都不如白天，夜晚水中的危险性也会提高。我们下水后，很有可能找不到原先出发的地方，而且人类对夜晚与生俱来的恐惧也会影响到我们的心理稳定。一些宽阔的水域，危险性会更高。

8.身体过热的时候不要下水。户外游泳大多数是在夏天进行的，而前往野外的路程通常较远，所以很多时候，我们到达水域后会出现大汗淋漓的情况。这个时候是不适合直接下水的，因为这时身体的毛孔会变大，如果一下子浸入凉水中，会影响身体健康。

9.科学施救，应对水中险情。当发现有人溺水时，要切记一个原则：不可正面施救。因为这个时候，溺水者会下意识地抱住任何人不愿意松手。如果被对方抱住而脱身不得，两个人都会沉得更快。一旦发现有人溺水，应大声呼叫，同时积极寻找辅助救生设备如游泳圈、皮球、木头、竹竿子等进行岸上施救。

004

不要从高处跳水

◎ 高空跳水作为一项惊险刺激的体育运动项目，有着严格的要求和场地限制。我们在电视上看跳水比赛时，看见运动员们矫健的身姿和优美利落的入水动作，的确让我们心动。所以我们偶尔会进行模仿，但往往就是这样的模仿，让我们的安全受到了威胁。

在日常生活中，一般的游泳池是不允许跳水的，但我们还是会见到有的人模仿跳水运动员从跳台纵身跳下，有的人模仿游泳运动员从池边跃入水中，实际上这样的跳水动作都有着很大的安全隐患。

这样的行为不仅仅是对自己生命安全的不负责任，也是对其他人生命安全的不负责任。因为公共游泳池里的人很多，跳水者很容易砸到其他游泳者。为了自己及他人的安全，不要轻易尝试模仿跳水动作。

2014年7月17日下午2时左右，一名刘姓男子在游泳池内溺亡。事后人们调取监控视频，发现刘姓男子并不是由于自己的原因导致溺亡的。原来，当时他正在正常游泳，另一名男子却站在他上方的高台上跳水。男子跳下后，正好砸在刘姓男子的身上。随后，跳水的男子扑腾了几下，游走了，刘姓男子却一动不动地沉入了水底。据推测，刘姓男子因为巨大的撞击而失去了知觉，最终在无意识的状态下溺亡。

2018年7月18日下午，广西柳州市鹿寨县中渡镇响水河的一处瀑布河段，一名14岁的女孩从高处跳入水中玩耍，结果被急流卷入水底溺亡。事情发生的时候，同行的人员根本毫无察觉，等发现女孩不见时，一切都已经来不及了。

由此可见，从高处跳水是一件十分危险的事情，这样的案例也是屡见不鲜，正因如此，才更加应该引起我们的足够重视。高空跳水的危险性很大，要比单纯的游泳危险得多，所以我们不仅要看到其中的危险，更要学会让自己避开这些危险。

从高处跳水的危险性

跳水者如果没有受过专业训练，就进行跳水运动是很危险的，这些危险不只是简单的擦伤，而很可能是其他严重的伤害，甚至死亡。

1. 眼角膜损伤

我们要知道，跳水时会使人的眼睛受到很大的冲击。我们看到很多跳水运动员不戴游泳镜，是因为他们受过专业训练。但平常人不同，所以不能出于模仿就放弃戴游泳镜，这样的行为只会让我们的眼角膜损伤及出现散光现象。

2. 脾破裂

跳水时，因为我们的跳水姿势不正确，很多时候会出现肚子先着水的情况。这样非常可能伤及内脏，甚至出现脾破裂等致命后果。

3. 颈椎损伤

跳水时发生的颈椎损伤大多是跳水方法不对导致的。从泳池的配置到跳水的高度等方面，一般游泳池和专业跳台有着很大的差距，加上我们跳水时的动作不规范，所以很容易造成身体受伤。如果是在江河湖泊中跳水，一旦河底太浅或是水中有木桩、石块等障碍物，都可能造成颈椎损伤。

4. 脑震荡

在跳水运动中，脑震荡是一件非常严重的事情。因为一旦是脑袋先落进水池，非常有可能引发严重的脑震荡，甚至头骨碎裂，更严重者命丧当场。

5. 痉挛抽筋

跳水时，当身体接触水面后，由于巨大的重力施加到身体，会经常发生痉挛和抽筋，大量肾上腺素会流进血管，造成身体不适，并可能引发其他后果。

加强安全教育，实现自身保护

对初学跳水的人来说，一定要加强安全教育，掌握跳水及入水的技术要领，然后再进行跳水活动。

跳水安全教育是必不可少的，因为跳水本身作为一种高危活动，不管是对外在的安全环境，还是对本身身体的素质，都有着严格的要求。我们要秉着对自己的生命安全负责的原则，认识到从高处跳水的危险性，同时也要注意附近是否有其他人跳水，以防自己被砸伤，切实提高安全意识。

005

不要在河道、水渠边行走

河道，是河水流经的路线，通常指能通航的水路。水渠也叫水沟，多指人工开凿的水道，为了方便农田灌溉，人们常常开凿水沟，把江河的水引入农田。

我们在日常生活中总是会见到很多孩子在水渠边玩耍，或者是出于好奇，或者是出于对水域的向往。要知道，如果擅自下水，一旦出现危险，将会造成很严重的后果。

2007 年 10 月 19 日，家住成都市为民路新 30 号大院的杨大爷像往常一样外出散步，走到为民路与二环路北一段交会处的路口时，杨大爷脚下一滑，跌入西南交大排洪河中。杨大爷奋力呼救，被过往群众和消防队员营救上岸。送往医院七小时后，杨大爷因抢救无效死亡。

2018 年 4 月 20 日，石家庄市两名初二学生放学后因为天气闷热，商量着翻过河岸的铁栏杆，钻到石津灌渠附近的水域玩耍。在此期间，其中一名男孩脱了鞋，坐在岸边光脚戏水，一不留神滑入了水中，另一名男孩在伸手拉拽同伴的过程中也不慎落水，两人随即被湍急的水流冲走。幸好他们随后抱住了桥柱子，并被发现情况的民警和热心市民救助脱险，没有发生更大的意外。

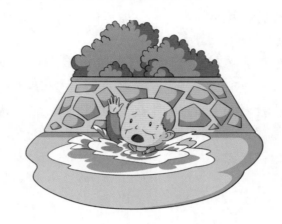

这样的例子每年都会发生，因为夏天来临后，我们的纳凉需求会更加迫切，但是在这个过程中，往往很容易发生危险。我们觉得水渠和河道相对于海边或水库的安全性要高一些，但实际上危险依旧是无处不在的。

河道、水渠安全注意事项

1. 在河道、水渠边行走时，要远离岸边，注意脚下。河道、水渠旁因为常年有河水浸染，青苔丛生，湿滑难行，所以一定不要在附近行走。

2. 不能随意翻越河道、水渠旁边的护栏，不能因贪图一时的欢乐而把自己置身于险境。

3. 不能在河道、水渠附近长时间地逗留嬉闹。

4. 不慎落水时，切忌过分挣扎，要及时找到漂浮物主动脱困，或者发出报警信号等待救援。

暑假的时间很长，让我们多了很多时间去接触大自然，但是与此同时，也多了一份潜在的危险。当我们外出游玩时，一定要注意周围的环境，注意安全。有些时候，我们好奇外界的新事物，加上安全意识不足，所以容易在不知不觉中陷入危险，犯下难以挽回的错误。

006

避免在不安全的冰面上行走

冬天，我们不仅欣喜于漫天的雪花，也非常想体会滑冰的乐趣。但是与此同时，我们也要知道冰面下潜藏的危险，它就像沉睡的猛兽，谁也不知道什么时候会突然醒来。

冬天时，因为气温很低，不少水域都会出现结冰的现象。当气温持续下降，水面冰层也会越来越厚。于是我们常常会拉上小伙伴去冰面上滑冰或玩耍，却不曾考虑冰面的危险。一旦发生事故，后果将不堪设想。

2009年11月28日，宁夏回族自治区灵武市枣湖，四名中学生结伴在冰上玩耍，不幸全部跌入水中溺亡。

2012年2月19日下午，河北省邯郸市永年区三名小学生结伴在洺河滑冰时，全部落入河中。经消防官兵和群众全力营救，一人脱险，其余两人溺水身亡。

2012年12月31日，河南省新密市六名孩子到水库滑冰，五人落水，其中两人溺亡。

2013年1月11日下午，湖北省恩施州建始县四名小学生在一水塘冰面上玩耍，由于冰面破碎跌落水中，三人死亡，一人经抢救脱离生命危险。

2013年1月14日，江苏省连云港市赣榆三名儿童在青口河滑冰，一人溺水身亡，两人脱险。

2013年2月24日，河北省廊坊市文安县一群孩子到冰上玩耍，因为冰层突然开裂，五名孩子落水，不幸全部溺亡。

2014年2月23日，山西省晋中市平遥县，六名儿童周末滑冰不慎落水溺亡，年龄最大的为11岁，最小的仅5岁。

一条条鲜活的生命，就在顷刻间消失了。面对结冰的水面时，我们一定要知道其中的危险，更为重要的是，从以上事例中吸取教训并引以为戒，不要盲目活动，提高自身的安全意识。

提升自护能力，学习救援知识

在冬季滑冰的过程中，如果出现意外情况，我们如何自救，这一点对我们来说是格外重要的。

1. 如果不慎滑落水中，千万不要慌张，放松全身，让身体漂浮在水面上，将头部浮出水面，用脚踢水，防止体力流失太快，等待救援。

2. 如果发现自己的身体下沉，可将手掌向下压；发现周围有人要立即呼救；当有人来救助时，应该将身体放松，配合救助的人。

3. 如果遇到小伙伴落水，不要盲目下水救人，要及时高声求助大人，并及时报警。

加强防范意识，预防溺水

为了防止冬季在冰面上发生意外事故，我们要学习好安全防范知识，这是一件非常重要的事情。

1. 不要单独到河塘、水库、沟渠等危险水域的冰面上行走、玩耍、滑冰、捡物品等，以免冰面破裂而落入水中。

2. 不要私下与同学结伴去冰面上玩耍；若发现小伙伴去冰面玩耍，要及时提醒和劝阻，劝阻无效时，要立刻告诉老师或家长。

3. 如果想要溜冰，应在大人的陪同下去正规的溜冰场所，在此期间要穿好护具，并且全程要让陪同人员加以关注。

滑冰好玩，更要保护好自己

我们期待享受冬日滑冰的乐趣，但如果不是在正规的场地滑冰，是不能保证自己的安全的。即便是正规的滑冰场所，若是自己不当心，一样可能发生危险。

我们要知道，冬天室外的冰面不一定是完全坚固的，往往只是表面的水结冰，实际上下面还有流动的水。所以，我们不要贪图一时的欢乐而以身犯险。户外的河、湖泊等水域，很多时候都没有固定的人员看管，即便是有人管理，也不会时刻看守。我们见到有些同学趁管理人员不在时到冰面上游玩，这种做法是非常不正确的。一旦发生危险，应对不及时，或是周围没有人营救，后果将不堪设想。

第五章

溺水时如何自救

　　当我们在水上发生意外，而身边又没有其他人的时候，我们就必须依靠自己逃离困境。溺水后自救，最重要的就是要保证自己的心理素质稳定，不要慌张。当然，如果我们会游泳，生还的希望就会更大。

001

掌握不会游泳时的自救方法

◎ 我们知道，落水会让人惊慌失措，但是与此同时，必须争分夺秒保住生命。我们不是人人都会游泳，也不是人人都能游得很好，所以我们必须懂得一些自救知识。如果我们不会游泳，又不慎落水了，这些知识就能在紧要关头帮助我们。

青少年总是精力旺盛，我们身边的河塘、湖泊甚至是江水边，都会出现不少学生的身影。我们要知道，这样的行为看上去无甚大碍，但背后隐藏的风险是很大的。

2018 年 7 月 30 日晚，广东省珠海市某小学在读四年级、三年级的姐弟俩在住宅小区内的游泳池游泳时，发生溺水事故。姐弟俩大约晚 7 时 50 分下水，到晚 10 时 10 分左右被发现，当时孩子已经没有了生命体征。

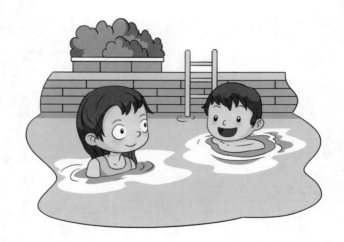

2018 年 8 月 5 日，一对 8 岁的双胞胎海边溺亡。下午 3 时左右，从北京去青岛游玩的一对双胞胎女孩，在黄岛区万达公馆 A 区海滩

走失。接警后警方进行了全力搜索，直到 8 月 6 日中午 11 时 40 分左右，才发现了双胞胎中姐姐的遗体，之后在失踪海域发现第二具遗体，确认为双胞胎姐妹中的妹妹，家长悲恸欲绝。

在我们身边，青少年的溺水事件时有发生。不会游泳的孩子也好奇下水的乐趣，于是在同学的怂恿下大着胆子下水，这时一旦发生意外，后悔根本来不及。

不会游泳下水是一件十分危险的事情。那么，在此情况下不幸溺水，该如何自救呢？

1. 当我们不慎落水后，不要惊慌失措，一定要保持头脑清醒。

2. 不要进行狗爬式挣扎，要试着屏住呼吸，冷静地将头向后，口向上方，将口鼻露出水面，同时把双腿并拢，双手合十穿过头顶，放松自己，让身体自然浮起，此时就能进行呼吸。

3. 在进行呼吸的时候，呼吸要浅，吸气宜深，尽可能使身体浮于水面，以等待他人的救援。

4. 千万不能将手上举或拼命挣扎，这样反而容易下沉。

002

水中抽筋的自救方法

◎ 当我们在水中活动时，有时会出现抽筋的情况，这就需要我们及时地应对身体的征兆，尽快调节。水中抽筋对游泳者来说是非常危险的，因为一旦没有及时调整，就很有可能出现溺水的情况。

在我们去游泳的时候，要注意自己的身体情况，一旦出现任何不适，一定要及时向周围的人请求帮助。当然，有些时候周围不一定有人，所以也要自己学会去应对突发情况，保证自己能够从困境中解脱出来。

湖南省宁乡县金洲南路附近有一栋两层楼房，这里住着叶家，出事的是叶家的孙子。出事的池塘有两米多深，小叶跟随爸爸在池塘游泳，小叶游到对面70米远的小丘后休息了一会儿，随后就开始返回。但是在返回途中，小叶出现了腿部抽筋的现象，于是向岸上的爸爸求救。但是因为爸爸在前段时间受了伤，所以连救了两次，都没能把小叶救上来，这时小叶的爸爸明显游不动了，小叶不愿拖累爸爸，只好放开了爸爸的手，让爸爸先上岸。结果小叶沉了下去。后来等人们把小叶捞出来时，他已经毫无生命迹象。

悲剧的发生是每一个人都不想看到的，但是面对这样的悲剧，我们在感到痛心的时候，更多的是要从中吸取教训，避免类似悲剧的发生。所以，我们要学会在水中抽筋时的自救方法。

水中抽筋的原因

游泳时抽筋的主要部位是小腿和大腿，有时手指、脚趾及胃部等部位也会抽筋。水中出现抽筋的原因主要有以下几种。

1. 低温刺激。如果游泳时水温比较低，腿部和脚部的肌肉受到低温刺激，兴奋性会突然增高，使肌肉发生强直性收缩，导致肌肉痉挛。

2. 准备活动不足。在游泳前没有进行热身活动或者热身活动不够，入水之后，较低的水温会刺激皮肤、肌肉的血管收缩，导致血流减少减慢，不能满足肌肉活动的需要，就容易引起抽筋。

3. 体能消耗过多。在水中体能消耗过多，会导致肌肉中堆积大量乳酸等代谢物，使肌肉不断收缩，发生痉挛。在水中的停留时间过长，体能不断消耗，也会令乳酸在肌肉内大量累积起来，导致肌肉疲劳，也能引起抽筋。

4. 电解质失衡。在长时间运动中，人体内的电解质丢失过多，又没有及时补充，就会造成人体电解质失衡，导致肌肉兴奋性增高，很容易发生肌肉痉挛。

5. 运动过于激烈。游泳时动作太快，引起肌肉连续过快收缩，放松时间不足，肌肉的收缩与舒张的协调性就会紊乱，引起肌肉痉挛。

水中发生抽筋以后如何自救

在水中出现抽筋时，要根据自己身体的实际情况来进行自救。

1．一定要保持镇静。这个时候要马上停止游动，先吸一口气来保证呼吸顺畅，仰面浮于水面。

2．若是因为水温过低和疲劳产生的小腿抽筋，则可使身体呈仰卧姿势。这个时候要用手握住抽筋腿的脚趾，用力向上拉，使抽筋腿伸直，并用另一腿踩水，另一手划水，帮助身体上浮，这样连续多次即可恢复正常。

3．如果是大腿抽筋，可同样采用拉长抽筋肌肉的办法解决。

4．如果两手抽筋，要快速握紧拳头，再用力伸直。这样进行多次，直至手指复原。

5．当上腹部肌肉抽筋时，可以把身体仰卧在水里，把双腿向腹部弯曲，再行伸直，重复几次，直至症状有所缓解。

6．当抽筋症状缓解后，要改用其他游泳姿势游回岸边。若还是用同一游泳姿势，就要提防再次抽筋。

003

水草缠脚的自救办法

◎水草在水中生长，很多时候并不起眼，但是当我们在水中遇到它们的时候，它们就很可能威胁到我们的生命安全。尤其是在野外游泳的时候，就要格外当心水草缠脚情况的出现。

户外游泳的危险性要比室内游泳大得多，加上不可预测的天气及水下环境，我们更不能疏忽大意，因为潜在的危险因素时刻都威胁着我们。

2014年7月18日晚上6时多，湖南省株洲市芦淞区五里墩乡白井村南塘水库边，袁先生用最后一丝力气将儿子顶到浮在水面的水草堆上后，因脚抽筋慢慢沉入水底。事件发生当天，袁先生 13 岁的儿子在水库游泳，水库面积超过 800 平方米，水下水草丛生。水库最深处有两米多，小袁先下水游泳，但是没有过多久，小袁的脚就被水草缠住，于是小袁在水中挣扎，不断地喊着救命。袁先生没顾得脱下长裤，就赶紧跳下水去救人。因为小袁的脚被缠得很紧，袁先生用了很大力气才将儿子拉出。最后袁先生筋疲力尽，加上自己出现了抽筋现象，他把儿子推到浮在水面的水草堆上后就沉入了水底。

小袁靠在水草堆上，水已经淹到了他的颈部，直至村里人发现才把小袁救了上来，但是袁先生再也没有醒过来。

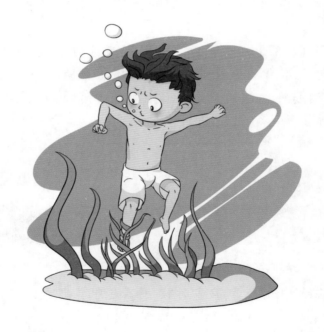

这样的悲剧告诉我们，要时刻警惕大自然中的危险。水下水草的危险性要比我们想象中的严重得多，我们要学会在水中被水草缠住的自救方法，更要知道水草的危险性，提高自身的安全防范意识。

在水中被水草缠住的自救方法

水草长于水底，在水中随水流漂浮不定。游泳者在长有水草的地方游泳，稍不注意，就可能被水草缠住。一旦遇到这种情况，要采取以下措施。

1．不要紧张慌乱，已经被水草缠绕的脚或腿要停下挣扎，尽量减少另一条腿的动作，以防双腿被缠。

2．要用手臂划水运动，保持头部浮于水面之上，采用半仰泳姿势稳住身体，上抬被水草缠绕的腿，慢慢挣脱水草。

3．如果一时脱不开，可以进行深呼吸，之后保持身体直立下沉，用手将缠绕在腿上的水草拉断，在进行这个动作的时候，要尽可能慢一些，身体要稳一些。入水深度以手能去掉水草为限，其间要防止身体乱动，以免被水草进一步缠绕而加重险情。

4．如随身携带有尖利物品，可用它把水草割断。

5．把水草去除后，应采用仰泳姿势，远离危险区上岸。

尽可能远离野外水域

被水草缠住脚是很危险的，因为它可能越缠越紧，最终会把我们拖入绝望的深渊。同时，我们也要进行一定的反思，为什么会出现这样的情况？江河湖泊，以及室外的一些池塘中，水下或多或少都会存在一些水草，为了避免这样的情况发生，要尽可能地远离野外水域。

我们在学校和社会上也学到了很多野外救生知识，我们一定要重视，在平时不仅要认真地学习，遇到危险时更要学会应用。

004

掉入冰窟中的自救

 冬天来临后，伴随着漫天飞舞的雪花，我们总是呼朋引伴去堆雪人、打雪仗，还能在冰面上玩耍。这样的欢乐，也让我们对冬天有了更大的向往。但是在快乐游玩的时候，也要看到危险的存在。

冬天水面结冰后，有时候冰面会出现冰窟窿，当行人不注意的时候，就很容易掉下去。而这样的情况是十分危险的，因为冰窟窿周围的冰层并不结实，我们若是想要靠着边缘的冰层获救，是一件非常困难的事情。

2018年12月1日，三名男子驾车行驶在内蒙古呼伦贝尔市呼伦湖冰面上，不慎连车带人掉入冰窟窿内，随后两人被附近的人救上来，另一名男子下落不明。

2018年12月6日，辽宁太子河本溪市区一段水域冰面破裂，一名男子坠入冰窟窿。庆幸的是，附近人员救援及时，几分钟后用绳子把该男子拉上了冰面。

2018年12月7日，在辽宁鞍山二一九公园，一位大爷在结冰湖面行走时，突然冰面破裂，掉进了冰窟窿。因为冰面比较薄，前来营救的3名消防员也掉进水里，一名年仅23岁的消防员因为救人而不幸牺牲。虽然老人最终被救了上来，但是也已经没有了任何生命体征。

冰窟窿在冬天是非常常见的，不管是小区的湖面，还是野外的水库。这些冰窟窿刚开始看上去很小，但是随着人们的踩踏或是其他自然原因，会越来越大。

掉入冰窟窿的自救方法

当我们不慎掉入冰窟窿后，要采取积极的方式进行自救，尽可能地让自己快速脱险。

1. 要调整好自己的心态，减缓低温应激反应。因为冬季身上的棉衣、羽绒衣中含有很多空气，在落入水中的一瞬间，身体暂时不会下沉，也不会立即感觉到冰水的寒冷。

2. 要争取时间尽力向冰窟窿边缘接近。当水浸入棉衣后，要赶紧脱掉，以免增加负重。在开始接近冰窟窿边缘时，不要急于爬上冰面，要先将冰窟窿边缘的薄冰打掉。

3. 当到达边缘时，要伸展双手，用双脚划水，把双臂往外撑起来。往上爬时动作要尽可能平稳，身体与冰面的接触面积要尽量大，最好是一次成功。

4. 如果坠落的地方是流动的水域，一旦落水后要务必保持身体露出水面，因为一旦被活水冲入冰层下面，生还的希望就非常渺茫了。

5. 如果一时间出不来，切忌在水中来回挣扎，因为我们需要保持体能。这时可以将双手放在冰面上，即便是失去意识也不会重新滑落到水里，为获救争取更多时间。

要知道冰面的危险性，学会保护自己

冬季，我国北方地区许多江河湖泊的结冰层都很厚，所以人们可以在湖面河面上溜冰、玩耍。但遇到天气变化或对当地结冰情况不太了解时，在冰面上的人就有可能掉进冰窟窿中。

当我们外出时，要跟随在父母的身边，在没有父母监护的情况下，不要擅自跑到危险的水域冰面上玩耍。除此之外，我们更不能和小伙伴随意结伴去不安全的冰面玩耍，不能被怂恿，也不要怂恿他人。要知道，真正的友情是互相监督，互相成长。

005

深陷漩涡中的应对方法

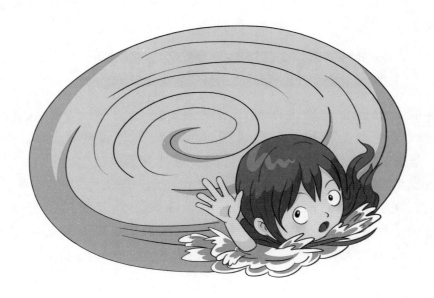

　　漩涡是一种自然现象，指水流遇低洼处所激成的螺旋形涡旋。漩涡最经常出现的地方是海水或河水中，当水底高低不平或者水流遇上较多较大的石块，水的冲撞力就会导致漩涡出现。当有山洪暴发或河水猛涨时，更容易出现漩涡。

　　漩涡的危险性是很大的，因为有水的作用力，以及快速的旋转力，会让我们深陷其中。从漩涡中逃生也比我们从其他水域中的逃生要困难得多。

　　关关夏天的时候跟着爸爸妈妈去乡下的爷爷家度假。去之前爸爸妈妈嘱咐了关关很多注意事项，让关关去了之后不要随便乱跑，特别是不要去山间的河流湖泊玩耍，关关很爽快地答应了。可是等关关到了爷爷家，被外面很多的事物吸引，整天跟着周围的小伙伴上山去玩。

关关再次跟着小伙伴上山玩耍的时候，爸爸有些担心，因为前几天才下了雨。但是关关和小伙伴闹着要去，爸爸便一同跟去。孩子们一路上倒是安稳，没有闹事。等回来时半路休息的时候，爸爸坐在山石上眺望远处的风景，就听见有人喊救命。这时有个小孩子也跑了过来求助，等到爸爸跑过去的时候，就看见不远处关关和一个小女孩陷在一个水潭的漩涡中。爸爸赶紧脱掉外衣。跳下水去，拿着刚才捡起的竹竿，绕着漩涡把竹竿伸给落水的两个人，折腾了一番才把两个人救了上来。爸爸也累得躺在了地上，好在关关和落水的孩子没有大碍。

身陷漩涡想要逃脱是一件很困难的事情，所以我们要尽量避开这些地方。河流及深潭中会出现漩涡，有的漩涡吸力很大。我们都要知道，远离危险才是避免伤害的最佳方法。

身陷漩涡如何自救

游泳是很多人都喜欢的运动，在泳池里、江河湖海中，我们都会看到游泳者的身影。当我们不小心遇到漩涡时，应如何自救呢？

1. 要首先明白一个道理，越是轻小的东西，越会随着漩涡不断转动。只要我们不沉下去，就有脱离漩涡的机会。

2. 如果发现自己身边突然出现了漩涡，则不能继续直立用脚踩水，而要改变泳姿，换成平躺的姿势。之后贴着漩涡的切面快速游出来，其间不要潜水，潜水会导致因看不清情况而迅速被卷进去。

3. 若是已经陷进漩涡里，如果身上有救生圈，一定要紧紧抱住。如果没有带救生圈，要看看身边有没有木板、泡沫等比较轻的东西，抓住它就不会很快下沉。

4. 当身体在漩涡中随着水流转动时，不要惊恐，要尽可能地抓住一切机会慢慢往漩涡边缘划行。最好是保证身体与漩涡转动的方向一致，然后找准机会沿着漩涡的边缘切线奋力划出来，或者趁着漩涡转动较慢的时候游出来。

山林间漩涡的分辨

　　当我们在野外水域游泳的时候，如果发现水面上有树叶、树枝或者其他杂物在上面打转，要尽快远离，因为这些地方很可能存在漩涡。同时，在河道突然变窄或者变宽的地方也非常容易有漩涡。所以当我们游泳时，要选择平坦的地方，不要在河道突然改变的地方游泳。

006

掉入水坑中的自我救助

　　我们在户外经常见到大的水坑，工地上的水坑更是经常出现。水坑有些时候并不起眼，但如果水坑过深，掉进去仍然可能出现溺水事故。在水坑附近玩耍，很多时候危险是不容易被察觉的，但是一旦落入水坑，想要从中出来困难也是很大的。

　　我们在日常生活中会经常见到很多孩子在水坑边玩耍，或是扔石头，或是拿着木棍在其中戏水。这样的行为背后潜藏着巨大的危险，因为水坑的深度从表面上看难以估测，水面下的情况也看不清楚。

　　河北省保定市曲阳县一名13岁少年，周日与小伙伴一起在外面玩耍的时候，不幸掉入了挖沙形成的大水坑内。经过二十多个小时的搜救，落水少年被打捞上岸，但已经没有了生命体征。

　　福建省福安市罗江街道小留村附近一工地施工时留下了许多积满水的深坑，一名14岁男孩小陈玩耍时不慎掉入坑中。事发时，小陈和妹妹出门玩耍，妹妹突然听见"扑通"一声，回头发现哥哥掉进水坑。等到妹妹找来母亲的时候，已经是一小时以后了，心存一丝希望的母亲纵身跃入深坑救子，她找到了儿子，但因体力不支，拼命在水中挣扎。幸好旁边有人用木棍将他们拉上岸。但不幸的是，小陈已没了呼吸。

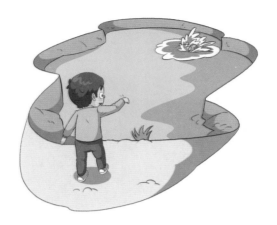

　　这样的悲剧我们在新闻中见到过很多。不起眼的水坑吞噬了一个个鲜活的生命。不管是在施工的地方，还是路上的坑地水坑，我们都要远离。

落入水坑后如何自救

　　1．千万不能惊慌。要保持冷静，尽可能地减少挣扎。

　　2．可以把双膝抱在胸前，尽可能借用水的浮力漂起来。

　　3．一旦有机会露出水面，要尽可能深吸一口气，以便水面淹住头部时供给氧气，为获救争取更多的时间。

远离危险，从自身做起

　　我们要远离危险，保护自己，就要尽可能地让自己处在一个安全的环境中。在平日的生活中，我们肯定会接触到很多水域，特别是身边经常会出现的水坑。不管是大水坑还是小水坑，其中或多或少都存在一些危险因素。水深时可能出现溺水现象，水浅时也有可能会使人滑倒摔伤，所以我们不能因为水坑的不起眼就忽略了它们。要记住，对自身的安全来说，没有什么事情是小事。

第六章

他人遇险巧妙施救

我们暑假外出的时候，多数是跟着小伙伴一起出去的，所以当小伙伴遇到危险的时候，我们必然会出手相救。但是在帮忙的过程中，我们是否能够起到作用，就要看我们的能力了。当他人遇险的时候，我们要尽可能地去帮助他人脱困，但更为重要的是，要用对方法，这样才能既保证自身安全，又能增加营救成功的可能性。

001

溺水者八大无声迹象

 溺水的时候，我们大多数人还停留在一个印象中：水中的人会挥舞胳膊，大声呼救。但是很多时候，真正溺水的人，他们的动作并没有很大，往往是很平静的，所以我们要知道真正的溺水者八大无声迹象。

通过前几章内容的介绍，我们对溺水的安全常识和自救方法已经有了一定的了解，但是，对溺水的判断和认知要更加全面。我们要知道溺水的危险在哪里，更要知道溺水时的表现，这不仅仅是为了我们的安全，也是为了能帮助我们身边的人。

平静的水面上有一艘崭新的海钓船。船长外出巡视的时候，看见不远处的沙洲上有人在嬉戏，这个时候船长连衣服都没脱，就突然从甲板纵身跃入水中，快速游向一对夫妇。

丈夫看到船长这个举动后很是疑惑，但很快像是意识到了什么，于是告诉妻子："我猜他以为你溺水了。"因为之前夫妇俩互相泼水嬉戏时，妻子的尖叫声很大。但事实上，他们只是站立在水深及颈的沙洲上而已。

丈夫于是朝着船长挥手，并且大声喊道："我们没事啦！你不用过来了。"但船长就像没有听见一样，还是拼命游过去，一边大喊："让开！"直到船长游过去，从水中抱起来一个小女孩，夫妇才知道船长要救的另有其人。这个小女孩就是这对夫妇的女儿，就在离他们3米左右的地方，而这对夫妇对女儿溺水没有任何察觉。

为什么船长从15米外就能看出女孩溺水，而近在3米的父母却一无所知呢？原因是船长受过专业训练，加上多年的经验，能辨别出什么样的情况是溺水，而那对夫妇对溺水的印象都是来自电视。溺水者并不像多数人以为的那样会猛烈拍水求救，相反地，溺水几乎总是悄然发生的。

　　从故事中我们可以看到,溺水往往是在沉默中发生的,有些时候,甚至是周围的人都没有察觉到。2018 年有这样一则新闻报道,游泳池旁的妈妈在玩手机,孩子就在游泳里玩耍,但是等到妈妈去找孩子时,才发现孩子已经溺水。事后通过监控录像,才知道了事实真相。孩子确实是因为溺水出事,但是妈妈说这个过程中并没有听见孩子大声呼喊,不然妈妈离那么近,怎么会不去救孩子。这就说明,溺水时的表现得并不像我们想象中的那般剧烈,它许多时候是默默发生的。

溺水八大无声现象须知

　　我们要清楚地知道溺水会有怎样的表现,这些知识能够帮助我们辨别出溺水的人,也应当教会身边的人,当我们自身出现这些现象的时候,他们能够及时地帮助我们。

　　1. 溺水者不会呼救。因为溺水的人必须先能呼吸,接着才能说话。当一个人溺水时,嘴巴会没入水中再浮出水面,过程中甚至没有时间呼气、吸气,更没有呼救的时间了。

　　2. 溺水者无法挥手求救。因为在危急时刻,溺水者会本能地将双臂伸到两侧,向下压,好让嘴巴浮出水面,小孩则可能会将手臂前伸。他们无法划水朝救援者移动,或把手伸向救援设备。所以有些时候,溺水者看起来像是在游泳,不过姿势有些奇怪。

　　3. 真正的溺水者在水中是直立的,但是他们没有踢腿的动作,他们只能挣扎 20~30 秒,之后就会沉下去。

　　4. 溺水者眼神呆滞,无法专注或闭上眼睛。

　　5. 很多时候,因为水的冲击,溺水者的头发可能盖在额头或眼睛上。

　　6. 因为溺水者的头在水中,嘴巴在水面,可能头后仰,嘴巴张开,小孩的头则可能前倾。

　　7. 溺水最重要的迹象就是看起来不像溺水,他们看起来可能只是抬头在看天空、岸际、泳池边或码头。这个时候就需要有人问话,如果他们能回答,大概就没事。如果眼神涣散,可能已经发生溺水事故。

8. 小孩在戏水时会发出很多声音，当发现孩子安静无声时，就该去看看是怎么回事了。这样能最大限度地保证孩子的安全。

002

未成年人不要盲目营救遇险伙伴

◎ 我们和小伙伴们一起外出玩耍的时候，如果小伙伴遇到危险，我们自然不会袖手旁观。但是不正确的营救举动不仅没有起到任何的帮助，还把自己拖累了。所以，我们一定要树立正确的救人观念。作为未成年人，不要盲目地救助遇险的伙伴，要采取正确的方式帮助伙伴脱困。

在寒暑假中，我们会经常和小伙伴们一起出去玩耍，不管是夏天的水池还是冬天的冰面，人多的时候自然乐趣也多。当我们沉浸在欢声笑语中时，也要注意自身和周围人的安全。当发现有人陷于困境时，要及时地帮助他人脱困，但是更为重要的是有效地帮助他人脱困，而

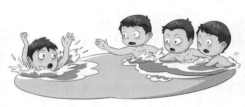

不是盲目地进行救人，否则最后很可能危及自身生命安全。

2013 年 5 月 11 日上午，广东省惠州市博罗县罗阳一中的八名同学相约到东江岸边烧烤，其中一名同学不慎溺水，岸上的四名同学前去相救，结果五人相继溺水失踪。当晚 7 时 35 分，蛙人在水底找到第一具失踪者的遗体；晚 9 时 50 分左右，剩余四名失踪者遗体全部被打捞上岸。

当时参加活动的一共有八名同学。上午 8 时多，一行人抵达烧烤点 —— 博罗县滨江路葫芦岭附近的东江岸边。等到大家吃饱喝足

后已经接近 11 时。随后，六名同学跑到江边玩耍，其中两名同学在岸边玩水，另外四人脱下衣服到了江边戏水。其余两名同学仍留在原地烧烤。

下水的四个人大约玩了十分钟，其中一名同学就开始往下沉，同时在水中戏水的三个人手拉手想去救人。结果，几人一个拉一个地往下沉。正在烧烤的一名同学听到呼救，也跑到江边施救，结果也掉了下去。意外发生后，岸上的同学立即拨打 110 求救。等来救援的人后，五名同学已经失去了生命体征。

这样的事情有很多，但是都没有引起足够的重视。我们在帮助同伴的时候，更要顾及自身的安全。就像案例中这样，一人落水，最后牵连了四个人。本是大好的年华，结果却被淹没在了一片水域中。

未成年人应该这样去救助同伴

当我们准备救人时，一定要认清楚自己的处境，也要知道落水者的处境。如果在我们的能力范围内，自然是要出手相助的，可一旦超过自己的能力范围，就要去请求周围人的帮助。这样不仅能保证自己的安全，也能增加落水者获救的希望。

1. 我们在救助溺水者时，先要了解水情再下水。如果水面上有漩涡或是当时的水面情况不安全，就不能贸然下水。一旦把自己陷于危险的境地，也就是把落水者的救援希望又减少了一分。

2. 在基本了解了环境之后，若要下水施救，还要根据自己的水性进一步判断，如果水性不好就不要轻易下水救人，因为这样做会更加危险。

3. 当我们有足够的能力下水救人时，要注意下水的姿势。当我们游向溺水者时，要注意节省体力。不能用全部力气游泳，要预留出在水中救人的力气。

4. 施救的方法要正确，我们要从溺水者的背后接近溺水者，从后面托住溺水者的脖子，把溺水者的头部、嘴、鼻等托出水面，慢慢游向岸边。在水不深的情况下，人能够站起来的时候一定要站立，不能横卧在水中施救，接触到溺水者后，要将溺水者慢慢托出水面。

5. 当我们没有足够的能力下水救人时，一定要请求其他人的帮助。大声呼喊附近的人，并第一时间报警，这个时候一定要冷静，不能慌乱。

6. 我们在等待救援人员到来这段时间里，要尽可能找能够帮助落水者获救的东西。若是有救生圈或泡沫板等能够漂浮的物品，要尽量投给落水者，为落水者创造更多生存机会。

003

迅速呼救和报警

当我们遇到他人遇险时，要第一时间报警，为遇险者提供尽可能多的救援时间。我们要知道，当我们没有足够能力去救人的时候，往往呼救和报警才是最有效的办法。

在上学期间，我们接受了不少的安全教育，也知道当遇到危险的时候，要第一时间寻求帮助。正是因为如此，我们才更应该牢记，当我们身边的人遇到困难，或者是难以自救的时候，我们一定要报警求助。

岚岚和袁方是好朋友，刚好赶上五一小长假，二人便决定去海边玩耍。两个人都会游泳，加上海边人多，岚岚的爸爸妈妈也跟着去，所以袁方的父母就放心地让袁方去了。等到他们一行四人来到海边时，发现人很多，岚岚的爸爸妈妈在沙滩上坐着，嘱咐岚岚和袁方不要乱跑，下水玩也不要去太深的地方。岚岚很是听话地点头，两个人玩了一会儿，袁方觉得人太多，就拉着岚岚往人少的地方去。岚岚禁不住诱惑，就跟着袁方离开了人群。她们穿过了一片石头群，然后看到一小块没有人的地方，加上水也不深，于是二人在这边玩耍。

袁方在海里游泳，岚岚在岸边堆沙子，等到岚岚抬头去看人的时候，才发现海面上看不到袁方的身影。岚岚喊了几声没有听见回话，哭了起来。但还是立即拿着随身的手机先报了警，然后赶紧往有人的地方跑去，等到看到人的时候，岚岚开始大喊。有人听到情况，赶紧跟着岚岚去救人。最终在几个年轻人的帮助下，找到了溺水的袁方，120 急救车的到来挽救了袁方的生命。事后，爸爸很认真地给岚岚上了一课，告诉岚岚不能随便到危险的地方玩耍，但是也肯定了岚岚当时在第一时间报警、呼救的做法。

当我们在生活中遇到这样的情况，要向案例中的岚岚学习，第一时间向警方求助。之后就要尽快寻找能够帮助救援的人。在自身的力量不足，也保证不了能找到人的情况下，报警求助是最有效的办法。

我们要学会呼救和报警救人

我们需要进行呼救和报警救人的时候，要知道正确的做法，因为那个时候时间是最为宝贵的。我们要尽可能少地浪费时间，在第一时间报警，为遇险者提供生机。

1. 当我们遇到溺水事故时，要沉着冷静，不要惊慌，要在第一时间找到电话拨打 120 急救报警电话，为救援争取时间。

2. 报警时要相互确认信息，首先要确认对方是否是 120 急救中心，并准确无误地告知对方自己所在的地方或是溺水者所在的地方，以及联系电话，问清对方能赶到的最快时间，如果超过这个时间 120 还没有到达，就要再次拨打 120 确认。

3. 我们在报警时要讲清楚所在的具体地址及溺水者的大致情况，包括溺水者的受伤情况、程度如何、精神状况等，便于 120 急救中心提前做好准备，为救援争取时间。

004

岸上紧急施救的具体操作方法

◎ 当我们发现溺水者的时候，要给予力所能及的帮助。在岸上的人员对水下的人员施行救援，要关注自身的安全，更要关注水下人员的安全，只有二者兼顾，才能真正达到救人的目的。

当我们发现有人落水的时候，切忌惊慌。我们要知道，落水者的情况是万分紧急的，但是，在关注营救落水者的同时，我们对自身的安全一样要注意。

2018 年 6 月 24 日下午 6 时左右，郑州市贾鲁河中某段，五名青少年不幸溺水。这五名少年均为初三学生，事发前和同学一起相约看考场，却意外落水。其中一人被岸边的群众救出，没有生命危险，而其他四人下落不明。事发地点的河面宽 200 多米，离岸边有二三十米的距离，河水比较浅，但是再往河中心去就是大大小小的深坑，每个深坑有两三米深。等到四名溺水学生全部搜救上岸，经县 120 现场确认均已无生命体征。

悲剧的发生是令人心痛的，当我们看见有人落水的时候，要施救，更要懂得自救。我们不止一次在新闻中看到有人下水救人最后连自己都失去生命的事例。很多时候，我们的想法是好的，但是当我们去施救的时候，一定不能盲目。

岸上救人需要正确应对

岸上紧急施救是指溺水者尚在水中时，岸上的其他人对其提供的救援。岸上人员的及时救助对溺水者来说是至关重要的。

如果发现有人突然落水或在水中失态等现象，而后淹没在水里超过一分钟不见其头、面部浮出水面，就应立即展开救援。

1. 当我们发现有人溺水后，要立即拨打 120 或附近医院的急诊电话请求医疗急救。在此期间，要大声呼喊同伴及周围的人，尽可

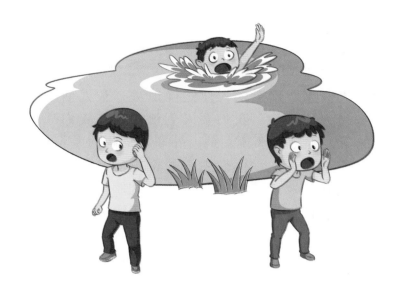

能多人实施救助。

2．当我们找到能够提供救助的人，或是急救医务人员到达现场后，要及时设法将溺水者救上岸。

3．当把溺水的人救上来后，要立即清除溺水者口鼻中的淤泥、杂草、呕吐物等，用纱布裹着手指将溺水者的舌头拉出口外，解开衣扣、领口，以保持呼吸道通畅，打开气道，给予吸氧。

4．及时进行控水处理，即迅速将患者放在救护者屈膝的大腿上，使其背朝上、头下垂，随即按压背部，迫使吸入呼吸道和胃内的水流出，时间不宜过长，一分钟即够。

5．如果我们发现溺水者已经停止呼吸，应立即进行人工呼吸，一般以口对口吹气为最佳。可以现场进行心肺复苏，并尽快搬上急救车，迅速向附近医院转送。

岸上正确施救，才是真正的救人

当发现有人溺水，岸上的人要正确地进行救人活动，这样才能让溺水者得到最大的生机。我们要时刻记住，在我们毫无准备且不会游泳的情况下，贸然下水救人是一件非常危险的事情。

溺水的人在水中求生，他们生还的希望便是岸上的人的救援。如果岸上的人能够采取正确的方法施救，这才是真正的救人。我们不能不顾实际情况让自己也陷于困境。这样一来，不仅救不了人，更害了自己。

005

正确实施心肺复苏法

心搏骤停一旦发生，如得不到及时的抢救复苏，四至六分钟后就会造成患者大脑和其他人体重要器官组织的不可逆损害，因此心搏骤停后的心肺复苏必须在现场立即进行。

心肺复苏法在很多时候是派得上用场的，我们要明白心肺复苏法的重要性，在学习心肺复苏法的时候也要更加认真，为的是能够在需要的时候正确地使用。

2018年7月下旬，江苏省泰州市姜堰城区一名11岁的男孩到家附近的河边玩耍，由于玩得很开心，他不知不觉游到了深水区，这时他的小腿突然抽筋，导致发生了溺水事故。这一幕被他的邻居陈先生看到了，他立刻脱下衣服扑进河里，把男孩救了起来。

男孩被救起时已经失去了意识，面色苍白，嘴唇青紫，呼吸十分微弱。陈先生立刻拨打了120求救电话，然后开始给男孩做心肺复苏。几分钟后，男孩的鼻腔中喷出了一些水，他微微张开嘴，有了自主呼吸。很快，120急救车赶到，他们采取了紧急抢救措施后送往医院进一步检查治疗，几天后男孩就出院了。据急救人员介绍，幸好陈先生及时给男孩做了心肺复苏，否则男孩的大脑可能会因窒息受到不可逆的损伤，甚至导致死亡。

怎样正确做心肺复苏

在对溺水者或者是其他需要救助的人实施心肺复苏时，要首先观察周围的救援环境，并对需要救助的人有一定的判断，为的是找到正确的方法去进行救援。

1. 对溺水者的意识进行初步判断，用双手轻拍病人双肩，询问病人，看是否意识清晰。

2. 检查溺水者的呼吸，观察他们的胸部起伏情况 5~10 秒，判断是否有呼吸。

3. 判断溺水者是否有颈动脉搏动，具体方法是用右手的中指和食指从气管正中环状软骨划向近侧颈动脉搏动处，判断有无搏动。

4. 把溺水者的衣领及裤带解开。

5. 对溺水者进行胸外心脏按压，具体方位是两乳头连线中点，胸骨中下 1/3 处。用左手掌跟紧贴病人的胸部，两手重叠，左手五指翘起，双臂伸直，用上身力量用力按压 30 次。

6. 用仰头抬颌法打开溺水者的气道，抢救者将一手掌小鱼际（小拇指侧）置于患者前额，下压使其头部后仰，另一手的食指和中指置于靠近颏部的下颌骨下方，将颏部向前抬起，帮助头部后仰，气道开放。必要时拇指可轻牵下唇，使口微微张开。注意溺水者口腔有无分泌物，有无假牙。

7. 对溺水者进行人工呼吸救助。要在保持溺水者仰头抬颌的前提下，一手捏闭鼻孔（或口唇），然后深吸一大口气，迅速用力向溺水者口（或鼻）内吹气，然后放松鼻孔（或口唇），每 5 秒钟反复一次，直到溺水者恢复自主呼吸。每次吹气间隔 1.5 秒，在这个时间抢救者应自己深呼吸一次，以便继续口对口呼吸，直至专业抢救人员到来。

在对溺水者进行心肺复苏时，当只有一个急救者给溺水者进行心肺复苏术时，应每做 30 次胸心脏按压，交替进行两次人工呼吸。当有两个急救者给溺水者进行心肺复苏术时，两个人应呈对称位置，以便互相交换。此时，一个人做胸外心脏按压，另一个人做人工呼吸。两人可以数着 1、2、3 进行配合，每按压心脏 30 次，口对口或口对鼻人工呼吸两次。